かかりつけ薬剤師のための

疾患別
薬学管理マニュアル

Manual of Pharmaceutical-care
for primary care pharmacists

木村 健
兵庫医科大学病院 薬剤部長

じほう

序

　患者本位の医薬分業の実現に向けて，2015年10月には「かかりつけ薬剤師・薬局機能」「健康サポート機能」「高度薬学管理機能」を提起した「患者のための薬局ビジョン」が厚生労働省から示され，2016年4月の調剤報酬改定で，かかりつけ薬剤師・薬局が評価されることになりました。

　これからの薬局は物質としての医薬品を供給する拠点としてのみでなく，地域包括ケアの一翼を担うなかで患者個々に最適な薬学的管理・指導を行うことが真に求められているのです。

　このかかりつけ薬剤師・薬局がもつべき機能のなかで，最も薬剤師としての知識・技能を必要とするのは「服薬情報の一元的・継続的把握」であり，主治医との連携，患者からのインタビューやお薬手帳の内容の把握等を通じて，患者がかかっている全ての医療機関や服用薬を一元的・継続的に把握し，薬学的管理・指導を実施することです。

　薬剤師が患者のQOLを向上させる結果を残すためには，薬学的な視点から患者を診る薬学的管理の実践ができる薬剤師でなければなりません。本書はこれらのかかりつけ薬剤師・薬局機能を発揮できるよう，第1章は疾患別に薬学的管理を実践するうえで必要な知識として，①患者からの情報による薬学的管理，②処方薬からの薬学的管理，③患者の生活スタイルなどからの薬学的管理の3つの視点で構成し解説しています。

　また，第2章では「検査値の活用」「薬剤師ができる栄養指導」「ポリファーマシー対策の視点10箇条」のエッセンスを薬剤師が患者に信頼されるためのアプローチの実践に役立つ情報としてまとめています。

本書は，かかりつけ薬剤師として継続的な患者フォローを行うために常に携帯していただきたい書としてポケットブックにしました。本書が医薬分業のなかで結果の出せる薬剤師の活動にお役に立つことを願っております。

　最後に本書の発行に際し，企画・構成にアドバイスをいただいた株式会社じほうの大磯洋彦氏に深謝いたします。

2018年3月

兵庫医科大学病院　薬剤部長

木村　健

かかりつけ薬剤師のための

疾患別
薬学管理マニュアル

Manual of Pharmaceutical-care
for primary care pharmacists

CONTENTS

I 疾患別薬学的管理のポイント

1. 高血圧症 ……………………………………………… 3
2. 気管支喘息 ……………………………………………… 17
3. COPD（慢性閉塞性肺疾患） ……………………… 31
4. 胃潰瘍・十二指腸潰瘍 ……………………………… 41
5. 便秘・下痢 ……………………………………………… 53
6. 肝硬変 …………………………………………………… 69
7. 糖尿病 …………………………………………………… 85
8. 脂質異常症 ……………………………………………… 99
9. 高尿酸血症・痛風 …………………………………… 113
10. 甲状腺機能亢進症・甲状腺機能低下症 ………… 125
11. 骨粗鬆症 ……………………………………………… 135
12. 脳梗塞 ………………………………………………… 151
13. 認知症 ………………………………………………… 165
14. 睡眠障害 ……………………………………………… 175
15. 片頭痛 ………………………………………………… 187
16. 関節リウマチ ………………………………………… 197
17. アレルギー性鼻炎 …………………………………… 211
18. アトピー性皮膚炎 …………………………………… 223
19. 白内障・緑内障 ……………………………………… 235
20. がん疼痛 ……………………………………………… 247

II かかりつけ薬剤師として求められる薬学的管理

1. 検査値の活用 ………………………………………… 263
2. 薬剤師ができる栄養指導 …………………………… 283
3. ポリファーマシー対策の視点 10箇条 …………… 299

I

疾患別薬学的管理のポイント

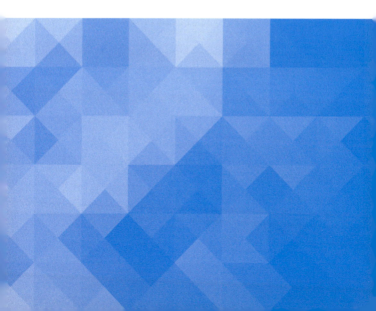

1 疾患別薬学的管理のポイント
高血圧症患者の薬学的管理

患者からの情報による薬学的管理

☑Check 1 患者の自覚症状を確認する

● 頭痛, 頭重感, 肩こり, ふらつき感, 動悸 など

高血圧症は自覚症状がないことが多い。しかし, 頭痛や頭重感, 肩こり, ふらつき感, 動悸などといった症状を訴える場合は要注意である。いつもと変わった様子はないかなどを確認する。

☑Check 2 患者の客観的データを確認する

● **正常血圧**：収縮期血圧120-129mmHg
　　　　　かつ/または拡張期血圧80-84mmHg
● **診察室血圧**：高血圧(140/90mmHg以上)
● **家庭血圧**：高血圧(135/85mmHg以上)
〔降圧目標〕
　若年・中年・65～74歳患者…
　　診察室血圧140/90mmHg未満
　　家庭血圧135/85mmHg未満
　75歳以上患者…診察室血圧150/90mmHg未満
　　　　　　　　家庭血圧145/85mmHg未満(目安)
　糖尿病患者…診察室血圧130/80mmHg未満
　　　　　　　家庭血圧125/75mmHg未満
　CKD患者(タンパク尿陽性)…
　　診察室血圧130/80mmHg未満
　　家庭血圧125/75mmHg未満(目安)
　脳血管障害患者・冠動脈疾患患者…
　　診察室血圧140/90mmHg未満
　　家庭血圧135/85mmHg未満(目安)
● **標準体重(kg)** ＝身長(m)×身長(m)×22

●BMI＝体重(kg)／身長(m)／身長(m)
　　　理想体重(22)，肥満(≧25)

　診察室血圧と家庭血圧に差がある場合，家庭血圧による診断を優先する。家庭血圧の測定には，上腕カフ血圧計を用い，原則2回測定し，平均値とする。測定結果によって，一喜一憂する必要のないこと，自己判断によって降圧薬の中止や増減を行わないように指導する。

　高齢者では，忍容性があれば診察室血圧140/90mmHg未満，家庭血圧135/85mmHg未満を降圧目標とする。

☑Check❸ 患者のリスク因子の有無を確認する

●高血圧以外の心血管病の危険因子：高齢(65歳以上)，喫煙，糖尿病，脂質異常症，肥満　など
●臓器障害，心血管病の有無：
　　脳　…脳出血・脳梗塞，無症候性脳血管障害，一過性脳虚血発作
　　心臓…左室肥大，狭心症，心筋梗塞，冠動脈再建術後，心不全
　　腎臓…タンパク尿，低いeGFR，慢性腎臓病　など
　　血管…頸動脈内膜中膜複合体厚≧1.1mm，末梢動脈疾患など
　　眼底…高血圧性網膜症
●既往歴：糖尿病性腎症，慢性糸球体腎炎，原発性アルドステロン症，睡眠時無呼吸症候群　など
●禁忌：
　　気管支喘息[β₁非選択性β遮断薬]
　　中等度以上の腎機能障害・重度の肝機能障害・微量アルブミン尿またはタンパク尿を伴う糖尿病患者[セララ錠]
　　妊婦[ARB，ACE阻害薬，Ca拮抗薬，レニン阻害薬]
●デキストラン硫酸固定化セルロース，トリプトファン固定化ポリビニルアルコール，ポリエチレンテレフタレートを用いた吸着器によるアフェレーシスの施行，AN69を用いた透析：ACE阻害薬投与禁忌，アフェレーシス施行前7〜14日前に休薬

I 疾患別薬学的管理のポイント

　高血圧治療ガイドライン 2014 では血圧値と，糖尿病や脂質異常症，メタボリックシンドローム心血管病の危険因子，臓器障害の有無によって高血圧患者を低リスク，中等リスク，高リスクに層別化し，この層別化に応じた治療計画が示されているため，そのリスク因子を確認する。

　糖尿病，CKDがある場合には特にリスクが高い。高リスク群では直ちに降圧薬治療を開始する。

☑Check❹ 服薬状況を確認する

● 降圧薬服用により血圧値が低下したことによる自己判断による中止

　高血圧症は自覚症状がないことが多いため，患者自身が勝手に薬の服用を中止したり，服薬が不定期になりがちである。また，家庭血圧を測定し，自己判断にて降圧薬を増減している可能性もある。降圧目標を達成するために，2 ～ 3 剤の降圧薬の併用が必要となる場合が多く，それ以上に必要となる場合もある。配合剤の使用により服薬錠数を少なくし，処方を単純化することは，アドヒアランス改善に有用である。しかし，配合剤が処方された場合には，患者が同効薬を重複して服用しないように薬歴や残薬を確認する。

1

高血圧症

薬物治療に関する理解度を確認する

●薬品名,薬効,用法・用量,使用上の注意,飲み忘れたときの対処法　など

　降圧薬治療は生涯継続しなければならないことが多い。そのため,薬物治療継続の必要性や使用上の注意点,飲み忘れた場合の対処を正しく理解しているかどうか確認する。

◆診察室血圧に基づいた心血管病リスク層別化

リスク層 (血圧以外の 予後影響因子)	Ⅰ度高血圧 140-159/ 90-99mmHg	Ⅱ度高血圧 160-179/ 100-109mmHg	Ⅲ度高血圧 ≧180/ ≧110mmHg
リスク第一層 (予後影響因子がない)	低リスク	中等リスク	高リスク
リスク第二層 (糖尿病以外の1〜2個の危険因子,3項目を満たすMetSのいずれかがある)	中等リスク	高リスク	高リスク
リスク第三層 (糖尿病,CKD,臓器障害/心血管病,4項目を満たすMetS,3個以上の危険因子のいずれかがある)	高リスク	高リスク	高リスク

(日本高血圧学会高血圧治療ガイドライン作成委員会 編:
　　　高血圧治療ガイドライン2014, 日本高血圧学会, P.33, 2014)

※メタボリックシンドローム(MetS)の診断基準
　8学会策定新基準(2005年4月)
　・腹腔内脂肪蓄積:ウエスト周囲径　男性≧85cm　女性≧90cm
　　(内臓脂肪面積　男女とも≧100cm^{2}に相当)
　上記に加え下記のうち2項目以上
　・脂質値:高トリグリセライド血症≧150mg/dL　かつ/または低HDLコレステロール血症＜40mg/dL　男女とも
　・血圧値:収縮期血圧≧130mmHg　かつ/または拡張期血圧≧85mmHg
　・血糖値:空腹時高血糖≧110mg/dL

Ⅰ 疾患別薬学的管理のポイント

■ 処方薬からの薬学的管理

☑Check 6 副作用の発症状況を確認する

◆高血圧症治療薬の注意すべき副作用(対処方法)

Ca拮抗薬	顔面紅潮・頭痛・動悸(減量もしくはより作用時間が長く,作用発現が緩徐なCa拮抗薬あるいはCa拮抗薬以外への変更),歯肉増生(減量もしくは中止。予防策として歯のブラッシングと定期的な歯科受診),肝機能障害・黄疸(中止) など
ARB	血管浮腫[*1],高K血症[*2] など
ACE阻害薬	空咳(中止。ARBへの変更を考慮),血管浮腫[*1],高K血症[*2] など
直接的レニン阻害薬	血管浮腫[*1],高K血症[*2],下痢・頭痛(中止もしくは程度により継続可能。継続する場合には対症療法薬の投与を考慮) など
利尿薬(K保持性を除く)	低K血症(減量もしくは休薬。塩化カリウムの補給やK保持性利尿薬の投与などを考慮),尿酸の上昇(減量もしくは中止。ロサルタンの併用を考慮),高血糖(減量もしくは中止) など サイアザイド系利尿薬:光線過敏症(中止) など ループ利尿薬:難聴(中止) など
β遮断薬	心不全の誘発・悪化(定期的に心機能検査を行い,必要に応じ,減量もしくは中止),喘息症状の誘発・悪化・徐脈・末梢循環障害(減量もしくは中止),涙液分泌減少(中止) など 脂溶性β遮断薬:悪夢(中止。中枢移行性の低いβ遮断薬への変更を考慮) など
α遮断薬	起立性低血圧(仰臥位をとらせる。減量もしくは中止) など
アルドステロン拮抗薬	高K血症[*2](減量もしくは休薬) など

(次頁に続く)

1

高血圧症

7

K保持性利尿薬	高K血症[*2](減量もしくは休薬)，女性化乳房(減量もしくは中止)　など
中枢性交感神経抑制薬	眠気・抑うつ倦怠感・口渇・陰萎(中止)　など
血管拡張薬	頭痛・動悸・頻脈・浮腫・劇症肝炎(中止)　など

* 1　血管浮腫
　　　自覚症状：顔面・舌・喉の腫脹，息苦しい，呼吸困難　など
　　　対処方法：直ちに投与を中止し，抗ヒスタミン薬(H_1拮抗薬)の内服や
　　　　　　　　静脈注射，副腎皮質ホルモン薬の静脈注射，気道確保　など
* 2　高K血症
　　　対処方法：必要に応じ中止やループ利尿薬，高K血症改善薬の投与な
　　　　　　　　どを考慮

☑Check **7** 他の薬剤の影響や薬物相互作用の有無を確認する

●**血圧を上昇させる薬剤**：NSAIDs，甘草，グルココルチコイド，シクロスポリン，エリスロポエチン，エストロゲン，MAO-B阻害薬，抗VEGF抗体　など
●**血圧を低下させる薬剤**：三環系抗うつ薬　など
●**併用禁忌**：
　アゼルニジピン(カルブロック錠)→アゾール系抗真菌薬(外用剤を除く)，HIVプロテアーゼ阻害薬，コビシスタット含有製剤，オムビタスビル・パリタプレビル・リトナビル(ヴィキラックス)
　ニソルジピン(バイミカード錠)→イトラコナゾール，ミコナゾール
　アリスキレンフマル酸塩(ラジレス錠)→イトラコナゾール，シクロスポリン
　ニプラジロール(ハイパジールコーワ錠)→ホスホジエステラーゼ5阻害薬，グアニル酸シクラーゼ刺激薬
　プロプラノロール塩酸塩→リザトリプタン安息香酸塩(マクサルト)
　スピロノラクトン→タクロリムス，エプレレノン，ミトタン
　エプレレノン(セララ錠)→K保持性利尿薬，イトラコナゾール(イトリゾール)，リトナビル(ノービア)，ネルフィ

I 疾患別薬学的管理のポイント

ナビル(ビラセプト)K製剤
トリアムテレン(トリテレンカプセル)→インドメタシン，
ジクロフェナク

　高血圧症患者は他の疾患を合併し，複数の医療機関を受診していることも少なくないため，血圧上昇作用のある薬剤や併用禁忌の薬剤を服用していないかどうかを確認する。また，Ca拮抗薬は，グレープフルーツジュースとの相互作用により血中濃度が上昇し，降圧作用が増強されるおそれがあるため，同時服用をしないように指導する。

☑Check⑧ 服薬指導を実施する

🖊降圧薬の服薬説明例：使用上の注意点

• めまいなどが現れることがあるので，高所作業や車の運転には注意してください。

🖊Ca拮抗薬の服薬説明例

• 血管や心筋を収縮させるカルシウムの血管の細胞内への流れを抑え，末梢の血管を拡げて血圧を下げる薬です。
• 服薬を急に中止すると症状が悪化することがあるので，勝手に服用を中止しないでください。
• 服用を忘れた場合，思い出したときすぐに服用してください。ただし次の服用時間が近いときは忘れた分は服用しないでください。[アムロジピンベシル酸塩(アムロジン錠，ノルバスク錠)，マニジピン塩酸塩(カルスロット錠)，ベニジピン塩酸塩(コニール錠)，ヒポカカプセル，アムロジピンベシル酸塩・アトルバスタチンカルシウム水和物配合剤(カデュエット配合錠)以外]
• 飲み忘れに気づいても服用しないでください。翌日から決められた用量を服用してください。[アムロジピンベシル酸塩(アムロジン錠，ノルバスク錠)：高血圧症]
• 服用を忘れた場合，思い出したとき(夕刻までに)すぐに服用してください。夕刻以降に飲み忘れに気づいても服用しないでください。翌日の朝に決められた用量を服用してください。[マニジピン塩酸塩(カルスロット錠)]
• 服用を忘れた場合，思い出したときすぐに服用してください。そ

1

高血圧症

の後は8時間程度あけて決められた用量を服用してください。[ベニジピン塩酸塩（コニール錠）：高血圧症]

- 服用を忘れた場合，思い出したとき（午前中に）すぐに服用してください。午後以降に飲み忘れに気づいても服用しないでください。翌日の朝に決められた用量を服用してください。[ヒポカカプセル]
- 服用を忘れた場合，思い出したときすぐに服用してください。[カデュエット]

ARBの服薬説明例

- 血管を収縮させる物質（アンジオテンシンⅡ：AⅡ）が，血管の特定部位（AⅡ受容体）に結びつくのを防ぎ，血管収縮作用を抑えることによって末梢の血管を拡げて血圧を下げる薬です。
- 服用を忘れた場合，思い出したときすぐに服用してください。ただし次の服用時間が近いとき（バルサルタン（ディオバン錠），バルサルタン／ヒドロクロロチアジド配合錠（コディオ配合錠），バルサルタン／アムロジピンベシル酸塩配合錠（エックスフォージ配合錠），ユニシア配合錠，ザクラス配合錠：8時間以内）は忘れた分は服用しないでください。[カンデサルタン　シレキセチル（ブロプレス錠），テルミサルタン（ミカルディス錠），アジルバ錠，カンデサルタン／ヒドロクロロチアジド配合錠（エカード配合錠），ミコンビ配合錠，ミカムロ配合錠以外]
- 服用を忘れた場合，思い出したときすぐに服用してください。ただし次の服用時間まで8時間以上あけてください。[カンデサルタン　シレキセチル（ブロプレス錠），アジルバ錠，カンデサルタン／ヒドロクロロチアジド配合錠（エカード配合錠）]
- 服用を忘れた場合，思い出したときすぐに服用してください。ただし次の服用時間が近いときは忘れた分は服用しないでください。[テルミサルタン（ミカルディス錠）・ミコンビ配合錠・ミカムロ配合錠食前服用時]
- 服用を忘れた場合，思い出したときに軽食を摂り，その後に服用してください。[テルミサルタン（ミカルディス錠）・ミコンビ配合錠・ミカムロ配合錠食後服用時]
- 飲み忘れに気づいても服用しないでください。次の服用時に決められた用量を服用してください。[ミカトリオ配合錠]

I 疾患別薬学的管理のポイント

🔹 ACE阻害薬の服薬説明例

- 血管を収縮させる物質（アンジオテンシンⅡ）を生成する酵素（アンジオテンシン変換酵素）の働きを抑え，アンジオテンシンⅡの産生を抑えることで，末梢の血管を拡げて血圧を下げる薬です。
- 服用を忘れた場合，思い出したときすぐに服用してください。ただし次の服用時間が近いとき（アデカット錠：5時間以内，ベナゼプリル塩酸塩（チバセン錠：8時間以内）は忘れた分は服用しないでください。

🔹 直接的レニン阻害薬の服薬説明例

- 血管を収縮させ血圧を上げる原因物質（アンジオテンシンⅠ）を作る酵素（レニン）の働きを直接抑えることにより，アンジオテンシンⅠの産生を抑えて，末梢の血管を拡げて血圧を下げる薬です。
- 飲み忘れた場合は，服用を決めてある朝，昼，晩にかかわりなく，次の食事のときに決められた用量を服用してください。ただし，その食事の前か後かは決められた通りにしてください。

🔹 利尿薬（K保持性を除く）の服薬説明例

- 体内のナトリウム量を減少させ，血管内を循環する血液量を減らすことで血圧を下げる薬です。
- 夜間の休息が特に必要な場合には，夜間の排尿を避けるために午前中に服用してください。
- 服用を忘れた場合，思い出したときすぐに服用してください。ただし次の服用時間が近いとき（ナトリックス錠：8時間以内程度）は忘れた分は服用しないでください。

🔹 β遮断薬の服薬説明例

- 心臓の働きを活発にするホルモンが，心臓の特定部位（β受容体）に結びつくのを遮断して，心臓の収縮をゆっくりさせて，血圧を下げる薬です。
- 服薬を中止すると症状が悪化することがあるので，勝手に服用を中止しないでください。
- 服用を忘れた場合，思い出したときすぐに服用してください。ただし次の服用時間が近いときは忘れた分は服用しないでください。［ローガン錠以外］
- 飲み忘れに気づいても服用しないでください。次の服用時に決め

1

高血圧症

られた用量を服用してください。[ローガン錠]

- 貼りかえを忘れた場合，思い出したときすぐに貼りかえてください。次回からはいつもと同じ時間に貼りかえてください。ただし，次に貼りかえる時間が近いときは忘れた分は使用しないでください。[ビソノテープ]

α遮断薬の服薬説明例

- 血管平滑筋にある血管を収縮させるホルモンが，特定部位（α受容体）に結びつくのを遮断し，血管を拡げて血圧を下げる薬です。
- 服用を忘れた場合，思い出したときすぐに服用してください。ただし次の服用時間が近いとき（エブランチルカプセル：2〜3時間）は忘れた分は服用しないでください。[デタントール錠，デタントールR錠以外]
- 飲み忘れに気づいても服用しないでください。次の服用時に決められた用量を服用してください。[デタントール錠]
- 服用を忘れた場合，思い出したときすぐに服用してください。服用時間より半日以上過ぎている場合には，その日は服用せず，翌日の服用時に1回分だけ服用してください。[デタントールR錠]

アルドステロン拮抗薬の服薬説明例

- 血圧を上げるホルモン（アルドステロン）の作用を抑えて血圧を下げる薬です。
- 服用を忘れた場合，思い出したとき（1日以内）すぐに服用してください。

K保持性利尿薬の服薬説明例

- 腎臓で，水分を増やし血圧を上げるホルモン（アルドステロン）の作用を抑えて，ナトリウムが再び取り込まれるのを抑えてナトリウムを水分とともに尿として出し，カリウムの排泄を抑え，むくみをとったり，血圧を下げたりする薬です。
- 服用を忘れた場合，思い出したときすぐに服用してください。ただし次の服用時間が近いときは忘れた分は服用しないでください。

中枢性交感神経抑制薬の服薬説明例

- 脳の特定部位（α_2受容体）を刺激することによって血管が収縮する神経（交感神経）の緊張を抑え，末梢の血管を拡げて血圧を下げ

I 疾患別薬学的管理のポイント

る薬です。
- 服薬を中止すると急激に血圧が上がることがあるので，勝手に服用を中止しないでください。
- 服用を忘れた場合，思い出したときすぐに服用してください。ただし次の服用時間が近いときは忘れた分は服用しないでください。

🖉 血管拡張薬の服薬説明例

- 末梢の血管平滑筋に直接作用して血管を拡げ，血圧を下げる薬です。
- 服用を忘れた場合，思い出したときすぐに服用してください。ただし次の服用時間が近いとき（3時間以内）は忘れた分は服用しないでください。

患者の生活スタイルなどからの薬学的管理

☑Check **9** 生活習慣を確認する

●減塩：〔目標〕食塩6g/日未満
●適正体重の維持：BMI25未満
●適度な運動：〔目標〕有酸素運動…毎日30分以上
●節酒，禁煙
●栄養バランスのよい食事

　減塩や減量，節酒，運動などの生活習慣の改善はそれ自体で降圧効果があり，また，降圧薬の作用を増強させる効果がある。

減塩

　6g/日未満の減塩が推奨されている。酸味や香辛料，香味野菜をうまく利用して塩分を控えるようにする。

適正体重の維持

　BMI25未満を目標に減量する。約4kgの減量でも降圧が期待できるため，無理のない長期的な減量を指導する。

適度な運動

　運動療法は，Ⅱ度以下の血圧値(160-179/100-109mmHg)で，心血管病のない患者が対象となる。
　有酸素運動を中心にできれば毎日30分以上行う。1回10分以上の運動を，合計して1日30分以上でもよい。

節酒

　飲酒習慣は血圧上昇の原因となり，節酒を継続すれば降圧が得られる。
　男性：エタノール換算20～30mL(日本酒1合，ビール中瓶1本，
　　　　焼酎半合弱，ウイスキー・ブランデーダブル1杯，ワイ
　　　　ン2杯弱)/日以下
　女性：エタノール換算10～20mL/日以下

禁煙

　心血管合併症の予防のために禁煙すべきである。また，受動喫煙

I 疾患別薬学的管理のポイント

でも心血管病のリスクが上昇するため受動喫煙を避けるようにする。

栄養バランスのよい食事

野菜・果物を積極的に摂取し，コレステロールや飽和脂肪酸の摂取を控える。ただし，野菜や果物の積極的摂取は，重篤な腎障害を伴う患者では，高K血症を来す可能性があるため推奨されない。また，果物の積極的摂取は，摂取カロリーの増加につながることがあるので，糖尿病患者や肥満者では推奨されない。

☑Check⑩ OTC医薬品や健康食品などの服用状況を確認する

●「血圧が高めの方の食品」の特定保健用食品：
　　ラクトトリペプチド…アミールS　など
　　ゴマペプチド…胡麻麦茶　など
　　かつお節オリゴペプチド…ペプチド茶
　　サーデンペプチド…エスピーマリン, イワシペプチド　など
　　イソロイシルチロシン…ピー・フラット　など
　　杜仲葉配糖体…杜仲源EX
　　わかめペプチド…わかめペプチドゼリー
　　γ-アミノ酪酸…ギャバのめぐみ，プレティオ　など
　　酢酸…マインズ黒酢ドリンク　など
　　海苔オリゴペプチド…海苔ペプチド
　　ローヤルゼリーペプチド…エバーライフローヤル　など
　　燕龍茶フラボノイド…燕龍茶レベルケア
　　カゼインドデカペプチド…カゼインDPペプティオドリンク
　　クロロゲン酸類…ヘルシアコーヒー　など

「血圧が高めの方」の特定保健用食品を使用していないかどうか確認する。これらの食品は血圧調節に有効な成分は，ACE阻害活性に基づくものが多い。そのため副作用である咳の発現や，ACE阻害薬と同様の相互作用が現れる可能性があるため，患者に服用の有無を確認する。

MEMO

Ⅰ 疾患別薬学的管理のポイント
2 気管支喘息患者の薬学的管理

■ 患者からの情報による薬学的管理

☑Check ① 患者の自覚症状を確認する

- 繰り返し起こる咳，喘鳴，呼吸困難 などの確認
- 発作の回数・発作の起こる時間帯
- 短時間作用性吸入β_2刺激薬の使用状況

　気管支喘息(以下，喘息)は変動性をもった気道狭窄(喘鳴，呼吸困難)や咳が特徴的な症状である。喘息の症状である発作性の呼吸困難や喘鳴，咳などは，夜間・早朝に出現することが多い。

　喘息患者の状態を正確に把握するには，現在の状態を把握するとともに，1週間に何回発作が起こっているか，月に何回または週に何回夜間症状*が起こっているか，短時間作用性吸入β_2刺激薬の使用状況など，最近の経時的な状態の変化や日内における症状の変化などについても聴取する。

＊夜間症状：夜間・早朝に出現する発作性の呼吸困難，喘鳴，胸苦しさ，咳

☑Check ② 患者の客観的データを確認する

- **PEF(ピークフロー)**：
  〔コントロール目標〕％PEF…80〜100％(グリーンゾーン)
  　　　　　　　　　　PEFの変動…予測値の20％未満
- **血中テオフィリン濃度**：
  〔コントロール目標〕ピーク値…5〜15μg/mL
- **特異的IgE抗体**：基準値クラス 0(0.34 UA/mL以下)
- **ヒト化抗ヒトIgEモノクローナル抗体(ゾレア皮下注用)投与時**：
  体重
  初回投与前の血清中総IgE濃度
  〔コントロール目標〕血清中遊離IgE濃度…10IU/mL未満

●ヒト化抗IL-5モノクローナル抗体(ヌーカラ皮下注用)投与時：
　　血中好酸球数
　　　　対象患者…血中好酸球数150/μL以上

　喘息治療は症状とコントロールの状況に基づき選択されるため，患者からピークフロー値やピークフロー値からの喘息症状の状態を聞き取ったり，喘息日誌や診療録などから情報を得る。ピークフローの測定は，一般に6歳ぐらいから可能である。

　アトピー型喘息は，環境アレルゲンに対する特異的IgE抗体が存在し，チリダニに対する特異的IgE抗体の存在頻度が高い。小児期発症喘息はアトピー型喘息であることが多く，成人発症喘息では非アトピー型が多い傾向にある。

　ヒト化抗ヒトIgEモノクローナル抗体製剤であるゾレア皮下注用の1回あたりの投与量ならびに投与間隔は，初回投与前の血清中総IgE濃度および体重をもとに投与量換算表により設定する。投与中に大幅に体重が増加した場合には，投与量換算表に基づいて投与量ならびに投与間隔を再設定する必要があり，特に小児では，成長に伴う体重の増加を確認する。投与開始16週間時点で効果判定を行い，投与継続について検討する。

　ヒト化抗IL-5モノクローナル抗体(ヌーカラ皮下注用)は，投与前の血中好酸球数が多いほど効果が得られやすい。

◆ピークフローの測定

- 1日2回(起床時・就寝前)，できれば1日4回(起床時・昼・夕・就寝前)測定
- 薬を服用する前，または吸入薬を吸う前に測定
- 1回に3回測定し，3回の測定のうち最高値を記録(平均値ではない)

○グリーンゾーン【安全】：自己最良値の80～100%
　日常活動や睡眠に支障を来すことはなく，喘息症状もほとんどない状態

○イエローゾーン【要注意】：自己最良値の50～80%
　喘息症状(夜間症状，日常活動の障害，咳嗽，喘鳴，運動時または安静時の胸部圧迫感)が認められる

○レッドゾーン【要警戒】：自己最良値の50%未満
　安静時にも喘息症状が認められ，日常活動に支障を来す状態

I 疾患別薬学的管理のポイント

◆喘息コントロール状態の評価(成人喘息)

	コントロール良好 (すべての項目が該当)	コントロール不十分 (いずれかの項目が該当)	コントロール不良
喘息症状 (日中および夜間)	なし	週1回以上	コントロール不十分の項目が3つ以上当てはまる
発作治療薬の使用	なし	週1回以上	
運動を含む活動制限	なし	あり	
呼吸機能 (FEV₁およびPEF)	予測値あるいは自己最良値の80%以上	予測値あるいは自己最良値の80%未満	
PEFの日(週)内変動	20%未満*1	20%以上	
増悪 (予定外受診, 救急受診, 入院)	なし	年に1回以上	月に1回以上*2

*1 1日2回測定による日内変動の正常上限は8%である。
*2 増悪が月に1回以上あれば他の項目が該当しなくてもコントロール不良と評価する。

(日本アレルギー学会喘息ガイドライン専門部会 監:
喘息予防・管理ガイドライン2015, 協和企画, P.137, 2015)

◆喘息コントロール状態の評価(小児気管支喘息)

評価項目	コントロール状態		
	良好 (すべての項目が該当)	比較的良好	不良 (いずれかの項目が該当)
軽微な症状	なし	(≧1回/月) <1回/週	≧1回/週
明らかな喘息発作	なし	なし	≧1回/月
日常生活の制限	なし	なし (あっても軽微)	≧1回/月

(次頁に続く)

β_2刺激薬の使用	なし	（≧1回/月） <1回/週	≧1回/週

1　コントロール状態を最近1カ月程度の期間で判定する。
2　軽微な症状とは，運動や大笑い，啼泣の後や起床時に一過性にみられるがすぐに消失する咳や喘鳴，短時間で覚醒することのない夜間の咳き込みなど，見落とされがちな軽い症状を指す。
3　明らかな喘息発作とは，咳き込みや喘鳴が昼夜にわたって持続あるいは反復し，呼吸困難を伴う定型的な喘息症状を指す。
4　可能な限りピークフロー（PEF）やフローボリューム曲線を測定し，「良好」の判定には，PEFの日内変動が20％以内，あるいは自己最良値の80％以上，1秒量（FEV₁）が予測値の80％以上，β_2刺激薬反応性が12％未満であることが望ましい。
5　評価に際し，最近1年間の急性増悪による入院や全身性ステロイド薬投与などの重篤な発作，あるいは症状の季節性変動など，各患者固有の悪化因子（リスク）を考慮して治療方針決定の参考にする。

（日本アレルギー学会喘息ガイドライン専門部会 監：
喘息予防・管理ガイドライン2015, 協和企画, P.166, 2015）

☑Check❸　患者のリスク因子の有無を確認する

●**増悪因子の有無**：アレルゲン，呼吸器感染症，運動，喫煙，気象，食品・食品添加物，刺激物質，アルコール，ストレス，過労，月経，肥満　など
●**禁忌**：
有効な抗菌薬の存在しない感染症・深在性真菌症［吸入ステロイド薬，吸入ステロイド薬＋β_2刺激薬配合剤］
下部尿路閉塞［クレンブテロール塩酸塩（スピロペント錠・顆粒），ジプロフィリン配合（アストフィリン配合錠），メキタジン（ゼスラン錠・細粒・シロップ）］
前立腺肥大症［イプラトロピウム臭化物水和物（アトロベントエロゾル），オキシトロピウム臭化物（テルシガンエロゾル）］
緑内障［ジプロフィリン配合（アストフィリン配合錠），メキタジン（ゼスラン錠・細粒・シロップ），イプラトロピウム臭化物水和物（アトロベントエロゾル），オキシトロピウム臭化物（テルシガンエロゾル）］
頭蓋内出血後止血が完成していないと考えられる患者［イブジラスト（ケタスカプセル）］

てんかんおよび既往歴[ケトチフェンフマル酸塩(ザジテンカプセル・シロップ・ドライシロップ)]
小児など[トロンボキサンA_2合成阻害薬]
妊婦[トラニラスト(リザベンカプセル・細粒・ドライシロップ)，ペミロラストカリウム(アレギサール錠・ドライシロップ，ペミラストン錠・ドライシロップ)，オキサトミド(セルテクト錠・ドライシロップ)]
●原則禁忌：結核性疾患[吸入ステロイド薬，吸入ステロイド薬＋$β_2$刺激薬配合剤]

　死亡に至る喘息発作の誘因としては気道感染が最も多く，次いで過労，ストレスでこれらが三大誘因である。喘息増悪因子の回避は，喘息のコントロールを目的とした薬物療法の前提条件である。ダニや，ネコ・イヌなどの動物，花粉などのアレルゲンは喘息症状の重要な増悪因子の一つであり，患者や検査結果から確認する。

服薬状況を確認する

●自覚症状改善・消失による自己判断による中止
●長期管理薬かつ発作治療薬使用可能薬の服薬(使用)状況
●吸入薬手技の習得

　喘息は長期にわたる管理が必要であるが，自覚症状が消失すると，長期管理薬を自己判断にて中止してしまうことがある。特に，前回の処方日数を超えて受診している場合は，服薬状況と残薬，受診間隔があいた理由を確認する。症状があるときのみ加療を行う患者では，速効性のある短時間作用性吸入$β_2$刺激薬を頻回に使用する傾向にある。ブデソニド／ホルモテロールフマル酸塩水和物吸入剤(シムビコートタービュヘイラー)を長期管理薬と発作治療薬の両方に使用する場合もあり，使用状況を確認する。

　吸入薬は，手技が確実に行われていない場合には十分な薬効が得られないため，手技の説明だけではなく正しく使用できているかを定期的に確認する。また，p-MDI(加圧式定量噴霧吸入)の場合には，適切な使用限度を超えて使用すると1回に噴霧される薬剤量が不十分となる。そのため，定期的に使用する吸入薬では指示された用法・用量で使用すると何日間使用可能であるかをあらかじめ患者に伝え，噴霧回数を数えておくなど残量を確認するように指導する。

☑Check ⑤ 薬物治療に関する理解度を確認する

●薬品名，薬効，用法・用量，使用上の注意，使用を忘れたと
　きの対処法　など

　原則としてすべての薬の種類と使用法は患者に説明するが，長期
管理薬と発作治療薬の違いについては，患者が正しく理解している
かどうか確認し，十分に理解するまで説明する必要がある。特にブ
デソニド/ホルモテロールフマル酸塩水和物吸入剤（シムビコート
タービュヘイラー）を長期管理薬と発作治療薬の両方に使用する場
合には，使用方法を理解しているか，1日合計吸入の上限や，1日
8吸入を超える場合は速やかに医療機関を受診することを理解して
いるか確認する。

　小児の場合，親に向けて説明を行うことが多いが，2歳以上では
年齢や理解力に応じた患者本人への教育を行っていく。

Ⅰ 疾患別薬学的管理のポイント

処方薬からの薬学的管理

☑Check 6 **副作用の発症状況を確認する**

◆喘息治療薬の注意すべき副作用(対処方法)

吸入ステロイド薬	口腔カンジダ症・咽喉頭症状・嗄声(吸入後にうがいを実施。口腔カンジダ症に対しては抗真菌薬の投与を考慮) など
吸入ステロイド薬+β_2刺激薬配合剤	※吸入ステロイド薬,β_2刺激薬参照
β_2刺激薬	振戦・動悸・頻脈・頭痛・嘔気・嘔吐(減量もしくは中止),重篤な血清K値の低下(中止し,K剤の補給。低酸素血症では血清K値をモニター) など
ロイコトリエン受容体拮抗薬(LTRA)	肝機能異常(中止) など
クロモグリク酸ナトリウム(DSCG)	咽喉への刺激感(吸入方法の再教育) など
テオフィリン薬	悪心・嘔吐(減量し,テオフィリン血中濃度を測定。また制酸薬の投与を考慮),頭痛・不眠(症状が中等度以上で持続するときは減量もしくは中止し,テオフィリン血中濃度を測定),頻脈(症状が持続するときは減量もしくは中止し,テオフィリン血中濃度を測定)など
ヒト化抗ヒトIgEモノクローナル抗体	ショック,アナフィラキシー(投与後数時間は経過観察。異常が認められた場合には中止し,直ちに適切な処置),頭痛・倦怠感(経過観察。必要に応じて対症療法),注射部位反応(経過観察。1箇所あたり1.2mLを超える場合は部位を分けて投与) など
ヒト化抗IL-5モノクローナル抗体	過敏症反応(中止。投与後数時間以内から数日後に発現する場合もあるため説明),注射部位反応(経過観察),頭痛(経過観察。必要に応じて対症療法) など

(次頁に続く)

23

2 気管支喘息

LTRA・DSCG以外の抗アレルギー薬	眠気・倦怠感・口渇(程度により継続可能。あるいは減量または中止),肝機能異常(中止)など トロンボキサンA₂合成阻害薬・トロンボキサンA₂拮抗薬:出血傾向(中止) など
吸入抗コリン薬	口内乾燥・胃腸障害・尿閉・眼圧上昇・心悸亢進(減量もしくは中止) など

☑Check **7** 他の薬剤の影響や薬物相互作用の有無を確認する

●**気管支喘息患者に対する投与禁忌:**
　副交感神経刺激薬[ベタネコール塩化物(ベサコリン散),
　アクラトニウムナパジシル酸塩(アボビスカプセル)]
　β遮断薬[β₁非選択性],αβ遮断薬 など
●**喘息を悪化させる薬剤:**酸性NSAIDs,β遮断薬[β₁選択性]
　など
●**併用禁忌:**
　フェノテロール臭化水素酸塩(ベロテックエロゾル・錠)→
　エピネフリン製剤(エピネフリン,ボスミン注,ノルエ
　ピネフリン),イソプロテレノール製剤(アスプール液,
　メジヘラー・イソ)
　プロキシフィリン配合(アストモリジン配合腸溶錠),ジプ
　ロフィリン配合(アストフィリン配合錠)→カテコールア
　ミン[アドレナリン(ボスミン),イソプロテレノール(プ
　ロタノール)など]
　プロキシフィリン配合(アストモリジン配合腸溶錠)→ボリ
　コナゾール(ブイフェンド),タダラフィル(アドシルカ),
　リルピビリン(エジュラント,コムプレラ配合錠),アスナ
　プレビル(スンベプラ),ダクラタスビル(ダクルインザ),
　バニプレビル(バニヘップ),マシテンタン(オプスミット)

　副交感神経刺激薬やβ₁非選択性β遮断薬,αβ遮断薬は気管支を収縮させるため,喘息症状の誘発,悪化を起こすおそれがあり,気管支喘息の患者には投与禁忌である。また,成人喘息の約5～10%はシクロオキシゲナーゼ(COX)阻害作用をもつアスピリンなどのNSAIDsによって喘息発作などの強い気道症状を呈する*。時

I 疾患別薬学的管理のポイント

に意識障害を伴うほどの大発作となり，死亡に至る例もあるため，併用薬や，他院からの処方薬を必ず確認する。

　＊アスピリンに対するアレルギーではなく，COX阻害作用，特にCOX-1阻害作用をもつNSAIDsにより，強い気道症状(鼻閉，鼻汁，喘息発作)を呈する非アレルギー性の過敏症(不耐症)である。

　テオフィリン薬とタバコには相互作用があり，喫煙により肝薬物代謝酵素が誘導され，テオフィリンクリアランスが上昇し，テオフィリン血中濃度が低下する。逆に禁煙によりテオフィリン血中濃度が上昇するため，患者に喫煙の有無，禁煙し始めた時期などを確認する必要がある。

2
気管支喘息

☑Check❽ **服薬指導を実施する**

🖊 喘息治療薬の服薬説明例：使用上の注意点

- 喘息の治療薬には，発作を未然に防ぐために症状がなくても継続して使用する長期管理薬と，喘息発作が起きたとき，あるいは起きそうなときだけ使用する発作治療薬の2種類があります。
- ［長期管理薬］自覚症状が改善しても自己判断で中止せず，医師の指示通り継続して使用・服用してください。
- ［短時間作用性吸入β_2刺激薬］喘息発作時に，医師の指示通りに使用しても症状が残っていたり，頻回に吸入したくなるようであれば，すぐに受診してください。
- ※成人：喘鳴・胸の苦しさのみから中等度までの喘息症状の出現時には，まず，短時間作用性吸入β_2刺激薬1〜2パフ(医師の指示通り，各薬剤の添付文書参照)を吸入し，症状が残っていれば最初の1時間は，20分おきに吸入を繰り返す。以後は1時間に1回を目安に吸入する。
- ※小児：強い喘息発作のサインがない場合，頓用のβ_2刺激薬(吸入あるいは内服)を行う。吸入薬であれば15分後，内服薬であれば30分後に効果を評価する。特に2歳未満では症状の進行が速い傾向にあり，喘息予防・管理ガイドライン2015では，急性発作時の家庭での対処を2歳未満と，2歳以上でフローを分けて示している。

吸入ステロイド薬	喘息の原因といわれている炎症を抑え，気道が狭くなるのを改善し，喘息発作の程度や頻度を軽減する吸入薬です。 • 吸入を忘れた場合，思い出したときすぐに吸入してください。ただし次の吸入時間が近いときは忘れた分は吸入しないでください。［シクレソニド（オルベスコインヘラー吸入用）以外］ • 1日1回吸入の場合，思い出したときすぐに吸入してください。1日2回吸入の場合，吸入忘れに気づいても吸入しないでください。次の吸入時に決められた用量を吸入してください。［シクレソニド（オルベスコインヘラー吸入用）］
吸入ステロイド薬＋ β_2刺激薬配合剤	長時間にわたり，気管支を拡げて，さらに気道の炎症を抑えることにより，喘息発作の程度や頻度を軽減する吸入薬です。 • 吸入を忘れた場合，思い出したときすぐに吸入してください。ただし次の吸入時間が近いときは忘れた分は吸入しないでください。
β_2刺激薬	気管の平滑筋に存在する特定部位（交感神経のβ_2受容体）を刺激し，気管支をとりまく筋肉の緊張をゆるめ，気管支を拡げて呼吸を楽にする薬です。 • 吸入（服用）を忘れた場合，思い出したときすぐに吸入（服用）してください。ただし次の服用時間が近いときは忘れた分は吸入（服用）しないでください。［ツロブテロール（ホクナリンテープ），インダカテロールマレイン酸塩（オンブレス吸入用カプセル）を除く］ • 貼り忘れた場合，思い出したときすぐに貼ってください。ただし次の貼りかえは，指示された間隔で行ってください。［ツロブテロール（ホクナリンテープ）］ • 吸入忘れに気づいても吸入しないでください。次の吸入時に決められた用量を吸入してください。［インダカテロールマレイン酸塩（オンブレス吸入用カプセル）］

I 疾患別薬学的管理のポイント

ロイコトリエン受容体拮抗薬(LTRA)	気管支の収縮やアレルギー反応に関与する物質(ロイコトリエン)が受容体に結びつくのを抑制して，気道の炎症を抑えて，喘息発作や症状を起こりにくくする薬です。 • 服用を忘れた場合，思い出したときすぐに服用してください。ただし次の服用時間が近いときは忘れた分は服用しないでください。
クロモグリク酸ナトリウム(DSCG)	アレルギー反応に関与する物質(ヒスタミンなどの化学伝達物質)の放出を抑制して，気道の炎症を抑えて，喘息発作や症状を起こりにくくする薬です。 • 吸入を忘れた場合，思い出したときすぐに吸入してください。ただし次の吸入時間が近いときは忘れた分は服用しないでください。
テオフィリン薬	気管支を拡げる物質(サイクリックAMP)を分解する酵素の作用を抑えて気管支内のサイクリックAMPの濃度を高めて気管支を拡げて呼吸を楽にする薬です。 • 禁煙する場合には申し出てください。 • 服用を忘れた場合，思い出したときすぐに服用してください。ただし次の服用時間が近いとき(テオロング：6時間以内)は忘れた分は服用しないでください。[テオフィリン徐放性製剤(ユニフィルLA錠)以外] • 飲み忘れに気づいた時間が就寝前までであれば，すぐに用量を服用してください。それ以外は服用しないで，次の服用時に決められた用量を服用してください。[テオフィリン徐放性製剤(ユニフィルLA錠)]
ヒト化抗ヒトIgEモノクローナル抗体	気管支喘息の原因になっているIgEという体内の物質の働きを抑えて，気道の炎症を鎮め，喘息発作を起こりにくくする注射薬です。
ヒト化抗IL-5モノクローナル抗体	インターロイキン5(IL-5)の働きを抑えて，好酸球性の気道の炎症を鎮め，喘息発作を起こりにくくする注射薬です。

2
気管支喘息

27

LTRA・DSCG以外の抗アレルギー薬	気管支の収縮や，気道の炎症を抑えて，喘息発作や症状を起こりにくくする薬です。 ・服用を忘れた場合，思い出したときすぐに服用してください。ただし次の服用時間が近いときは忘れた分は服用しないでください。
吸入抗コリン薬	気管支を収縮させる物質（アセチルコリン）の働きを抑えることにより，気管支が収縮するのを防ぎ，気管支を拡げて呼吸を楽にする吸入薬です。 ・吸入を忘れた場合，思い出したときすぐに吸入してください。ただし次の吸入時間が近いときは忘れた分は吸入しないでください。

Ⅰ 疾患別薬学的管理のポイント

患者の生活スタイルなどからの薬学的管理

☑Check⑨ 生活習慣を確認する

●アレルゲンの除去
●運動誘発喘息の予防
●禁煙，受動喫煙の回避
●気象の変化に注意

　喘息発作を起こさず，健常人と変わらない日常生活を送るために，長期管理薬の使用とともに，喘息の増悪因子を回避することが重要であるため，生活習慣や増悪因子を確認する。

アレルゲンの除去

　喘息発作の原因アレルゲンとして最も重要なのは家塵中のダニである。床の掃除機がけはできるだけ毎日行うことが望ましい。また，1週間に1回はシーツを外して寝具両面に直接掃除機をかけ，布団カバーやシーツはこまめに替えるようにする。
　また，ネコやイヌ，ハムスターといったペットの毛やふけがアレルゲンとなり，喘息を引き起こすことがあるため，ペットは外で飼育するか，できれば飼わないようにする。

運動誘発喘息の予防

　比較的激しい運動を3～8分間することで喘息発作や気管支収縮が起こりやすい。ランニング，特に短距離走の繰り返しや中距離走で起きやすく，水泳では起きにくい。
　運動前の吸入β_2刺激薬（短時間作用性，長時間作用性を問わない）の単回投与は，確実な運動誘発喘息の予防効果が得られる。また，DSCGの運動前の単回投与も予防効果が得られる。

禁煙，受動喫煙の回避

　喫煙は喘息患者の肺機能の低下を進行させ，吸入ステロイド薬や経口ステロイド薬，β_2刺激薬の効果を減弱させるため，禁煙すべきである。また，受動喫煙も喘息の危険・増悪因子であるため受動喫煙を避けるようにする。小児では親の喫煙の影響も多いため，親に禁煙を勧める。
　禁煙によりテオフィリン薬の血中濃度が上昇するため，喫煙者が

2

気管支喘息

29

禁煙する場合には，医師に相談するよう指導し，禁煙を始めた時期を確認する。

👤 気象の変化に注意

前日と比較して平均気温が3℃以上低下した日に喘息発作が起こりやすく，春・秋の季節の変わり目に多い。夏や冬は冷暖房による室内の温度に十分配慮する。

👤 その他

- ストレスも喘息の増悪因子であることが知られているため，ストレス解消を心がける。
- 線香や花火などの煙や，化粧品・ヘアスプレー・接着剤などの強い臭い，霧・入浴中の湯気などで喘息発作が誘発されることがあるので，注意する。
- 飲酒により血中のアセトアルデヒド濃度が上昇し，ヒスタミン遊離を介して喘息症状を悪化させる。日本人の喘息患者の約半数は飲酒により喘息症状の増悪を来すため，控えるよう指導する。

☑Check⑩ OTC医薬品や健康食品などの服用状況を確認する

● OTC医薬品：
　　NSAIDs含有解熱鎮痛薬…バファリンA，ロキソニンSなど
　　テオフィリン含有鎮咳去痰薬…アネトンせき止め顆粒，ミルコデ錠A

OTC医薬品のなかにはアスピリンやロキソプロフェンナトリウム水和物などのNSAIDsを含有しているものもあるため，OTC医薬品を購入する際には喘息であることを申し出るよう指導する。

また，OTC医薬品のなかには，気管支拡張薬であるテオフィリンを含む鎮咳去痰薬がある。商品名からは，テオフィリン含有を推測することができないため，OTC医薬品の使用について確認する。

3

Ⅰ 疾患別薬学的管理のポイント

COPD(慢性閉塞性肺疾患)患者の薬学的管理

患者からの情報による薬学的管理

☑Check ➊ 患者の自覚症状を確認する

●**主な症状**：慢性の咳，慢性の痰，労作時の呼吸困難(息切れ)
●**重症COPD**：体重減少　など
●**視診**：ビア樽状胸郭(肺が膨らむために胸郭がビア樽のように大きくなる)，口すぼめ呼吸(口をすぼめて息をゆっくり吐く)

　COPDの主な症状は，慢性の咳，痰と労作時の呼吸困難(息切れ)であるため，症状の程度を確認する。COPDの呼吸困難は持続性で進行性であり，初期には階段や坂道を上るときに息切れを感じる程度であるが，呼吸機能が悪化すると平坦な道での息切れや，着替えなどの日常の体動でも呼吸困難がみられるようになり，QOLが低下する原因となる。

　mMRC質問票は日常生活に対する呼吸困難(息切れ)の影響を測定する簡便な方法である。

　COPDが進行すると体重減少や食欲不振が出現し，予後不良の因子となるため，体重や食事の状況を確認する。また，重症のCOPDでは視診上，樽状胸郭[*1]や口すぼめ呼吸[*2]を認めることが多い。

＊1　樽状胸郭：肺の過膨張のために胸郭がビア樽のように大きくなる

＊2　口すぼめ呼吸：肺内の空気を効率よく排出するために口をすぼめて呼吸をする

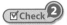 **患者の客観的データを確認する**

- **1秒率（FEV₁/FVC）**：正常値（70%以上）
- **1秒量（FEV₁）**：
- **%1秒量（%FEV₁）**：1秒量実測値/1秒量予測値×100%
  - Ⅰ期…軽度の気流閉塞（%FEV₁≧80%）
  - Ⅱ期…中等度の気流閉塞（50%≦%FEV₁＜80%）
  - Ⅲ期…高度の気流閉塞（30%≦%FEV₁＜50%）
  - Ⅳ期…きわめて高度の気流閉塞（%FEV₁＜30%）
- **血中テオフィリン濃度**：
  〔コントロール目標〕ピーク値…5～15μg/mL

　COPDの診断には1秒率（FEV₁/FVC）が用いられ，病期分類には%1秒量（%FEV₁）が用いられる。COPDの重症度や治療法は，%FEV₁だけでなく自覚症状や運動耐容能，COPDがもたらす栄養障害や骨格筋障害などの全身的な影響などから判断，選択されるため，患者や患者家族から医師に%FEV₁といった検査データを確認してもらう。

 患者のリスク因子の有無を確認する

- **COPDの危険因子**：喫煙，大気汚染，職業上の粉塵や化学物質への曝露，受動喫煙，呼吸器感染症　など
- **COPDの増悪因子**：喫煙，気道感染，大気汚染　など
- **禁忌**：
  緑内障・前立腺肥大症［イプラトロピウム臭化物水和物（アトロベントエロゾル），オキシトロピウム臭化物（テルシガンエロゾル）］
  閉塞隅角緑内障・前立腺肥大などによる排尿障害［吸入抗コリン薬（アトロベント・テルシガンを除く），吸入抗コリン薬＋β₂刺激薬配合剤］
  有効な抗菌薬の存在しない感染症・深在性真菌症［吸入ステロイド薬，吸入ステロイド薬＋β₂刺激薬配合剤］
- **原則禁忌**：結核性疾患［吸入ステロイド薬，吸入ステロイド薬＋β₂刺激薬配合剤］

COPDの危険因子のなかでもタバコ煙は，COPDの最大の危険因子であり，COPD患者の約90%に喫煙歴がある。また，喫煙はCOPDの増悪因子であるため，喫煙状況について確認する。

　COPDの増悪因子として気道感染が最も重要であり，気道感染の予防策としてワクチン接種が有効である。インフルエンザワクチンはCOPD増悪による死亡率を50%低下させ，すべてのCOPD患者に接種が勧められている。また，肺炎球菌ワクチンは65歳以上のCOPD患者および65歳未満でFEV$_1$が40%以下の患者に接種が勧められているため，ワクチンの接種状況を確認する。

　COPDの薬物療法の中心は気管支拡張薬であり，なかでも気管支拡張効果は抗コリン薬が最大であり，軽症から重症のCOPDで使用される。吸入抗コリン薬を前立腺肥大症の患者に投与すると，排尿困難症状が悪化するおそれがあるため，既往歴を確認する。吸入抗コリン薬は眼圧を上昇させるおそれがあり，閉塞隅角緑内障では禁忌であるが，開放隅角緑内障であれば投与可能な吸入抗コリン薬があるため，緑内障の患者には緑内障の種類(分類)を確認する。

 服薬状況を確認する

●アドヒアランス低下による不遵守
●吸入薬手技の習得

　COPDは進行性の疾患であり，薬物療法は症状の軽減，増悪の予防，QOLの改善に有用であり，長期にわたり行う必要がある。薬物療法の中心は気管支拡張薬であり，なかでも全身性の副作用が少ない吸入薬が最も勧められる。吸入薬の手技説明だけではなく，正しく使用できているか定期的に確認する必要がある。

　また，重症の場合や吸入手技に不安がある場合にはテオフィリン薬が用いられる。テオフィリン薬は，有効安全血中濃度域が狭く，医師の指示通り定期的に服用する必要があるため，自己判断にて服用を中止していないか，服用量を増減していないか服薬状況を確認する。

☑Check⑤ 薬物治療に関する理解度を確認する

●薬品名，薬効，用法・用量，副作用，使用上の注意，吸入を
忘れたときの対処法　など

　COPD治療薬は継続して吸入あるいは服用することが重要である。COPD治療薬の薬効や用法・用量だけではなく，副作用，使用上の注意点などの情報を患者に説明し，正しく理解しているかどうか確認する。

◆呼吸困難（息切れ）を評価する修正MRC（mMRC）質問票

グレード 分　類	あてはまるものにチェックしてください（1つだけ）	
0	激しい運動をしたときだけ息切れがある。	☐
1	平坦な道を早足で歩く，あるいは緩やかな上り坂を歩くときに息切れがある。	☐
2	息切れがあるので，同年代の人よりも平坦な道を歩くのが遅い，あるいは平坦な道を自分のペースで歩いているとき，息切れのために立ち止まることがある。	☐
3	平坦な道を約100m，あるいは数分歩くと息切れのために立ち止まる。	☐
4	息切れがひどく家から出られない，あるいは衣服の着替えをするときにも息切れがある。	☐

I 疾患別薬学的管理のポイント

処方薬からの薬学的管理

☑Check 6 副作用の発症状況を確認する

◆COPD治療薬の注意すべき副作用(対処方法)

吸入抗コリン薬	口内乾燥・胃腸障害・尿閉・眼圧上昇・心悸亢進(減量もしくは中止) など
β_2刺激薬	振戦・動悸・頻脈・頭痛・嘔気・嘔吐(減量もしくは中止), 重篤な血清K値の低下(中止し, K剤の補給。低酸素血症では血清K値をモニター) など
吸入ステロイド薬	口腔カンジダ症・咽喉頭症状・嗄声(吸入後にうがいを実施。口腔カンジダ症に対しては抗真菌薬の投与を考慮) など
テオフィリン薬	悪心・嘔吐(減量し, テオフィリン血中濃度を測定。また制酸薬の投与を考慮), 頭痛・不眠(症状が中等度以上で持続するときは減量もしくは中止し, テオフィリン血中濃度を測定), 頻脈(症状が持続するときは減量もしくは中止し, テオフィリン血中濃度を測定) など
去痰薬	食欲不振・悪心(減量もしくは中止) など

☑Check 7 他の薬剤の影響や薬物相互作用の有無を確認する

●**COPD患者に対する投与禁忌**:
　口腔乾燥症状改善薬[セビメリン塩酸塩水和物(エボザックカプセル, サリグレンカプセル), ピロカルピン塩酸塩(サラジェン錠)]
　β遮断薬[β_1非選択性]
●**呼吸抑制を引き起こす薬剤**:オピオイド鎮痛薬 など
●**併用禁忌**:
　フェノテロール臭化水素酸塩(ベロテックエロゾル・錠)→エピネフリン製剤(エピネフリン, ボスミン注, ノルエピネフリン), イソプロテレノール製剤(アスプール液, メジヘラー・イソ)

口腔乾燥症状改善薬はコリン作動薬であり，気道抵抗や気管支平滑筋の緊張増大および気管支粘液分泌亢進によりCOPDの症状を悪化させるおそれがあるため，投与禁忌である。そのため併用薬や，他院からの処方薬を必ず確認する。

☑Check 8 服薬指導を実施する

COPD治療薬の服薬説明例：使用上の注意点

・症状の改善を感じても治療薬を減量したり，中止しないでください。

気管支拡張薬（吸入抗コリン薬，β_2刺激薬，テオフィリン薬）の服薬説明例

・気管支を拡げて呼吸を楽にする薬です。
・勝手に薬の量を増やしたり中止したりせずに，指示された通りの量を毎日吸入（服用）してください。
・服用（使用）を忘れた場合，思い出したときすぐに服用（使用）してください。ただし次の服用（使用）時間が近いときは忘れた分は服用（使用）しないでください。

吸入長時間作用性β_2刺激薬＋吸入ステロイド薬配合剤の服薬説明例

・気管支を拡げて呼吸を楽にする薬と，症状の悪化を防いだり，増悪期間を短縮させる薬が配合された吸入薬です。
・勝手に薬の量を増やしたり中止したりせずに，指示された通りの量を毎日吸入してください。
・薬を吸入した後は必ずうがいをしてください。
・使用を忘れた場合，思い出したときすぐに使用してください。ただし次の使用時間が近いときは忘れた分は使用しないでください。

去痰薬の服薬説明例

・この薬は痰を出しやすくする薬です。
・服用を忘れた場合，思い出したときすぐに服用してください。ただし次の服用時間が近いときは忘れた分は服用しないでください。

Ⅰ 疾患別薬学的管理のポイント

患者の生活スタイルなどからの薬学的管理

☑Check ⑨ 生活習慣を確認する

●**禁煙**
●**感染予防**：インフルエンザワクチンの接種
●**適度な運動**：全身持久力トレーニング（平地歩行，階段昇降）
　　　　　　　　下肢・上肢の筋力トレーニング
●**適切な食事**：標準体重の維持，高エネルギー，高タンパク食
●**動作の工夫**：口すぼめ呼吸＋複式呼吸，エネルギー節約，日
　常作業の単純化
●**在宅酸素療法**：高度慢性呼吸不全患者が対象
　　PaO2…55Torr 以下
　　PaO2 が60Torr 以下で，睡眠時または運動負荷時に著し
　　い低酸素血症を来すもの

　COPD の管理法には，禁煙，薬物療法，呼吸リハビリテーション，栄養療法，酸素療法などがある。喫煙はCOPD の最大の危険因子であるため，禁煙指導を行うべきである。また，呼吸リハビリテーションや栄養療法などの非薬物療法は，薬物療法と同様に重要な治療法であり，これらの方法を組み合わせて包括的に実施する必要がある。

👤 禁煙

　喫煙は気流制限を引き起こし，呼吸機能を低下させるためCOPD の危険因子である。禁煙はCOPD の進行を遅らせる最も効果的で経済的な方法であり，あらゆる機会に患者の喫煙状況をたずね，すべての喫煙者に禁煙指導を行うべきである。
　禁煙の薬物療法は，ニコチン置換療法と，ニコチン性アセチルコリン受容体の部分的作動薬であるバレニクリン酒石酸塩（チャンピックス錠）によるものがある。ニコチン置換療法にはガムとパッチがあり，ニコチンガムは，OTC医薬品として薬局・薬店で市販されている。ニコチンパッチは保険適用されているが，OTC医薬品として承認され，薬局・薬店でも購入できる。
（1）喫煙欲求をコントロールする方法
　　・喫煙と結びついている今までの生活行動パターンを変える
　　・喫煙のきっかけとなる環境を改善する

3

COPD（慢性閉塞性肺疾患）

・喫煙の代わりに他の行動を実行する　など
（2）具体的な対処法
　・冷たい水を飲む
　・深呼吸をする
　・糖分の少ないガムを噛む
　・歯磨きをする
　・散歩や軽い運動をする　など
（3）禁煙補助薬の服薬指導例
　・この薬はタバコに含まれるニコチンを体内に補充して禁煙を助ける薬です。（ニコチネルTTS）
　・この薬は禁煙に伴う離脱症状やタバコに対する切望感を軽減することで，禁煙を助ける薬です。（チャンピックス錠）

感染予防

　COPD増悪の原因として気道感染が最も重要であり，予防策として，手洗いやうがいの励行，ワクチン接種が有効である。
　インフルエンザワクチンはCOPD増悪による死亡率を低下させることが報告されているため，患者自身はもちろん，患者家族も積極的に接種すべきである。また，肺炎の発症を予防するために肺炎球菌ワクチンの接種も勧められている。

適度な運動

　筋力を低下させないために，適度な運動を行う。医師に相談しながら，生活習慣にあった運動の方法を決め，継続する。下肢運動による全身持久力トレーニングが最も勧められ，散歩は安全で効果的な運動である。

適切な食事

　COPD患者では安静時エネルギー消費量が呼吸筋の仕事量増加によって予測値の120 ～ 140％に増加し，さらに全身性炎症による栄養障害，食事摂取時の呼吸困難や疲れを感じることによる食事量低下などによって体重が減少する。体重減少のある患者では，QOLの低下や，呼吸不全への進行，死亡のリスクが高い。COPDの栄養障害に対しては，高エネルギー，高タンパク質食が基本である。タンパク質のなかでも分枝鎖アミノ酸（とうもろこし，牛乳，鶏卵，鶏肉など）を摂るようにする。消化管でガスを発生する食品には，玉ねぎ，芋類，リンゴ，大根，キャベツなどがあり，これら

Ⅰ 疾患別薬学的管理のポイント

は一度に食べ過ぎないようにし，炭酸飲料も控える。

👤 動作の工夫

　口すぼめ呼吸と腹式呼吸を組み合わせた呼吸*を行う。また，動作は連続して行わず，休み休み行う。

　＊軽く口を閉じて，鼻から息を吸い，口笛を吹くように口をすぼめた状態で口から息を吐く

👤 在宅酸素療法

　COPDの慢性呼吸不全に対して在宅酸素療法が行われ，1日15時間以上の酸素吸入は予後を改善し，1日18時間以上が望ましい。在宅酸素療法中のSpO_2は90％以上とする。

☑Check❿ **OTC医薬品や健康食品などの服用状況を確認する**

●OTC医薬品：
　テオフィリン含有鎮咳去痰薬…アネトンせき止め顆粒，ミルコデ錠A

　OTC医薬品のなかには，気管支拡張薬であるテオフィリンを含む鎮咳去痰薬がある。商品名からは，テオフィリン含有を推測することができないため，OTC医薬品の使用について確認する。

MEMO

4 胃潰瘍・十二指腸潰瘍患者の薬学的管理

I 疾患別薬学的管理のポイント

■ 患者からの情報による薬学的管理

☑Check❶ 患者の自覚症状を確認する

●**胃潰瘍**：心窩部痛（食後痛），胸やけ，呑酸，吐気　など
　　痛みの性状…鈍い，疼くような，焼けるような痛み　など
●**十二指腸潰瘍**：空腹時痛，背部への放散痛　など

　胃潰瘍・十二指腸潰瘍の主な自覚症状は，上腹部痛，心窩部痛であるが，上腹部不快感，もたれ感などの不定愁訴の場合も多い。胃潰瘍では食後 60 ～ 90 分に疼痛を来すとされているが，空腹時に痛みを呈することも少なくない。一方，自覚症状のない潰瘍が内視鏡による検診などで，1 ～ 2％に認められることがあり，特に高齢者ではその頻度が高い。NSAIDs潰瘍の場合も，出血を起こしていても胃痛などの自覚症状のない場合が半数近くある。

　潰瘍の合併症である出血・穿孔の場合，胃潰瘍は十二指腸潰瘍に比べると吐血の頻度が高いが，下血だけが認められることもある。下血は少量のときには気づかない場合もあるため，貧血症状がないかどうか患者に確認する。下血が大量のときには黒色泥状のタール便となる。

☑Check❷ 患者の客観的データを確認する

●*H.pylori* 感染診断：陰性
●上部消化管内視鏡検査：
　　活動期…A1 → A2，治癒期…H1 → H2
　　瘢痕期…S1 → S2（治癒）

　保険薬局では画像所見や *H.pylori* 感染診断の結果を診療録などから確認できないので，患者から情報を得る。
　消化性潰瘍の二大要因は，*H.pylori* 感染とNSAIDsであり，診療において *H.pylori* 感染診断は必須の検査である。*H.pylori* 陽性

の胃潰瘍・十二指腸潰瘍では除菌治療が最優先されるため，患者に検査を実施したか，またその結果について確認する。除菌後判定には尿素呼気試験(UBT)を含むことが望ましいとされており，除菌治療薬中止後4週以降に行われる。

　上部消化管内視鏡検査は，肉眼的に潰瘍の存在診断，病期診断を確定することができる。

◆*H.pylori* 感染診断法

●内視鏡による生検組織を必要とする検査法：

- 迅速ウレアーゼ試験(RUT)…迅速性に優れ，簡便で精度は高い。鏡検用の生検組織の採取を同時に行うことが望ましい。
- 鏡検法…*H.pylori* の存在とあわせて組織診断もできる。
- 培養法…*H.pylori* の唯一の直接的証明法である。特異性に優れ，*H.pylori* 除菌治療薬である抗菌薬の感受性試験検査が可能である。

●内視鏡による生検組織を必要としない検査法：

- 尿素呼気試験(UBT)…簡便で感度・特異度ともに高い。UBT陰性の場合は，除菌成功の信頼性は高い。
- 抗*H.pylori* 抗体測定…静菌作用を有する薬剤を内服中であっても測定することできる。*H.pylori* 感染直後や免疫異常がある場合は陽性とならず，また萎縮性胃炎の高度な自然除菌例では陰性になることがある。除菌成功後も血清抗体の陰性化には1年以上を要することがあるため，除菌の成否を早く知りたい場合には適さない。
- 便中*H.pylori* 抗原測定…簡便で，除菌前の感染診断においては，感度・特異度ともに高いとされている。除菌判定においても信頼性が高いが，偽陰性例が起こりうるので注意が必要である。

Ⅰ 疾患別薬学的管理のポイント

☑Check❸ 患者のリスク因子の有無を確認する

●**NSAIDs潰瘍の危険因子**：潰瘍の既往，高齢者，糖質ステロイドの併用，高用量や複数のNSAIDsの内服，抗凝固療法の併用　など
●**禁忌**：
　透析療法患者［Al・Mg含有酸中和薬］
　緑内障・前立腺肥大による排尿障害・重篤な心疾患・麻痺性イレウス［抗コリン薬］
　甲状腺機能低下症・副甲状腺機能亢進症［配合剤（キャベジンＵコーワ配合散）］
　伝染性単核症・高度の腎障害［*H.pylori*除菌治療薬］
　脳・脊髄に器質的疾患［メトロニダゾール含有*H.pylori*除菌治療レジメン］
　妊婦［PG製剤，ベネキサート塩酸塩ベータデクス（ウルグート）］
　妊娠3カ月以内［メトロニダゾール含有*H.pylori*除菌治療レジメン］

　NSAIDsが潰瘍の主要な病因であるが，高齢者や潰瘍の既往歴などはNSAIDs内服に伴う消化性潰瘍発症の危険因子であるため，危険因子の有無について確認する。

　プロスタグランジン（PG）製剤には子宮収縮作用があり，妊婦で完全または不完全流産および子宮出血がみられたとの報告があるため，妊婦または妊娠している可能性のある婦人には，投与禁忌である。また，メトロニダゾールは，妊婦への経口投与により胎盤関門を通過して胎児へ移行することが報告されており，特に妊娠3カ月以内は経口投与をしないこととされている。そのためメトロニダゾールを用いた*H.pylori*除菌治療のレジメンの場合は，妊娠3カ月以内の婦人には，投与禁忌である。

　透析療法患者や緑内障患者などに投与禁忌となる胃潰瘍・十二指腸潰瘍治療薬があるため，既往歴を確認する。

4

胃潰瘍・十二指腸潰瘍

43

☑Check ❹ 服薬状況を確認する

- 自覚症状消失,自覚症状がないことによる自己判断による中止
- H.pylori除菌治療薬の7日間の確実な服用
- 就寝前服用薬,空腹時服用薬の服薬状況

　H.pylori除菌治療を行わない胃潰瘍・十二指腸潰瘍では自覚症状が消失しても,潰瘍は治癒していないことが多いため,指示された一定の期間は,服薬を継続する必要がある。また,低用量アスピリン投与時,NSAIDs投与時の胃潰瘍・十二指腸潰瘍の再発抑制や潰瘍発生予防の場合,自覚症状がなくても継続して服用する必要がある。そのため,自覚症状消失や自覚症状がないことによって,自己判断にて服薬を中止していないか,残薬がないかを確認する。

　H.pylori除菌治療の除菌率に影響を及ぼす重要な因子として服薬コンプライアンスがある。コンプライアンスが悪いと,除菌率が低下するため,患者には確実にピロリ菌を除菌するために,指示された通り7日間服用するよう指導する。

　H_2受容体拮抗薬の就寝前服用や,粘膜増強薬の空腹時服用などの服用を忘れやすい用法の場合には,用法の変更や薬剤の変更などを検討する。また,患者には胃酸分泌は特に夜間に高まるため,就寝前の服用を忘れないように指導する。

☑Check ❺ 薬物治療に関する理解度を確認する

- 薬品名,薬効,用法・用量,使用上の注意,飲み忘れたときの対処法 など

　H.pylori除菌治療を実施する際には,用法・用量に加え,使用上の注意点などについても十分に説明し,患者が正しく理解したかどうか確認する。また,胃潰瘍・十二指腸潰瘍の維持療法の場合は,医師の指示のある限り服薬を続ける必要があり,薬物治療継続の必要性や,使用上の注意点などを正しく理解しているか確認する。

I 疾患別薬学的管理のポイント

処方薬からの薬学的管理

☑Check❻ 副作用の発症状況を確認する

◆胃潰瘍・十二指腸潰瘍治療薬の注意すべき副作用（対処方法）

プロトンポンプ阻害薬（PPI）	無顆粒球症・汎血球減少（中止），間質性肺炎*（中止。速やかに胸部X線などの検査を実施し，副腎皮質ステロイド薬の投与など），肝機能障害・間質性腎炎*（中止），頭痛・めまい（休薬もしくは中止）　など
カリウムイオン競合型アシッドブロッカー（P-CAB）	便秘（程度により緩下薬の投与），肝機能障害（中止）　など
H_2受容体拮抗薬	汎血球減少・血小板減少（直ちに中止），意識障害・痙攣（中止。特に腎機能障害を有する患者に現れやすいので注意），肝機能障害（中止）　など
*H.pylori*除菌治療薬	下痢・軟便（継続し，整腸薬の投与を考慮。継続しているうちに症状がひどくなった場合には中止），出血性大腸炎（中止），味覚異常（継続しているうちに症状がひどくなった場合には中止）　など メトロニダゾール含有レジメン：中枢神経障害（メトロニダゾールによる脳症が疑われた場合には，メトロニダゾールの投与を中止）　など
プロスタグランジン（PG）製剤	下痢・軟便・腹痛（食後すぐの服用。症状が持続する場合には，止瀉薬の投与あるいは減量もしくは休薬）　など
選択的ムスカリン受容体拮抗薬	口渇（程度により中止）　など
酸中和薬	Al製剤：便秘（減量もしくは休薬。程度により緩下薬の投与），アルミニウム脳症・アルミニウム骨症（減量もしくは休薬）　など Mg製剤：下痢（休薬もしくは中止）　など

（次頁に続く）

防御因子増強薬 （PG製剤を除く）	便秘（減量もしくは休薬。程度により緩下薬 の投与）　など

＊間質性腎炎
　自覚症状：発熱，発疹，関節痛，吐気，嘔吐，下痢，腹痛　など
　　　　　　進行すると尿量が減少したりむくんだりする

☑Check ❼ 他の薬剤の影響や薬物相互作用の有無を確認する

● 消化性潰瘍を引き起こす薬剤：NSAIDs，低用量アスピリン，
　ビスホスホネート製剤，抗悪性腫瘍薬　など
● 併用禁忌：
　　PPI，P-CAB，*H.pylori*除菌治療薬（ランピオンパック，
　　ラベファインパック）→アタザナビル硫酸塩（レイアタッ
　　ツ），リルピビリン塩酸塩（エジュラント）
　　配合剤（キャベジンUコーワ配合散）→テトラサイクリン
　　系抗菌薬
　　*H.pylori*除菌治療薬（ランサップ，ラベキュアパック，ボ
　　ノサップパック）→アタザナビル硫酸塩（レイアタッツ），
　　リルピビリン塩酸塩（エジュラント），ピモジド（オーラッ
　　プ），エルゴタミン含有製剤（クリアミン，ジヒデルゴット），
　　タダラフィル（アドシルカ），アスナプレビル（スンベプラ），
　　バニプレビル（バニヘップ），スボレキサント（ベルソムラ）

　胃潰瘍・十二指腸潰瘍を引き起こす薬剤としては，使用頻度など
よりNSAIDsが最も重要である。関節リウマチあるいは骨関節疾患
などの基礎疾患をもつ多くの患者ではNSAIDsの中止が困難である
ため，NSAIDsを投与しながら潰瘍治療を行う。NSAIDsのなかで
は，COX-2選択的阻害薬の潰瘍合併のリスクは低く，半減期が長
いものは潰瘍合併のリスクが高い。NSAIDsの内服薬だけではなく，
坐薬での発生も報告されているので注意しなければならない。
　また，低用量アスピリンを服用する患者は，消化性潰瘍の発症率，
有病率が高いが，低用量アスピリンは可能な限り休薬せずに継続す
る有益性が大きい。低用量アスピリンによる消化性潰瘍を予防する
ためには酸分泌抑制薬が有効であり，特にPPI（P-CABを含む）が
推奨される。ただし，薬剤毎に低用量アスピリンあるいはNSAIDs
投与時における胃潰瘍または十二指腸潰瘍の再発抑制に対する保険
適応の取得が異なっている。

Ⅰ 疾患別薬学的管理のポイント

PPI（P-CABを含む）	胃潰瘍または十二指腸潰瘍の再発抑制の適応
ランソプラゾール15mg（タケプロン） エソメプラゾールマグネシウム水和物 　10mg・20mg（ネキシウム） ボノプラザンフマル酸塩 　10mg・20mg（タケキャブ）	・低用量アスピリン投与時 ・NSAIDs投与時
ラベプラゾールナトリウム 　5mg・10mg（パリエット）	・低用量アスピリン投与時

　NSAIDs，低用量アスピリン以外にも胃潰瘍・十二指腸潰瘍を引き起こす薬剤があるため，併用薬について確認する。抗悪性腫瘍薬は，一般的に代謝・増殖速度の速い消化管粘膜細胞にも傷害性に働き，口内炎，胃粘膜病変，小腸・大腸粘膜病変などが起こりうる。

　また，PPIの薬物相互作用にも注意する必要がある。PPIの主な代謝経路はCYP2C19であり，同じ代謝酵素で代謝されるフェニトインやジアゼパムなどの代謝，排泄を遅延させ，これらの薬剤の作用を増強することがある。CYP2C19には遺伝子多型が存在し，PPIが迅速に代謝されるタイプ，代謝酵素が欠損している代謝の遅い（poor metabolizer）タイプもあり，オメプラゾール，ランソプラゾールでは，効果に個人差がある。エソメプラゾールマグネシウム水和物（ネキシウム）は，オメプラゾールの光学異性体であり，オメプラゾールと比べて個人差が少ない。また，ボノプラザンフマル酸塩（タケキャブ）もCYP2C19による代謝の影響を受けにくいので，個人差が少ない。ラベプラゾールナトリウム（パリエット）は非酵素的にチオエーテル体を生成する経路が主代謝経路であり，CYP2C19による影響は少ないが，ジゴキシンとの併用によりジゴキシンの血中濃度が上昇することがあるため注意が必要である。

　*H.pylori*除菌治療薬の一つであるであるクラリスロマイシンは，CYP 3A4阻害作用を有し，またCYP3A4で代謝される。CYP3A4で代謝される薬剤は多いため薬物相互作用に注意する。

服薬指導を実施する

> 胃潰瘍・十二指腸潰瘍治療薬説明例：使用上の注意点

- 薬を服用すると，すぐに胃の痛みなどがなくなりますが，指示通り服用を続けてください。（*H.pylori* 除菌治療薬，PG 製剤を除く）

プロトンポンプ阻害薬(PPI)	胃酸分泌の最終過程で働く酵素（プロトンポンプ）の働きを抑えて，強力に胃酸の分泌を抑え，胃粘膜や胃壁・十二指腸の自己消化を防ぐ薬です。 ・服用を忘れた場合，思い出したときすぐに服用してください。ただし次の服用時間（ランソプラゾール（タケプロン）：8時間以内）が近いときは忘れた分は服用しないでください。
カリウムイオン競合型アシッドブロッカー(P-CAB)	カリウムイオンに競合的な様式で胃酸分泌の最終過程で働く酵素（プロトンポンプ）の働きを抑えて，強力に胃酸の分泌を抑え，胃粘膜や胃壁・十二指腸の自己消化を防ぐ薬です。 ・服用を忘れた場合，思い出したときすぐに服用してください。ただし次の服用時間まで8時間以上あけてください。
H_2受容体拮抗薬	・胃酸やペプシンの分泌を抑え，胃粘膜や胃壁・十二指腸の自己消化を防ぐ薬です。 ・服用を忘れた場合，思い出したときすぐに服用してください。ただし次の服用時間が近いときは忘れた分は服用しないでください。［ファモチジン（ガスター）を除く］ ・飲み忘れに気づいても服用しないでください。次の服用時に決められた用量を服用してください。［ファモチジン（ガスター）］

Ⅰ 疾患別薬学的管理のポイント

H.pylori 除菌治療薬	胃潰瘍・十二指腸潰瘍などの原因の一つである治療薬のヘリコバクター・ピロリ菌を除菌することにより，胃の炎症や潰瘍を治す薬です。 • 確実にピロリ菌を除菌するために，指示された通りに7日間服用してください。 • 副作用は比較的軽いものが多く，軟便・軽い下痢，味覚異常の場合には，自己判断で服用量や回数を減らしたりせず，指示された通り服用してください。ただし，服用を続けているうちに症状がひどくなった場合には，我慢せず申し出てください。 • 発熱，腹痛を伴う下痢，便に血が混じっている場合には，直ちに薬の服用を中止して，主治医または薬剤師に連絡してください。 • すべての治療が終了した後，4週間以上経過してから除菌できたかどうかの検査を受けるようにしてください。 • 服用を忘れた場合，思い出したときすぐに服用してください。ただし次の服用が近いとき（5時間以内）は忘れた分は服用しないでください。
プロスタグランジン （PG）製剤	胃酸の分泌を抑え，胃粘膜の血流の流れをよくし，粘液の分泌を高め，粘液の細胞を保護する働きをする物質（プロスタグランジン）で，直接投与することにより，潰瘍の組織を修復する薬です。 • 飲み忘れに気づいても服用しないでください。次の食事まで待って1回分服用してください。
選択的ムスカリン 受容体拮抗薬	消化管の働きを促進する物質（アセチルコリン）の働きを抑えることにより，消化管の運動や胃酸の分泌を抑え，胃粘膜や胃壁・十二指腸の自己消化を防ぐ薬です。 • 服用を忘れた場合，思い出したときすぐに服用してください。ただし次の服用時間が近いときは忘れた分は服用しないでください。

4

胃潰瘍・十二指腸潰瘍

（次頁に続く）

酸中和薬	胃酸を中和し胃酸の働きを抑えて，胃粘膜や胃壁・十二指腸の自己消化を防ぐ薬です。 ・飲み忘れに気づいても服用しないでください。次の服用時に決められた用量を服用してください。[水酸化アルミニウムゲル・水酸化マグネシウム配合剤(マーロックス)]
防御因子増強薬 (PG製剤を除く)	・粘膜増強薬 潰瘍の部位に直接くっつくことにより胃壁を保護し，胃液中のペプシンの働きを抑え[スクラルファート水和物(アルサルミン)]，胃の出血を抑え[アルギン酸ナトリウム(アルロイドG)]，胃粘膜の炎症を抑え[アズレンスルホン酸ナトリウム水和物・L-グルタミン(マーズレン)]，胃粘膜を保護する薬です。 ・粘膜血流組織修復促進薬 胃粘膜の血液の流れをよくし，胃粘液成分の合成と分泌を高めたり，胃粘膜と胃粘液を正常に保つ働きをする物質(プロスタグランジン)を増やすことにより，潰瘍組織を修復する薬です。 ・服用を忘れた場合，思い出したときすぐに服用してください。ただし次の服用時間が近いときは忘れた分は服用しないでください。

Ⅰ 疾患別薬学的管理のポイント

患者の生活スタイルなどからの薬学的管理

☑Check❾ 生活習慣を確認する

- ●ストレスの解消
- ●禁煙
- ●胃にやさしい食事
- ●節酒

ストレスにより酸分泌が亢進するため，余分なストレスを排除し，十分な休息を取り，規則正しい生活をすることが大切である。

ストレスの解消

ストレスが加わると，自律神経を介して胃粘膜血流が低下したり，酸分泌が亢進するため，潰瘍の発症・再発を来しやすい。過労を避け，精神的ストレスの解消を心がける。

禁煙

喫煙によって粘膜血流が減少し，酸分泌が亢進するため，潰瘍になる危険が約2倍に高まる。また，潰瘍の再発の可能性も高くなるので，禁煙する。

胃にやさしい食事

香辛料や塩辛いものは胃酸の分泌を促進するので控え，冷たすぎたり熱すぎたりするものは胃を刺激するので避けるようにする。また，食事は規則正しく摂り，よく噛み，ゆっくりと時間をかけるようにする。

節酒

アルコールは胃酸分泌を促進させ，度数の高いものは粘液を洗い流し直接粘膜を傷つけるため控える。

OTC医薬品や健康食品などの服用状況を確認する

●スイッチOTC医薬品：
　H₂受容体拮抗薬含有…ガスター10，アシノンZ，ファモチジン錠「クニヒロ」　など
　ピレンゼピン含有…ガストール，パンシロンキュアSP　など
　防御因子増強薬含有…胃腸薬チェロ，セルベール，大正胃腸薬S　など

　現在，胃痛や胃部不快感などの症状に対する多くのOTC医薬品が市販されている。そのなかには2017年1月から始まったH₂受容体拮抗薬などを含有しているスイッチOTC医薬品を購入した際に，その購入費用について所得控除を受けることができる「セルフメディケーション税制（医療費控除の特例）」の対象となる医薬品もある。また，胃腸薬に含まれている制酸成分には，ナトリウム，マグネシウム，アルミニウムなどを含有しているものも多くあるため，OTC医薬品の使用状況を確認する。

5 便秘・下痢患者の薬学的管理

I 疾患別薬学的管理のポイント

患者からの情報による薬学的管理

☑Check❶ 患者の自覚症状を確認する

●**排便回数**
●**便性状**(硬便，兎糞便，血便，粘血便　など)
●**便秘**：腹部膨満感，残便感，便量の減少，便意の消失　など
●**下痢**：腹痛，発熱，体重減少，持続期間　など

便秘の場合には，腹部膨満感，便意の欠如，排便後の残便感などの症状を呈し，何らかの身体的違和感や苦痛を伴うため自覚症状を確認する。

下痢の原因は多岐にわたるため，まず下痢の持続期間を確認する。滲出性下痢の場合では，血便，発熱，腹痛，しぶり腹などの特徴的な症状を示し，浸透圧性下痢では腹痛，発熱などは顕著ではない水様性下痢となることが多いため，随伴症状も患者に確認する。

過敏性腸症候群(Irritable Bowel Syndrome：IBS)とは，器質的障害を認めないにもかかわらず，腹痛や，便秘あるいは下痢などの便通異常を呈する腸管の機能性疾患である。便通状態から「便秘型」と「下痢型」，その両方を交互に繰り返す「混合型」に分類される。症状の経過を確認し，過敏性腸症候群治療薬の継続の必要性や用量調整を検討する。

◆機能性便秘の自覚症状

●**弛緩性便秘**：腹部膨満感，残便感，食欲低下　など
　　肩こりや頭痛，手足の冷え，だるさなどの症状を伴う場合
　　もある
●**痙攣性便秘**：兎糞便，便量の減少，残便感
●**直腸性便秘**：便意の欠如，硬便
●**過敏性腸症候群(IBS)の便秘型**：兎糞便，硬便，腹痛　など

◆下痢の自覚症状

- **滲出性下痢**：血便，発熱，腹痛，しぶり腹　など
- **浸透圧性下痢**：腹痛，発熱などは顕著ではない水様性下痢
- **分泌性下痢**：毒素産生型の細菌感染では腹痛，発熱もありうるが，通常は水様性下痢で随伴症状は少ない
- **過敏性腸症候群(IBS)の下痢型**：泥状便，水様便，腹痛　など

◆過敏性腸症候群(IBS)の診断基準(Rome Ⅳ，2016)

過去３カ月において平均１週間に１回以上続く再発性の腹痛で，下記を２つ以上認める
　①排便により症状が改善する
　②排便頻度が症状の変化と関連する
　③便の形状(外観)が症状の変化と関連する

☑Check❷　患者の客観的データを確認する

- **便検査**：便潜血(−)
　　　　便培養(−)
　　　　毒素(ベロ毒素，D1毒素など)(−)
- **大腸内視鏡検査**

　保険薬局では検査データを診療録などから確認できないため，患者に検査の実施状況を確認する。便潜血反応や，便培養，便中毒素検出検査といった便検査や，腹部超音波検査，大腸内視鏡検査などの結果も確認する。

☑Check❸　患者のリスク因子の有無を確認する

- **便秘を起こしやすい要因**：女性，長期臥床，高齢者，環境の変化　など
- **下痢を起こしやすい要因**：暴飲暴食，ストレス，寒冷　など
- **便秘を引き起こす既往歴**：腸閉塞，大腸がん，過敏性腸症候群，甲状腺機能低下症，糖尿病，パーキンソン病，うつ病など

I 疾患別薬学的管理のポイント

●**下痢を引き起こす既往歴**：過敏性腸症候群，潰瘍性大腸炎，クローン病，乳糖不耐症，甲状腺機能亢進症，糖尿病，慢性膵炎　など

●**禁忌**：

急性腹症疑い[カルメロースナトリウム(バルコーゼ)，センナ(アローゼン)，センノシド(プルゼニド)，ピコスルファートナトリウム水和物(ラキソベロン)，ビサコジル(テレミンソフト坐薬)，グリセリン(グリセリン浣腸)]

重症の硬結便[カルメロースナトリウム(バルコーゼ)，センナ(アローゼン)，センノシド(プルゼニド)，ビサコジル(テレミンソフト坐薬)]

痙攣性便秘[センナ(アローゼン)，センノシド(プルゼニド)，ビサコジル(テレミンソフト坐薬)]

電解質失調(特に低K血症)には大量投与を避ける[センナ(アローゼン)，センノシド(プルゼニド)]

腸閉塞または疑い[ルビプロストン(アミティーザ)]

消化管閉塞もしくはその疑い・消化管閉塞既往歴を有し再発のおそれの高い患者[ナルデメジントシル酸塩(スインプロイク)]

急性腹部疾患・術後イレウスなどの胃腸閉塞を引き起こすおそれ・高Ca血症・腎結石・腎不全(軽度および透析中を除く)のある患者[ポリカルボフィルカルシウム(コロネル)]

機械的消化管閉塞またはその疑い[リナクロチド(リンゼス錠)]

肛門裂創・潰瘍性痔核[ビサコジル(テレミンソフト坐薬)]

腸管内出血・腹腔内炎症・腸管穿孔またはおそれ・全身衰弱の強い患者・下部消化管術直後[グリセリン(グリセリン浣腸)]

出血性大腸炎[止瀉薬]

抗生物質の投与に伴う偽膜性大腸炎[ロペラミド塩酸塩(ロペミン)]

牛乳アレルギー[タンニン酸アルブミン(タンナルビン)，耐性乳酸菌(ラックビーR，エンテロノン-R)]

腸閉塞・透析患者[天然ケイ酸アルミニウム(アドソルビン)]

5

便秘・下痢

55

妊婦[ルビプロストン（アミティーザ）]
低出生体重児・新生児および6カ月未満の乳児[ロペラミ
　ド塩酸塩（ロペミン）]
●原則禁忌：
細菌性下痢[止瀉薬]
潰瘍性大腸炎[ロペラミド塩酸塩（ロペミン）]
妊婦[センナ（アローゼン），センノシド（プルゼニド）]
6カ月以上2歳未満の乳幼児[ロペラミド塩酸塩（ロペミン）]

　便秘の原因として，器質的疾患を認めない機能性なものも多く，便秘となる要因がないか確認する。高齢者に最も多くみられる便秘は，腸管の緊張や運動機能低下による弛緩性便秘である。この場合，習慣性が少なく，長期間投与も可能な塩類下剤が効果的であり，また食の細い弛緩性便秘には習慣性がない膨張性下剤も有用である。便秘治療薬を選択するうえで，便秘を起こしやすい要因や，投与禁忌となる基礎疾患がないかどうか確認することは重要である。
　下痢の場合には，食事摂取歴や舶来感染症の感染機会の有無なども確認する。また，細菌性下痢に対して止瀉薬は原則禁忌，潰瘍性大腸炎による下痢に対してロペラミド塩酸塩（ロペミン）は原則禁忌であるため，下痢の引き起こす要因や既往歴を確認する必要がある。
　下痢型過敏性腸症候群治療薬であるラモセトロン塩酸塩（イリボー）は，男性と女性とでは用量が異なるため，注意する。

☑Check④ 服薬状況を確認する

●便秘治療薬の自己調節状況
●浣腸薬，坐薬の手技
●下痢善後の下痢治療薬の服薬状況
●食間薬，食前薬の服薬状況

　便秘治療薬は，患者の排便状況に応じて，服用量や服用回数を調節することが望ましい。塩類下剤の場合，糞便が軟らかくなっているにもかかわらず，服用し続けていることがあるので，服用状況と残薬を確認する。また，刺激性下剤では連用による耐性の増大などのため効果が減弱し，薬剤に頼りがちになることがあるので，排便状況とともに服用量が指示された量を超えていないか確認する。
　便秘治療薬のなかには，内服薬だけでなく坐薬や浣腸薬もあるた

Ⅰ 疾患別薬学的管理のポイント

め，手技について説明，指導し，患者が適切に実施できるか確認する。また，ピコスルファートナトリウム水和物内用液（ラキソベロン内用液）は検査前処置薬として使用される場合があり，便秘症に使用する場合と服用方法が異なるため，常時ピコスルファートナトリウム水和物内用液（ラキソベロン内用液）を服用している患者には特に服用方法を十分に説明する必要がある。

止瀉薬は下痢の状況に合わせて服用する薬剤であるため，下痢が消失すれば止瀉薬の服用を中止するよう指導する。下痢の消失後も止瀉薬の服用を継続することによって便秘の症状が現れることがあるので注意する。吸着薬である天然ケイ酸アルミニウム（アドソルビン）は消化液，消化酵素，栄養素なども吸着するため，食間に服用するなど，併用薬や食事と1～2時間の間隔をあけて服用するよう指導する必要がある。

便秘型過敏性腸症候群治療薬であるリナクロチド（リンゼス錠）は，食後投与時は食前投与時と比較し，下痢の発現が高かったこと，便形状スコアの上昇などから食前服用とされているため，排便状況とともに服用状況を確認する。

☑Check 5 薬物治療に関する理解度を確認する

●薬品名，薬効，用法・用量，使用上の注意，飲み忘れたときの対処法　など

便秘・下痢治療薬は，患者による自己調節が行われる薬剤であるため，各薬剤の薬効や服用時間を正しく理解しているかどうか確認する。

■ 処方薬からの薬学的管理

☑Check 6 副作用の発症状況を確認する

◆便秘治療薬の注意すべき副作用（対処方法）

便秘治療薬（共通）	腹痛・低K血症（休薬もしくは中止） など
Mg含有下剤	下痢（減量，休薬もしくは中止），高Mg血症*（中止） など
クロライドチャネルアクチベーター [ルビプロストン（アミティーザ）]	悪心・下痢（減量，休薬もしくは中止） など
経口末梢性μオピオイド受容体拮抗薬 [ナルデメジントシル酸塩（スインプロイク）]	下痢（中止），消化管穿孔（中止） など
浣腸・坐薬	一過性の血圧低下・顔面蒼白（中止） など
検査補助下剤	腸管穿孔・腸閉塞・虚血性大腸炎（中止し，直ちに受診） など

*高Mg血症
　自覚症状：悪心・嘔吐，口渇，血圧低下，徐脈，皮膚潮紅，筋力低下，傾眠 など

◆下痢治療薬の注意すべき副作用（対処方法）

ロペラミド塩酸塩 （ロペミン）	著しい便秘・腹部膨満（中止） など
収斂薬	便秘・食欲不振（減量もしくは中止） など
吸着剤	嘔吐・胃部膨満（減量もしくは中止） など

◆過敏性腸症候群治療薬の注意すべき副作用（対処方法）

高分子重合体 [ポリカルボフィルカルシウム（コロネル）]	嘔気・腹部膨満感・下痢・便秘（減量もしくは中止） など
5-HT₃受容体拮抗薬 [ラモセトロン塩酸塩（イリボー）]	重篤な便秘（休薬もしくは3日以上連続して排便のない場合は中止） など

Ⅰ 疾患別薬学的管理のポイント

グアニル酸シクラーゼC受容体アゴニスト [リナクロチド（リンゼス）]	重度の下痢（減量もしくは中止）　など

✅Check 7 他の薬剤の影響や薬物相互作用の有無を確認する

- **便秘を引き起こす薬剤**：オピオイド，抗コリン薬，三環系・四環系抗うつ薬，鎮咳薬，パーキンソン病治療薬，鉄剤，Ca拮抗薬　など
- **下痢を引き起こす薬剤**：下剤，抗菌薬，PG製剤，経腸栄養薬，抗悪性腫瘍薬　など
- **併用禁忌**：タンニン酸アルブミン（タンナルビン）→経口鉄剤

　便秘や下痢を起こしている場合には，服用している薬剤のなかに便秘や下痢を引き起こすものがないか必ず確認する。

　便秘を起こしやすい薬剤が投与されているが投与を中止できない場合には，塩類下剤や刺激性下剤を投与して便秘を予防する。オピオイドによる便秘の場合には，主に消化管に存在する末梢のμオピオイド受容体へ結合して，オピオイドの消化管運動，消化管神経活動の抑制作用に対して強力な拮抗作用を有し，便秘を改善するナルデメジントシル酸塩（スインプロイク）も選択肢となる。抗菌薬投与によって引き起こされた下痢では，早急に原因となる抗菌薬を中止する必要がある。プロスタグランジン（PG）製剤や経腸栄養薬などによる下痢の場合には，原因薬剤の減量もしくは投与を中止する。抗悪性腫瘍薬による下痢の場合には，飲水困難や，経口抗悪性腫瘍薬服用期間中であれば，医師へ問い合わせる，あるいは受診するように説明する。

☑Check 8 服薬指導を実施する

便秘治療薬の服薬説明例：使用上の注意点

塩類下剤	腸管内の水分を増やして便を軟らかく膨張させ，大腸に刺激を与えて排便を容易にする薬です。 ・服用を忘れた場合，思い出したとき便秘の症状があればすぐに服用してください。ただし次の服用時間が近いときは忘れた分は服用しないでください。
刺激性下剤	大腸の粘膜を刺激して大腸の運動を活発にして便通をよくする薬です。 ・飲み忘れに気づいても服用しないでください。次の服用時に決められた用量を服用してください。[センナ(アローゼン)を除く] ・服用を忘れた場合，思い出したとき便秘の症状があればすぐに服用してください。ただし次の服用時間が近いときは忘れた分は服用しないでください。[センナ(アローゼン)]
糖類下剤	腸内の水分を増やして軟便化し，また，大腸の運動を適度に亢進して，排便を促す薬です。 ・服用を忘れた場合，思い出したときすぐに服用してください。ただし次の服用時間が近いときは忘れた分は服用しないでください。
膨張性下剤	水とともに硬化した便に浸透し，便の容積を増大させて軟便化し，排便を促す薬です。 ・多量(コップ1杯以上)の水とともに服用してください。 ・服用を忘れた場合，思い出したときすぐに服用してください。ただし次の服用時間が近いときは忘れた分は服用しないでください。

	I 疾患別薬学的管理のポイント
クロライドチャネルアクチベーター[ルビプロストン(アミティーザ)]	小腸粘膜上にある特定の部位(クロライドチャネル)を活性化し腸管内への水分分泌を促進して便を軟らかくし,腸管内での便の移動を容易にして慢性の便秘症を改善する薬です。 • 飲み忘れに気づいても服用しないでください。次の服用時に決められた用量を服用してください。
経口末梢性μオピオイド受容体拮抗薬[ナルデメジントシル酸塩(スインプロイク)]	オピオイド鎮痛薬が消化管にあるオピオイド受容体に結びつくのを防ぐことで,オピオイド鎮痛薬による便秘を改善する薬です。 • 服用を忘れた場合,思い出したときすぐに服用してください。ただし次の服用時間が近いときは忘れた分は服用しないでください。
坐薬・浣腸薬	直腸粘膜を刺激して大腸の運動を活発にして便通をよくする坐薬(浣腸薬)です。 • 便通をつけたい20〜30分前にご使用ください。 • 40℃程度に温め,挿入部分(大人6〜10cm,小児3〜7cm)をワセリン,オリーブ油などでなめらかにして挿入してください。1個を1回で使用し,残液は容器ごと捨ててください。[グリセリン浣腸] • 坐薬の後部を指先またはガーゼなどでつかみ,肛門にできるだけ深く挿入してください。坐薬の先に少量の水をつけると挿入しやすくなります。挿入後,激しい運動をすると坐薬が外に出ることがありますので,排便があるまで激しい運動を避けてください。[坐薬] • 涼しい所に保管してください。[炭酸水素ナトリウム＋無水リン酸二水素ナトリウム配合(新レシカルボン坐剤)] • 使用を忘れた場合,思い出したときすぐに使用してください。ただし次の使用時間が近いときは忘れた分は使用しないでください。[ビサコジル(テレミンソフト坐薬)]
検査補助下剤の服薬指導例	• 大腸検査の前に腸をきれいにする薬です。 • 検査の準備表に従って服用してください。

5

便秘・下痢

61

🖊 下痢治療薬の服薬説明例：使用上の注意点

ロペラミド塩酸塩 (ロペミン)収斂薬 吸着剤	下痢を止める薬です。 • 服用を忘れた場合，思い出したときすぐに服用してください。ただし次の服用時間が近いときは忘れた分は服用しないでください。
整腸薬	腸の調子を整える薬です。 抗菌薬や化学療法薬服用時の腸内バランスを整える薬です。[耐性乳酸菌] • 服用を忘れた場合，思い出したときすぐに服用してください。ただし次の服用時間が近いときは忘れた分は服用しないでください。

🖊 過敏性腸症候群治療薬の服薬説明例：使用上の注意点

高分子重合体 [ポリカルボフィルカルシウム(コロネル)]	下痢で腸管内の水分が多いときには水分を吸って下痢を減らし，便秘のときは便を軟らかくし，容量を増加させることにより排便を促し，繰り返し起こる腹痛を伴う下痢や便秘を改善する薬です。 • 十分量(コップ1杯程度)の水とともに服用してください。 • 服用を忘れた場合，思い出したときすぐに服用してください。ただし次の服用時間が近いときは忘れた分は服用しないでください。
5-HT$_3$受容体拮抗薬 [ラモセトロン塩酸塩 (イリボー)]	セロトニンが腸管にある特定の部位(5-HT$_3$受容体)に結びつくのを阻害して，繰り返し起こる腹痛を伴う下痢を改善する薬です。 • 服用を忘れた場合，思い出したときすぐに服用してください。ただし次の服用時間が近いときは忘れた分は服用しないでください。

(次頁に続く)

Ⅰ 疾患別薬学的管理のポイント

グアニル酸 シクラーゼC受容体 アゴニスト [リナクロチド （リンゼス)]	腸管上皮の表面にある特定の部位(グアニル酸シクラーゼC受容体)に作用し，腸管内への水分分泌を促進して便を軟らかくし，排便を促す薬です。また，大腸の痛覚過敏を改善することにより，腹痛・腹部不快感を改善する薬です。 • 飲み忘れに気づいてもその日は服用しないでください。次の日からいつも服用している食前に決められた用量を服用してください。決して2回分を一度に飲まないでください。

5

便秘・下痢

患者の生活スタイルなどからの薬学的管理

☑Check 9 生活習慣を確認する

＜便秘＞ ●朝の排便習慣
●適度な運動・マッサージ
●繊維質の多い食品の摂取
＜下痢＞ ●安静・ストレスの軽減
●腸にやさしい食事
●脱水に注意

　常習性の便秘，便秘型過敏性腸症候群では，まず排便習慣の是正や食事の改善，運動不足の解消など生活習慣の改善に努める。
　便秘時，下痢時ともに精神的ストレスとなることは避け，睡眠時間を十分にとり，規則正しい生活を送るようにする。

＜便秘＞

👤 朝の排便習慣

　朝食を摂り，朝の排便習慣をつける。また，便意を我慢していると徐々に便意をもよおしにくくなり，便秘がちになるので，便意をもよおしたときには我慢せずにトイレに行くようにする。

👤 適度な運動・マッサージ

　腹筋を鍛えることは便秘の予防策として重要であり，腹筋運動，歩行，腹式呼吸などを行うようにする。また，腹部をマッサージすると，直接大腸への刺激となって，蠕動運動が促進される。

👤 繊維質の多い食品の摂取

　繊維質の多い食品は，消化させずに腸管内に残り，大腸を刺激するので，1日6～10g摂るようにする。

＜下痢＞

👤 安静

　腸の運動を静めるために安静にする。

I 疾患別薬学的管理のポイント

💧 ストレスの軽減

ストレスは下痢を引き起こす要因の一つであり，ストレスの原因となることは避け，精神的ストレスの解消を心がける。

💧 腸にやさしい食事

香辛料や冷たい飲食物，脂っこいもの，乳製品など，下痢や腹痛を引き起こしやすいものは控える。下痢が激しいときには，湯ざまし，スポーツ飲料などの水分を十分に摂り，重湯，野菜スープ，酸味の少ない果汁なども同時に摂るようにする。下痢が回復してきたときや長引くときには，体力の消耗を防ぐために良質のタンパク質を十分に摂り，ビタミン，ミネラルも不足しないように注意する。

💧 脱水に注意

下痢による脱水の際には，水分だけでなく，電解質(特にナトリウムやカリウム)も失われる。いわゆるスポーツドリンクは，脱水の予防や軽い脱水の場合に摂取するとよい。また，経口補水イオン飲料(OS-1)は，電解質と糖質の配合バランスを考慮した経口補水液で，軽度から中等度の脱水状態の水・電解質を補給・維持するのに適している。しかし，一般のイオン飲料より，電解質の濃度が高くなっているので，ナトリウムやカリウムなどの摂取制限を受けている場合には医師に相談する必要がある。

☑Check⑩ OTC医薬品や健康食品などの服用状況を確認する

●**OTC医薬品:**
　便秘薬…コーラック，カイベールC，スルーラック，タケダ漢方便秘薬，イチジク浣腸，新レシカルボン坐剤S など
　止瀉薬(下痢止め薬)…ストッパ下痢止め，正露丸，ビオフェルミン下痢止め など
　整腸薬…ザ・ガードコーワ整腸錠，新ビオフェルミンS錠 など
　過敏性腸症候群改善薬…セレキノンS
　総合感冒薬，鎮咳去痰薬，鼻炎薬…アネトンせき止め錠，エスタックイブ，コルゲンコーワ鼻炎，ストナリニS など

5

便秘・下痢

65

●「おなかの調子を整える」の特定保健用食品：
①オリゴ糖類を含む食品
　　キシロオリゴ糖…ヨーグリーナ，スッキリ快調　など
　　大豆オリゴ糖…カルピス酸乳「ビフィズスライフ」　など
　　フラクトオリゴ糖…ミロ，パルスイートビオリゴ　など
　　イソマルトオリゴ糖…アサヒパワーゴールド　オリゴタ
　　　イム（シロップ）　など
　　乳果オリゴ糖…オリゴのおかげ，ワナナイトプレーン　など
　　ラクチュロース…毎朝爽快
　　ガラクトオリゴ糖…おなかにオリゴ，黒酢ドリンク　など
　　ラフィノース…オリゴですーぷ
　　コーヒー豆マンノオリゴ糖…ブレンディコーヒーオリゴ糖
　　　入りミックスコーヒー，ブレンディ香るブラック　など
②乳酸菌類を含む食品
　　ラクトバチルスGG株…タカナシヨーグルトおなかへ
　　　GG！　など
　　ビフィドバクテリウム・ロンガムBB536…ビヒダス
　　　ヨーグルト　など
　　Lactobacillus delbrueckii subsp. bulgaricus
　　　2038株　と　Streptococcus salivarius subsp.
　　　thermophilus1131株…明治ブルガリアCaのむヨー
　　　グルト　など
　　L.カゼイ YIT 9029（シロタ株）…ヤクルト，ジョア　など
　　B.ブレーベ・ヤクルト株…ミルミル　など
　　Bifidobacterium lactis FK120…のむデンマークヨー
　　　グルト　など
　　Bifidobacterium lactis LKM512…おなかにおいしい
　　　ヨーグルト
　　L.アシドフィルスCK92株とL.ヘルベティカスCK60株…
　　　カルピスキッズ
　　カゼイ菌（NY1301株）…ピルクル，CO・OP Wellplus
　　　ピルクル
　　ガセリ菌SP株とビフィズス菌SP株…ナチュレ恵 megumi
　　ビフィズス菌Bb-12…小岩井生乳100％ヨーグルト，
　　　よつ葉北海道十勝プレーンヨーグルト生乳100　など
　　LC1乳酸菌…LC1ヨーグルト

Ⅰ 疾患別薬学的管理のポイント

③食物繊維類を含む食品

難消化性デキストリン…ナタデココファイバー，イージーファイバー，クラッシュタイプの蒟蒻畑ライト　など

ポリデキストロース…ファイバー7500，食物繊維たっぷり玄米茶風味　など

グアーガム分解物…ファイバープラス，緑の促茶　など

サイリウム種皮由来の食物繊維…サイリウムヌードル，サイリウムドリンク，イサゴール　など

小麦ふすま…オールブラン　など

低分子化アルギン酸ナトリウム…コレカット，コレスサポート　など

ビール酵母由来の食物繊維…小岩井低脂肪のむヨーグルト[酵母食物繊維入り]

寒天由来の食物繊維…ぱぱ寒天ゼリー　など

低分子化アルギン酸ナトリウムと水溶性コーンファイバー…リファインお腹コンディション

難消化性でん粉…ファイバー食パン　爽快健美

小麦ふすまと難消化性デキストリン…こだわり工房　ビスケットシリアル　ブラン

還元タイプ難消化性デキストリン…食物せんいのおいしい水

大麦若葉由来の食物繊維…食物繊維たっぷり大麦若葉青汁　など

④その他の成分を含む食品

プロピオン酸菌による乳清発酵物…明治おなか活力ミルク，おなかピオ　など

Bacillus Subtilis K-2株（納豆菌K-2株）…おなか納豆

⑤複数の成分を含む食品

ガラクトオリゴ糖　と　ポリデキストロース…ハイライン

現在，多くの便秘・下痢改善薬が市販されているため患者がOTC医薬品を使用していることも少なくない。医療機関で処方された便秘治療薬に加え，OTC医薬品の便秘改善薬を併用している場合もあり，患者に使用状況を確認する必要がある。また，総合感冒薬や鎮咳去痰薬，鼻炎薬などのOTC医薬品は便秘を引き起こしやすいため，使用していないか確認する。

「お腹の調子を整える」などの表示をした特定保健用食品も多く市

販されている。「オリゴ糖類を含む食品」や「食物繊維類を含む食品」の摂り過ぎあるいは体質・体調により下痢，軟便となることがあるので，摂取状況を確認する。

◆「おなかの調子を整える」の特定保健用食品

●オリゴ糖類を含む食品
　　腸の蠕動運動や腸管からの水の分泌を促進，腸内細菌叢の改善によって便性，排便回数を改善
●乳酸菌類を含む食品
　　便性改善，腸内有害菌の増殖抑制，腸内腐敗の抑制，免疫力を高め，腸内環境を改善
●食物繊維類を含む食品
　　糞便量を増大させ，便を軟らかくして便通を改善

I 疾患別薬学的管理のポイント

6 肝硬変患者の薬学的管理

■ 患者からの情報による薬学的管理

☑Check❶ 患者の自覚症状を確認する

- **代償期**：倦怠感，食欲不振，手掌紅斑　など
- **非代償期**：倦怠感，食欲不振，腹水，浮腫，黄疸，出血斑，意識障害，羽ばたき振戦　など

代償期肝硬変では，軽い疲労感や倦怠感がある以外にはこれといった自覚症状はほとんどない。非代償期肝硬変になると，正常機能を営む肝細胞量の低下による種々の代謝異常および門脈圧亢進によってさまざまな自覚症状が出現するため，患者にいつもと変わった様子がないか，腹水や浮腫などが出現していないかどうか確認しておく。

また，非代償期肝硬変で，合成二糖類を服用している場合には，1日2～3回軟便がみられるように投与量を調節する必要があるため，排便回数を確認する。

◆肝硬変症の他覚症状

- **間代償期**：
  手掌紅斑…指や指の付け根などが赤くなる。
  くも状血管腫…胸や肩，腕などにクモが足を伸ばしたような形の赤い斑紋が現れる。
  女性化乳房…男性だけに現れ，下着とこすれて痛みを訴えることもある。
- **非代償期**：
  腹壁静脈怒張…門脈圧亢進のため，臍の周辺の静脈が拡張し，静脈が蛇行して浮きでるようになることがある。

☑Check❷ 患者の客観的データを確認する

●**ALT**：〔コントロール目標〕正常化（30U/L以下）
●**ALB**：低アルブミン血症（3.5g/dL以下）
●**T-Bil**：基準値（0.2〜1.2mg/dL）
●**血小板数**：基準値（15〜35×10^4/μL）
●**PT（プロトロンビン時間）**：基準値（10〜12秒, 70〜130%）
●**血中NH₃（血中アンモニア）**：基準値（50μg/dL未満）
    ＜C型代償性肝硬変＞
    ・ゲノタイプ
    ・HCV RNA
    ・薬剤耐性変異…NS5A領域Y93・L31, NS3領域D168
     〔コントロール目標〕ウイルスの排除（陰性化）
    ・HBs抗原　陰性, かつHBc抗体またはHBs抗体　陽性
    ＜B型代償性肝硬変＞
    ・HBe抗原　（陰性化）
    ・HBe抗体　（陽性化）
    ・HBV DNA
     〔コントロール目標〕ウイルスの排除（陰性化）

　保険薬局では検査データを診療録などから確認できないため，必要な検査データを患者から医師に確認してもらう。また，患者の了承を得て可能な限り検査結果を申し出てもらう。

　肝硬変の診断は，血液検査，画像診断，消化管内視鏡検査などによって行われる。肝硬変の重症度分類ではChild-Pugh分類が用いられる。また，肝硬変ではさまざまな合併を起こすため，合併症に関する検査も確認しておく必要がある。

　C型代償性肝硬変では，肝発癌と肝不全の抑制を目指して積極的にインターフェロン（Interferon：IFN）フリーの直接作用型抗ウイルス薬（Direct Acting Antivirals：DAA）による抗ウイルス治療が行われるが，薬剤耐性変異が存在する例では，有効率が低下するため，治療前に薬剤耐性変異が存在しないことを確認する。DAAをB型肝炎ウイルス感染患者または既往感染者に投与すると，B型肝炎ウイルスの再活性化が報告されている。そのため，DAA投与前に，B型肝炎ウイルス感染の有無を確認し，投与開始後は，HBV DNA量などのB型肝炎ウイルスマーカーのモニタリングなどを行い，B型肝炎ウイルスの再活性化の徴候や症状の発現に注意する。

Ⅰ 疾患別薬学的管理のポイント

◆肝硬変の重症度分類（Child-Pugh分類）

	1点	2点	3点
肝性脳症	なし	軽度（Ⅰ・Ⅱ）	昏睡（Ⅲ以上）
腹水	なし	軽度	中程度以上
血清アルブミン値	3.5g/dL超	2.8〜3.5g/dL	2.8g/dL未満
プロトロンビン時間	70%超	40〜70%	40%未満
血清総ビリルビン値	2.0mg/dL未満	2.0〜3.0mg/dL	3.0mg/dL超

各スコアを合計して診断する。
Grade A：5〜6点，Grade B：7〜9点，Grade C：10〜15点

☑Check❸ **患者のリスク因子の有無を確認する**

●肝硬変の原因：ウイルス性，アルコール性，胆汁性　など
●警告：
　　妊娠する可能性のある女性（パートナーを含む）および男性
　　に投与する場合には避妊をさせること［リバビリン（レベ
　　トール）］
　　投与終了後少なくとも数カ月間は臨床症状と臨床検査値の
　　観察を十分に行うこと［エンテカビル水和物（バラクルー
　　ド），テノホビル ジソプロキシルフマル酸塩（テノゼッ
　　ト），テノホビル アラフェナミドフマル酸塩（ベムリ
　　ディ）］
　　投与終了後少なくとも4カ月間は原則として2週間ごとに
　　患者の臨床症状と臨床検査値（HBV-DNA，ALTおよび
　　必要に応じT-Bil）を観察し，その後も観察を続けること
　　［ラミブジン（ゼフィックス），アデホビル ピボキシル（ヘ
　　プセラ）］
　　入院下で投与を開始または再開すること。また，特に投与
　　開始日または再開日には血清ナトリウム濃度を頻回に測
　　定すること（心不全および肝硬変における体液貯留の場
　　合）［トルバプタン（サムスカ）］
●禁忌：
　　中等度または重度（Child-Pugh分類BまたはC）の肝機能

障害［グラゾプレビル（グラジナ）］

中等度以上（Child-Pugh分類BまたはC）の肝機能障害［オムビタスビル水和物／パリタプレビル水和物／リトナビル配合（ヴィキラックス配合錠），ダクラタスビル塩酸塩／アスナプレビル／ベクラブビル塩酸塩配合（ジメンシー配合錠）］

非代償性肝疾患［ダクラタスビル塩酸塩／アスナプレビル／ベクラブビル塩酸塩配合（ジメンシー配合錠）］

血清アンモニウム値の上昇傾向にある末期肝硬変症［グリチルリチン酸―アンモニウム／グリシン／DL-メチオニン配合（グリチロン配合錠）］

黄疸・腹水・肝性脳症［マロチラート（カンテック）］

肝性昏睡［肝臓加水分解物（プロヘパール配合錠）］

コントロールの困難な心疾患・異常ヘモグロビン症・慢性腎不全・腎機能障害（Ccr≦50mL/分）・重度のうつ病・重度の精神病状態またはその既往歴・重篤な肝機能障害・自己免疫性肝炎［リバビリン（レベトール）］

重度の腎機能障害（eGFR＜30mL/分/1.73m^2）または透析を必要とする腎不全患者［ソホスブビル（ソバルディ），レジパスビル／ソホスブビル配合（ハーボニー配合錠）］

重篤な腎障害・アミノ酸代謝異常症［肝性脳症改善アミノ酸注射液（アミノレバン点滴静注）］

アルドステロン症・ミオパシー・低カリウム血症［グリチルリチン製剤］

牛乳アレルギー［アミノ酸配合（アミノレバンEN配合散）］

先天性分岐鎖アミノ酸代謝異常［分岐鎖アミノ酸製剤］

ガラクトース血症［ラクツロース，ラクチトール水和物（ポルトラック）］

無尿・口渇を感じないまたは水分摂取が困難・高ナトリウム血症・適切な水分補給が困難な肝性脳症［トルバプタン（サムスカ）］

他のヌクレオシドアナログ過敏症既往歴［リバビリン（レベトール）］

妊婦［リバビリン（レベトール），ダクラタスビル塩酸塩（ダクルインザ），ダクラタスビル塩酸塩／アスナプレビル／ベクラブビル塩酸塩配合（ジメンシー配合錠），トルバプ

I 疾患別薬学的管理のポイント

タン(サムスカ)]
授乳婦[リバビリン(レベトール)]

肝硬変となる原因で最も多いのは，わが国では肝炎ウイルスによるもので，その他，アルコール性，非アルコール性脂肪性肝炎（Non-alcoholic steatohepatitis：NASH），自己免疫性肝炎によるものなどがある。ウイルス性肝硬変では，抗ウイルス療法が行われるため，肝硬変の原因を確認しておく。

☑Check④ 服薬状況を確認する

● 自覚症状がないことによる自己判断による中止
● 空腹時服用薬の服薬状況
● 軟便に伴う合成二糖類の自己調節や自己判断による中止
● 肝不全用経口栄養薬の服用困難

6

肝硬変

代償期肝硬変では自覚症状に乏しく，また，非代償期肝硬変になると，合併症のために服用薬剤が多くなるため，患者がその必要性について十分理解し，継続して服用できるよう指導する。

抗B型肝炎ウイルス薬であるエンテカビル水和物(バラクルード)は，食事の影響により吸収率が低下するので，空腹時(食後2時間以降かつ次の食事の2時間以上前)に服薬できているか確認する。C型代償性肝硬変に対するDAAによる抗ウイルス治療では，決められた期間(12週間あるいは24週間)確実に服薬できているか確認する。また，合成二糖類[ラクツロース，ラクチトール水和物(ポルトラック)]を服用している場合には1日2〜3回の軟便がみられるように投与量が調節されるが，軟便であること，排便回数が多くなることを嫌い自己判断にて服薬を中止している場合がある。そのため患者には，残薬を受診時や来局時にもってくるように説明し，残薬の整理とともに，自己調節せず，指示された通りに服用するよう再指導を行う。肝不全用経口栄養薬は，量が多く，また味・においの点で服薬拒否となる場合があるため，服薬の必要性を十分に説明するとともに，飲みやすくするための工夫を指導する必要がある。

☑Check ⑤ 薬物治療に関する理解度を確認する

●薬品名，薬効，用法・用量，使用上の注意，飲み忘れたとき
　の対処法　など

　肝硬変治療薬は，長期的に服用を継続しなければならない。その
ため，患者が自己判断にて中止や調節せずに，継続して薬物治療を
実施するよう，薬物治療継続の必要性や治療薬の薬効，使用上の注
意点などを正しく理解しているかどうか確認する。特に，抗B型肝
炎ウイルス薬の中止により肝機能の悪化もしくは肝炎の重症化を起
こすことがあることを患者に説明し，自己判断で中止しないように
十分指導する。

Ⅰ 疾患別薬学的管理のポイント

処方薬からの薬学的管理

☑Check❻ 副作用の発症状況を確認する

◆肝硬変治療薬の注意すべき副作用（対処方法）

ウルソデオキシコール酸（ウルソ）	悪心・下痢・肝機能障害（減量もしくは中止），間質性肺炎（中止。速やかに胸部X線などの検査を実施し，急速増悪する場合や重症例では副腎皮質ステロイド薬の投与）　など
グリチルリチン製剤（強力ネオミノファーゲンシー）	偽アルドステロン症＊（中止。低K血症には抗アルドステロン薬やK製剤の投与）　など
直接作用型抗ウイルス薬（DAA）	DCV＋ASV：肝機能障害（投与開始12週目までは少なくとも2週ごと，それ以降は4週ごとに肝機能検査を実施。肝機能の悪化が認められた場合には，より頻回に検査。ALTが基準値上限10倍以上に上昇した場合には，直ちに中止し，再投与しない），頭痛・発熱（程度により解熱鎮痛薬の投与）　など SOF/LDV：瘙痒症・悪心・口内炎（症状に応じた処置）　など OBV/PTV/r：肝機能障害（投与開始初期は必要に応じてより頻回に肝機能検査を実施。ALTが基準値上限の10倍を持続的に超える場合，あるいは肝不全の徴候が認められた場合には中止），末梢性浮腫（中止），頭痛（鎮痛薬の投与を考慮），悪心（症状に応じた処置）　など EBR＋GZR：肝機能障害（投与中は定期的に肝機能検査を実施。肝機能悪化が認められた場合は，中止），頭痛（鎮痛薬の投与を考慮），倦怠感（症状に応じた処置）　など BCV/DCV/ASV：肝機能障害（投与中は肝機能検査を毎週実施。T-Bil値が基準値上限5倍またはALT値が基準値上限10倍を超えていた場合，もしくはT-BilおよびALTが基準値上限の2倍および5倍を超えて同時に上昇した場合には，直ちに中止し，再投与しない），多形紅斑・血小板減少（中止），発熱・瘙痒症（症状に応じた処置）　など

（次頁に続く）

直接作用型抗ウイルス薬（DAA）	SOF＋RBV：貧血（定期的に血液検査を行い，添付文書を参考にしてRBVを減量もしくは中止），高血圧（中止もしくは降圧薬の投与を考慮），頭痛（鎮痛薬の投与を考慮），倦怠感・悪心・瘙痒症（症状に応じた処置）　など
抗B型肝炎ウイルス薬	エンテカビル水和物（バラクルード）：下痢・悪心・鼻咽頭炎（症状に応じた処置）　などテノホビル ジソプロキシルフマル酸（テノゼット）：腎機能障害（中止。腎機能障害のリスクを有する場合には血清リンの検査も実施。腎毒性を有する薬剤との併用は避ける），悪心・腹痛（症状に応じた処置）　などラミブジン（ゼフィックス）：血小板減少（投与継続），横紋筋融解症（中止），頭痛（NSAIDsの投与を考慮）　などアデホビル ピボキシル（ヘプセラ）：腎機能障害・腎不全（中止），乳酸アシドーシスおよび脂肪沈着による重度の肝腫大（中止）など
分岐鎖アミノ酸製剤	腹部膨満感・悪心・下痢・BUN上昇・NH₃上昇（減量もしくは一時休薬）　など
肝不全用経口栄養薬	腹部膨満感・悪心・下痢（中止または減量。もしくは低濃度の投与）　など
肝性脳症改善アミノ酸注射液	低血糖（速やかにブドウ糖注射液の投与。栄養管理を十分に行う），アシドーシス（投与速度を落とす）　など
合成二糖類［ラクツロース，ラクチトール水和物（ポルトラック）］	下痢（水様便が惹起された場合，減量もしくは中止）　など
難吸収性リファマイシン系抗菌薬	便秘・下痢（症状に応じた処置）　など

I 疾患別薬学的管理のポイント

V₂-受容体拮抗薬	肝機能障害(投与開始前に肝機能検査を実施し，少なくとも投与開始2週間は頻回に肝機能検査を実施)，口渇・多尿・脱水(適切な水分補給。持続する場合には減量または中止し補液を含めた水分補給)，高Na血症(少なくとも投与開始4〜8時間後に血清Na濃度を測定し，さらに投与開始2日後並びに3〜5日後に1回測定し，その後も適宜測定，24時間以内に12mEq/Lを超える上昇がみられた場合には中止)，めまい(減量もしくは中止)，血中尿酸上昇(減量もしくは休薬)　など

DCV＋ASV：ダクラタスビル塩酸塩(ダクルインザ)＋アスナプレビル(スンベプラ)
SOF/LDV：ソホスブビル/レジパスビル配合錠(ハーボニー配合錠)
OBV/PTV/r：オムビタスビル水和物/パリタプレビル水和物/リトナビル(ヴィキラックス配合錠)
EBR＋GZR：エルバスビル(エレルサ)＋グラゾプレビル(グラジナ)
BCV/DCV/ASV：ダクラタスビル塩酸塩/アスナプレビル/ベクラブビル塩酸塩配合(ジメンシー配合錠)
SOF＋RBV：ソホスブビル(ソバルディ)＋リバビリン(レベトール)

*偽アルドステロン症
　自覚症状：むくみ，体重増加，高血圧，力が抜ける，筋肉痛，こむら返り
　　　　　など

☑Check **7** 他の薬剤の影響や薬物相互作用の有無を確認する

●**肝硬変患者に対する投与禁忌**：小柴胡湯，アトルバスタチン(リピトール)，ロスバスタチンカルシウム(クレストール)，アセタゾラミド(ダイアモックス)，メチルドパ(アルドメット)(肝硬変の活動期)，シラザプリル(インヒベース)(腹水を伴う肝硬変)　など
●**肝硬変を引き起こす可能性のある薬剤**：アミオダロン(アンカロン)，テガフール(フトラフール)，メトトレキサート(リウマトレックス)　など
●**肝機能の状態を表す検査値に影響を与える薬剤**：ほぼすべての薬剤が肝臓で代謝を受けるので，肝機能に影響を与える
●**併用禁忌**：
　グラゾプレビル(グラジナ)→シクロスポリン(サンディミュン，ネオーラル)，アタザナビル(レイアタッツ)，

6
肝硬変

ダルナビル(プリジスタ)，ロピナビル・リトナビル(カ
レトラ)，サキナビル(インビラーゼ)，カルバマゼピン(テ
グレトール)，フェニトイン(アレビアチン)，ホスフェ
ニトイン(ホストイン)，フェノバルビタール(フェノバー
ル)，リファブチン(ミコブティン)，エファビレンツ(ス
トックリン)，リファンピシン(リファジン)

ダクラタスビル塩酸塩(ダクルインザ)→リファンピシン(リ
ファジン)，リファブチン(ミコブティン)，フェニトイン(ア
レビアチン)，ホスフェニトインナトリウム水和物(ホスト
イン)，カルバマゼピン(テグレトール)，フェノバルビタール
(フェノバール)，デキサメタゾン全身投与(デカドロン)

エルバスビル(エレルサ)→リファンピシン(リファジン)，
カルバマゼピン(テグレトール)，フェニトイン(アレビ
アチン)，ホスフェニトイン(ホストイン)，フェノバル
ビタール(フェノバール)，リファブチン(ミコブティン)，
エファビレンツ(ストックリン)

ソホスブビル(ソバルディ)，レジパスビル+ソホスブビル
配合(ハーボニー配合錠)→リファンピシン(リファジ
ン)，カルバマゼピン(テグレトール)，フェニトイン(ア
レビアチン)

オムビタスビル水和物+パリタプレビル水和物+リトナビ
ル配合(ヴィキラックス配合錠)→アゼルニジピン(カル
ブロックなど)，トリアゾラム(ハルシオンなど)，ミダ
ゾラム(ドルミカム，ミダフレッサなど)，ブロナンセリ
ン(ロナセン)，ピモジド(オーラップ)，エルゴタミン酒
石酸塩(クリアミン)，ジヒドロエルゴタミンメシル酸塩
(ジヒデルゴットなど)，エルゴメトリンマレイン酸塩(エ
ルゴメトリン)，メチルエルゴメトリンマレイン酸塩(メ
テルギンなど)，シルデナフィルクエン酸塩(肺高血圧症
に適応される製剤)(レバチオ)，タダラフィル(肺高血圧
症に適応される製剤)(アドシルカ)，リバーロキサバン
(イグザレルト)，バルデナフィル塩酸塩水和物(レビト
ラ)，リオシグアト(アデムパス)，シンバスタチン(リポ
バスなど)，アトルバスタチンカルシウム水和物(リピ
トールなど)，カルバマゼピン(テグレトールなど)，フェ
ニトイン(アレビアチンなど)，ホスフェニトインナトリ

I 疾患別薬学的管理のポイント

ウム水和物(ホストイン)，フェノバルビタール(フェノバールなど)，リファンピシン(リファジンなど)，エファビレンツ(ストックリン)，エチニルエストラジオール含有製剤(オーソ，ルナベルなど)，コルヒチン(腎機能または肝機能障害患者)

ダクラタスビル塩酸塩＋アスナプレビル＋ベクラブビル塩酸塩配合(ジメンシー配合錠)→イトラコナゾール(イトリゾール)，フルコナゾール(ジフルカン)，ホスフルコナゾール(プロジフ)，ボリコナゾール(ブイフェンド)，ミコナゾール(経口薬または注射薬)(フロリード)，クラリスロマイシン(クラリス)，エリスロマイシン(エリスロシン)，ジルチアゼム(ヘルベッサー)，ベラパミル塩酸塩(ワソラン)，コビシスタットを含有する製剤(スタリビルド，ゲンボイヤ)，テラプレビル(テラビック)，リトナビル(ノービア)，アタザナビル硫酸塩(レイアタッツ)，インジナビル硫酸塩エタノール付加物(クリキシバン)，サキナビルメシル酸塩(インビラーゼ)，ダルナビルエタノール付加物(プリジスタ)，ネルフィナビルメシル酸塩(ビラセプト)，ホスアンプレナビルカルシウム水和物(レクシヴァ)，ロピナビル／リトナビル(カレトラ)，オムビタスビル水和物＋パリタプレビル水和物＋リトナビル(ヴィキラックス)，リファンピシン(リファジン)，リファブチン(ミコブティン)，フェニトイン(アレビアチン)，ホスフェニトインナトリウム水和物(ホストイン)，カルバマゼピン(テグレトール)，フェノバルビタール(フェノバール)，デキサメタゾン全身投与(デカドロン)，モダフィニル(モディオダール)，エファビレンツ(ストックリン)，エトラビリン(インテレンス)，ネビラピン(ビラミューン)，ボセンタン水和物(トラクリア)，シクロスポリン(サンディミュン)，フレカイニド(タンボコール)，プロパフェノン(プロノン)

テノホビル アラフェナミドフマル酸塩(ベムリディ)→リファンピシン(リファジン)

　肝硬変患者に対する投与禁忌の薬剤があるため，併用薬を必ず確認する。また，肝臓は多くの薬剤を代謝・排泄するため，薬剤性障害が最も起こりやすい臓器の一つであるため，併用薬について確認

しておく。

レジパスビル＋ソホスブビル配合(ハーボニー配合錠)とアミオダロンの併用投与により，徐脈などの不整脈が現れるおそれがあり，海外の市販後において死亡例も報告されていることから，アミオダロンの併用は可能な限り避ける。やむを得ず併用する場合には，患者またはその家族に対して徐脈などの重篤な不整脈が発現するリスクがあること，不整脈の徴候や症状が認められた場合には，速やかに担当医師に連絡するよう指導する。また，併用投与開始から少なくとも3日間は入院下で適切に心電図モニタリングを実施し，退院後少なくとも2週間は患者またはその家族などが心拍数を連日確認する。

服薬指導を実施する

肝硬変治療薬の服薬説明例：使用上の注意点

肝機能改善薬 (肝庇護薬) ウルソデオキシコール酸(ウルソ)，グリチルリチン製剤(強力ネオミノファーゲンシー)，グリチルリチン酸ーアンモニウム/グリシン/DL-メチオニン配合(グリチロン配合錠) など	肝臓の働きを改善する薬です。 • 服用を忘れた場合，思い出したときすぐに服用してください。ただし次の服用時間が近いときは忘れた分は服用しないでください。
直接作用型 抗ウイルス薬 (DAA)	C型肝炎ウイルスの増殖を抑え，また体がウイルスを排除しようとするのを助け，肝臓の働きを改善する薬です。 • 服用を忘れた場合，思い出したときすぐに服用してください。ただし次の服用時間が近いときは忘れた分は服用しないでください。[ソホスブビル/レジパスビル配合錠(ハーボニー配合錠)，エルバスビル(エレルサ)＋グラゾプレビル(グラジナ)，ソホスブビル(ソバルディ)＋リバビリン(レベトール)]

I 疾患別薬学的管理のポイント

直接作用型 抗ウイルス薬 （DAA）	• 服用を忘れた場合，思い出したときすぐに服用してください。ただし次の服用時間が近いとき（4時間未満）は忘れた分は服用しないでください。[ダクラタスビル塩酸塩（ダクルインザ）＋アスナプレビル（スンベプラ），ダクラタスビル塩酸塩/アスナプレビル/ベクラブビル塩酸塩配合（ジメンシー配合錠）] • 服用を忘れた場合，思い出したとき（予定していた服用時間から12時間以内）すぐに服用してください。12時間を超えた場合には当日分は服用しないでください。[オムビタスビル水和物/パリタプレビル水和物/リトナビル（ヴィキラックス配合錠）]
抗B型肝炎 ウイルス薬	B型肝炎ウイルスの増殖を抑えることで，ウイルス量を減らし，肝臓の働きを改善する薬です。 • 服用を忘れた場合，思い出したときすぐに服用してください。ただし次の服用時間が近いときは忘れた分は服用しないでください。
分岐鎖 アミノ酸製剤	肝臓に障害がある場合に不足する分岐鎖アミノ酸を補給して，栄養状態を改善する薬です。 • 医師の指示に従い，必要なタンパク量（アミノ酸量）および熱量を食事などから摂るようにしてください。 • 服用を忘れた場合，思い出したときすぐに服用してください。ただし次の服用時間が近いときは忘れた分は服用しないでください。
肝不全用 経口栄養薬	肝臓に障害がある場合に不足するアミノ酸（分岐鎖），糖質，脂質，電解質，ビタミンなどを効率よく補給して，意識障害と栄養状態を改善する栄養剤です。 • 容器に水または温湯（約50℃）約180mL（80～230mLの範囲で好みに合わせて調節）入れ，1包を加えて溶解し，溶解後10時間以内に飲み終わるようにしてください。調製後は冷蔵して保存してください。フレーバーや繊維分を含む野菜などを混ぜてもかまいませんが，果物の生ジュースは混ぜないでください。（アミノレバンEN配合散）

（次頁に続く）

肝不全用 経口栄養薬	• 容器に常温の水または微温湯約250mL入れ，1包を加えて溶解し，溶解後6時間以内に飲み終わるようにしてください。冷蔵して保存する場合は7℃以下にし，24時間以内に使用してください。（ヘパンED配合内用剤） • 服用を忘れた場合，思い出したときすぐに服用してください。ただし次の服用が近いときは，忘れた分を服用してから，次に服用するまでの時間をあけて，できる限り決められた1日量を服用してください。
肝性脳症改善 アミノ酸注射液	慢性の肝障害時，アミノ酸のバランスを改善して血液中のアンモニア濃度を下げて，もうろうとする意識を改善する注射薬です。
合成二糖類 ［ラクツロース，ラクチトール水和物（ポルトラック）］	血中のアンモニアを下げ，意識障害など（ぼんやりする，もうろうとする）を改善する薬です。 • 服用を忘れた場合，思い出したときすぐに服用してください。
難吸収性 リファマイシン系 抗菌薬	アンモニアの供給源である腸内細菌に作用してアンモニアの産生量を減らし，意識障害など（ぼんやりする，もうろうとする）を改善する薬です。 • 服用を忘れた場合，思い出したときすぐに服用してください。ただし次の服用時間が近いときは忘れた分は服用しないでください。
V₂-受容体拮抗薬	腎臓に作用して尿量を増やし，体内の余分な水分を排泄することにより，体のむくみを改善する薬です。 • 服用を忘れた場合，思い出したときすぐに服用してください。ただし次の服用時間が近いときは忘れた分は服用しないでください。

I 疾患別薬学的管理のポイント

患者の生活スタイルなどからの薬学的管理

☑Check 9 生活習慣を確認する

- ●過労の回避
- ●適正な食事
- ●禁酒
- ●便秘の解消

　肝硬変では，元の正常な肝臓に修復することは不可能なため，その治療は肝臓の保護と合併症の予防および治療となる。そこで，過労を避け，日常生活が治療の基礎となる。

過労の回避

　過労を避け，通常の社会生活を行い，代償期であれば，軽度の運動であれば行ってもよい。非代償期では重症度により運動の制限，さらなる安静が必要となる。

適正な食事

　肝疾患の場合，高タンパク・高カロリー食が基本とされてきたが，平均的な日本人の食事はすでに高タンパク・高カロリー食である。分枝鎖アミノ酸製剤や肝不全用経口栄養薬を投与する場合，単に食事に上乗せするとタンパク質，エネルギーともに過剰摂取となるため，それらも含めて食事内容を調整する。非代償期では，ビブリオ菌に汚染した食材や皮膚からの菌の侵入で，敗血症になる危険があるため，生魚や生肉の摂取には注意するよう指導する。

　また，肝硬変では病期や合併症によって食事療法の内容を変えることが必要であるため，医師の指示を確認する。

代 償 期：ビタミンやミネラルも豊富なバランスのとれた食事
エネルギー摂取量…30〜35kcal/kg/日
タンパク質量…1.2g/kg/日
非代償期：腹水…塩分制限（1日3〜7g程度）
低栄養状態…就寝前の補食（炭水化物の補給約200kcal）
食道静脈瘤…刺激物，固いものを避ける

6

肝硬変

💧 禁酒

飲酒を続けることにより，肝がんになりやすいため，禁酒する。

💧 便秘の解消

腸便秘によって肝性脳症が誘発されることがあるので，便秘をしないように食物繊維の多い食事を心がける。

☑Check⑩ OTC医薬品や健康食品などの服用状況を確認する

●**健康食品**：ウコン，マリアアザミ，セイヨウオトギリソウ含有食品 など

　肝臓によいとされる健康食品が，現在多数市販されている。なかでもウコンはアルコールの分解や胆汁の分泌を促進する作用があり，人気のある健康食品である。しかし，ウコンを粉末にした健康食品の摂取がきっかけとなって肝硬変の症状が悪化し，死亡した報告がある。これはウコンが原因の可能性があるほか，摂取開始により生活習慣が乱れたことによるものとの見解もある。

　セイヨウオトギリソウ含有食品は，特にDAAと併用禁忌であるため，使用していないか確認する。また，セイヨウオトギリソウ含有食品を使用する場合には，事前に医師や薬剤師に申し出るよう指導する。

Ⅰ 疾患別薬学的管理のポイント
糖尿病患者の薬学的管理

患者からの情報による薬学的管理

☑Check❶ 患者の自覚症状を確認する

- **高血糖症状**：口渇，多飲，多尿，体重減少，易疲労感　など
  ※軽度の血糖の上昇では，自覚症状を伴わないことも多い
- **低血糖症状**：発汗，不安，動悸，手足のふるえ，顔面蒼白，頭痛，眼のかすみ，空腹感，眠気　など

　軽度の血糖の上昇では，自覚症状を伴わないことも多いが，持続する中等度以上の高血糖により特徴ある症状（口渇，多飲，多尿，体重減少，易疲労感）を来す。糖尿病治療薬を使用している場合，投与量の過量，食事を抜く，食事の量やタイミングが不適切，過剰な運動により低血糖が起こる可能性があるので，低血糖症状が発現していないかどうか確認する。

☑Check❷ 患者の客観的データを確認する

- **血糖値**：
  正常型…早朝空腹時血糖値（110mg/dL未満）
  　　　　75gOGTT2時間値（140mg/dL未満）
  食事時間と採血時刻を確認する
- **HbA1c**：基準値（4.6〜6.2％）
  〔コントロール目標〕
  　合併症予防のための目標…HbA1c7.0％未満
- **身長・体重**：
  標準体重（kg）＝身長（m）×身長（m）×22
  BMI＝体重（kg）/身長（m）/身長（m）
  理想体重（22），肥満（≧25）

●血圧：
　〔コントロール目標〕
　　　収縮期血圧…130mmHg未満
　　　拡張期血圧…80mmHg未満
●血清脂質：
　　LDLコレステロール
　　〔コントロール目標〕120mg/dL未満
　　HDLコレステロール
　　〔コントロール目標〕40mg/dL以上

　HbA1cの目標値7.0％未満は，空腹時血糖値130mg/dL未満，食後2時間値180mg/dL未満がおおよその目安となる。BMIが22を下回っても必ずしも積極的に体重増加を図らなくてよい。

　糖尿病合併症（網膜症，腎症，神経障害など）をもつ患者では，その合併症や病期によって治療方針が多少異なるため，合併症のスクリーニング検査を確認しておく必要がある。

◆血糖コントロール目標

目　　標	コントロール目標値[注4]		
	血糖正常化を 目指す際の目標[注1]	合併症予防 のための目標[注2]	治療強化が 困難な際の目標[注3]
HbA1c(%)	6.0未満	7.0未満	8.0未満

　治療目標は年齢，罹病期間，臓器障害，低血糖の危険性，サポート体制などを考慮して個別に設定する。

注1）　適切な食事療法や運動療法だけで達成可能な場合，または薬物療法中でも低血糖などの副作用なく達成可能な場合の目標とする。
注2）　合併症予防の観点からHbA1cの目標値を7％未満とする。対応する血糖値としては，空腹時血糖値130mg/dL未満，食後2時間血糖値180mg/dL未満をおおよその目安とする。
注3）　低血糖などの副作用，その他の理由で治療の強化が難しい場合の目標とする。
注4）　いずれも成人に対しての目標値であり，また妊娠例は除くものとする。

※65歳以上の高齢者については「高齢者糖尿病の血糖コントロール目標」を参照
（日本糖尿病学会 編・著：糖尿病治療ガイド2016-2017, 文光堂, P.27, 2016）

I 疾患別薬学的管理のポイント

◆高齢者糖尿病の血糖コントロール目標（HbA1c値）

患者の特徴・健康状態 注1)		カテゴリーI ①認知機能正常 かつ ②ADL自立		カテゴリーII ①軽度認知障害～軽度認知症 または ②手段的ADL低下，基本的ADL自立	カテゴリーIII ①中等度以上の認知症 または ②基本的ADL低下 または ③多くの併存疾患や機能障害
重症低血糖が危惧される薬剤(インスリン製剤, SU薬, グリニド薬など)の使用	なし 注2)	7.0%未満		7.0%未満	8.0%未満
	あり 注3)	65歳以上75歳未満7.5%未満(下限6.5%)	75歳以上8.0%未満(下限7.0%)	8.0%未満(下限7.0%)	8.5%未満(下限7.5%)

　治療目標は，年齢，罹病期間，低血糖の危険性，サポート体制などに加え，高齢者では認知機能や基本的ADL，手段的ADL，併存疾患なども考慮して個別に設定する。ただし，加齢に伴って重症低血糖の危険性が高くなることに十分注意する。

注1)　認知機能や基本的ADL(着衣，移動，入浴，トイレの使用など)，手段的ADL(IADL：買い物，食事の準備，服薬管理，金銭管理など)の評価に関しては，日本老年医学会のホームページ(http://www.jpn-geriatsoc.or.jp/)を参照する。エンドオブライフの状態では，著しい高血糖を防止し，それに伴う脱水や急性合併症を予防する治療を優先する。

注2)　高齢者糖尿病においても，合併症予防のための目標は7.0%未満である。ただし，適切な食事療法や運動療法だけで達成可能な場合，または薬物療法の副作用なく達成可能な場合の目標を6.0%未満，治療の強化が難しい場合の目標を8.0%未満とする。下限を設けない。カテゴリーIIIに該当する状態で，多剤併用による有害作用が懸念される場合や，重篤な併存疾患を有し，社会的サポートが乏しい場合などには，8.5%未満を目標とすることも許容される。

注3)　糖尿病罹病期間も考慮し，合併症発症・進展阻止が優先される場合には，重症低血糖を予防する対策を講じつつ，個々の高齢者ごとに個別の目標や下限を設定してもよい。65歳未満からこれらの薬剤を用いて治療中であり，かつ血糖コントロール状態が表の目標や下限を下回る場合には，基本的に現状を維持するが，重症低血糖に十分注意する。グリニド薬は，種類・使用量・血糖値などを勘案し，重症低血糖が危惧されない薬剤に分類される場合もある。

【重要な注意事項】糖尿病治療薬の使用にあたっては，日本老年医学会編「高齢者の安全な薬物療法ガイドライン」を参照すること。薬剤使用時には多剤併用を避け，副作用の出現に十分に注意する。

(日本老年医学会・日本糖尿病学会 編・著：
　　　　高齢者糖尿病診療ガイドライン2017，南江堂，P.46，2017)

加齢による腎機能低下によってインスリンの半減期が延長することによる低血糖の発現，生活習慣の改善などによって血糖コントロールが改善する場合がある。特に低血糖には注意が必要であり，認知機能や基本的ADLなども考慮して，薬剤の減量あるいは中止，薬剤の変更などを検討し，医師に提案する。

☑Check❸ 患者のリスク因子の有無を確認する

- ●既往歴：膵疾患，内分泌疾患，肝疾患，胃切除，高血圧症，脂質異常症　など
- ●禁忌：
  中等度以上の腎機能障害［BG薬］
  重篤な腎機能障害［チアゾリジン薬，SU薬，ザファテック錠，バイエッタ皮下注，ビデュリオン皮下注用］
  透析患者［ナテグリニド，ザファテック錠，バイエッタ皮下注，ビデュリオン皮下注用］
  重篤の肝機能障害［BG薬，チアゾリジン薬，SU薬，エクア錠］
  下痢・嘔吐などの胃腸障害［BG薬，SU薬］
  乳酸アシドーシスの既往・心血管系・肺機能の高度障害・過度のアルコール摂取者・脱水症［BG薬］
  心不全［チアゾリジン薬］
  妊婦［BG薬，チアゾリジン薬，SU薬，速効型インスリン分泌促進薬，アカルボース（グルコバイ錠），セイブル錠］
- ●ヨード造影剤検査：造影剤使用の前後2日間はBG薬の使用を中止

☑Check❹ 服薬状況を確認する

- ●食前薬，食直前薬の服薬状況
- ●インスリン製剤，GLP-1受容体作動薬の自己注射手技の習得

　糖尿病は，無症状であることが多く，治療を中断してしまう場合があるため，服薬状況や自己調節していないかを確認する。また糖尿病治療薬のなかには食前薬，食直前薬などもあるため，用法を守られているかを確認する。

I 疾患別薬学的管理のポイント

　糖尿病では，慢性的に続く高血糖によって，網膜症，腎症，神経障害，全身の動脈硬化症などの合併症を起こし，合併症の発症や進展を阻止するために，薬剤が追加され，継続して投与されることが少なくない。そのため，服用数が増える，服用するタイミングが複雑になる，薬物相互作用や副作用発現のリスクも高くなるため，残薬を受診時や来局時にもってくるように説明し，残薬の整理とともに，処方薬の見直しを行う。

☑Check⑤ 薬物治療に関する理解度を確認する

●薬品名，薬効，用法・用量，使用上の注意，飲み忘れたときの対処法　など
●シックデイとその対処方法

◆ シックデイとその対処方法に関する服薬説明例

・糖尿病患者が治療中に発熱，下痢，嘔吐を来し，または食欲不振のため食事ができないときをシックデイと呼びます。このような状態では，平常よくコントロールされている人でも著しい高血糖が起こったり，ケトアシドーシス(ものすごく体がだるい，吐く，腹痛などの症状)に陥ることがあります。インスリン依存状態の患者ではさらに起こりやすく，特別の注意が必要です。
・医師に連絡し，指示を受けてください。
・十分な水分を摂って，脱水にならないようにしてください。
・食欲がないときには，日頃食べ慣れていて口当たりがよく消化のよい食物(たとえば，おかゆ，ジュース，アイスクリームなど)を選び，できるだけ摂ってください。(絶食しないようにする)
・血糖を測定してください。
・インスリン治療中の方は，食事が摂れていなくてもインスリン注射を続けることが原則です。発熱や下痢，嘔吐，食欲不振などの症状が強い場合には必ず医療機関を受診してください。

7
糖尿病

処方薬からの薬学的管理

☑Check 6 副作用の発症状況を確認する

◆糖尿病治療薬の注意すべき副作用(対処方法)

BG薬	乳酸アシドーシス[*2](直ちに中止) など
チアゾリジン薬	心不全の増悪または発症[*3](中止し、ループ利尿薬投与)、肝機能障害(基礎に肝機能障害を有する場合など必要な場合には定期的に検査。異常が認められた場合には中止) など
SU薬	低血糖[*1]、光線過敏症(中止) など
速効型インスリン分泌促進薬	低血糖[*1] など
DPP-4阻害薬	低血糖[*1] など シタグリプチン、ビルダグリプチン、アログリプチン:急性膵炎(中止) など ビルダグリプチン:肝機能障害(開始前、投与開始後1年間は少なくとも3カ月毎、その後も定期的に検査。異常が認められた場合には中止) など
GLP-1受容体作動薬	胃腸障害(低用量から開始し漸増。画像検査などによる原因(精査)、急性膵炎(中止) など
α-GI薬	放屁・腹部膨満感(生活に影響があれば申し出るよう指導。時間の経過とともに症状は軽減ないし消失する)、肝機能障害(投与開始後6カ月までは月1回、その後も定期的に検査。異常が認められた場合には中止) など
SGLT2阻害薬	多尿・頻尿(適度な水分補給。脱水、血圧低下などの異常が認められた場合は、休薬や補液など)、尿路感染症・性器感染症(特に女性)(休薬など)、ケトアシドーシス(中止。ケトアシドーシスの症状が認められた場合には直ちに医療機関を受診) など
インスリン製剤	低血糖[*1]、注射部位の腫脹・硬結(注射部位を毎回3cm以上離す) など

I 疾患別薬学的管理のポイント

糖尿病治療薬の併用	低血糖[*1]

- [*1] 低血糖
  自覚症状：発汗，不安，どきどきする，ふるえ，顔が青白い，頭痛，眼がかすむ，お腹がすく，うとうとする，生あくび，意識がもうろうとする，痙攣　など
  対処方法：すぐにブドウ糖5～10gか砂糖10～20gをそのまま，もしくは水に溶いて飲む。またはブドウ糖を含む飲料水150～200mLを飲む
- [*2] 乳酸アシドーシス
  自覚症状：気分が悪い，吐く，腹痛，下痢，体がだるい，筋肉痛，呼吸が荒くなる　など
- [*3] 心不全の増悪または発症
  自覚症状：むくみ，急激な体重増加，息切れ，どきどきする　など

 他の薬剤の影響や薬物相互作用の有無を確認する

- ●糖尿病患者に対する投与禁忌：オランザピン，クエチアピン
- ●耐糖能異常を来す薬剤：副腎皮質ホルモン薬，甲状腺ホルモン薬　など
- ●血糖値を降下させる薬剤：ジソピラミド，シベンゾリン　など
- ●低血糖から回復を遷延させる薬剤：β遮断薬
- ●併用禁忌：グリベンクラミド→ボセンタン水和物

 服薬指導を実施する

◆糖尿病の主な治療薬と作用機序

ビグアナイド（BG）薬	肝臓での糖新生の抑制が主である。その他，消化管からの糖吸収の抑制，末梢組織でのインスリン感受性の改善作用などにより，血糖降下作用を発揮する
チアゾリジン薬	インスリン抵抗性を改善して，血糖降下作用を発揮する
スルホニル尿素（SU）薬	膵β細胞膜上のSU受容体に結合し，インスリン分泌を促進する

（次頁に続く）

速効型インスリン分泌促進薬	膵β細胞膜上のSU受容体に結合し，インスリン分泌を促進する。SU薬と比較し作用の発現が速く，作用時間が短い
DPP-4阻害薬	DPP-4酵素を阻害し，インクレチンのDPP-4による分解を抑制して，血糖依存的にインスリン分泌を促進し，グルカゴン分泌を抑制する
GLP-1受容体作動薬	GLP-1受容体に結合して，血糖依存的にインスリン分泌を促進し，グルカゴン分泌を抑制する
α-グルコシダーゼ阻害（α-GI）薬	α-グルコシダーゼの作用を阻害し，単糖への分解を抑え，小腸からの単糖の吸収を遅延させることにより食後の高血糖を抑制する
SGLT2阻害薬	近位尿細管でグルコースを再吸収する役割を担うSGLT2を阻害し，尿中グルコース排泄を促進して，血糖低下作用を発揮する
インスリン製剤	ヒトインスリン製剤とインスリンアナログ製剤があり，作用発現のパターンから超速効型，速効型，中間型，これらの混合型，持効型に分類される

🖉 糖尿病治療薬の服薬説明例：使用上の注意点

- 薬物療法を行っていても，必ず食事療法，運動療法を守りましょう。
- 医師の決められた量と時間を守り，勝手な判断で変更してはいけません。
- 低血糖が起こることがあります。
- 検査などで絶食する場合には，医師の指示に従い，服用（使用）を中止してください。

🖉 BG薬の服薬説明例

- 筋肉での糖の利用を高めたり，肝臓で糖を作るのを抑制することによりインスリンの効きをよくし，血糖を下げる薬です。
- 飲み忘れに気づいても服用しないでください。次の服用時に決められた用量を服用してください。

I 疾患別薬学的管理のポイント

🖊 チアゾリジン薬の服薬説明例

- 筋肉や脂肪組織に存在するインスリンが結びつく部位の機能を改善して，血液中の糖が筋肉や脂肪組織に取り込まれるのを進めて代謝を促進し，血糖を下げる薬です。
- 昼までに飲み忘れに気づいた場合すぐに服用してください。運動後や空腹時には服用しないでください。

🖊 SU薬の服薬説明例

- インスリンを分泌している膵臓のランゲルハンス島に作用してインスリンがもっと出てくるように働きかけ，血糖を下げる薬です。
- 飲み忘れに気づいても服用しないでください。次の服用時に決められた用量を服用してください。

🖊 速効型インスリン分泌促進薬の服薬説明例

- インスリンを分泌している膵臓のランゲルハンス島に作用して食後早期にインスリンがもっと出てくるように働きかけ，血糖を下げる薬です。
- 食事を始めた後に飲み忘れに気づいた場合は，次の食事まで待ち，次の食事の食直前に1回量を服用してください。

🖊 DPP-4阻害薬の服薬説明例

- 血糖を一定に保つ働きをするインクレチンを分解する酵素の働きを抑え，血糖が高いときにはインスリンが出てくるように働きかけ，また血糖値を上げるホルモンが出るのを抑えて，血糖コントロールを改善する薬です。
- 服用を忘れた場合，思い出したときすぐに服用してください。ただし次の服用時間が近いときは忘れた分は服用しないでください。[マリゼブ錠，ザファテック錠以外]
- 服用を忘れた場合，思い出したときすぐに服用してください。次回からは決められた曜日に服用してください。[マリゼブ錠，ザファテック錠]

🖊 GLP-1受容体作動薬の服薬説明例

- 血糖を一定に保つ働きをするインクレチンと同じ働きをし，血糖が高いときにはインスリンが出てくるように働きかけ，また血糖値を上げるホルモンが出るのを抑えて，血糖コントロールを改善

7

糖尿病

93

する薬です。

- 注射を忘れた場合，思い出した時間が通常の注射している時間から数時間以内であれば注射してください。それ以上時間が経っていた場合は注射せず，次の日に1日分を注射してください。[ビクトーザ皮下注]
- 注射を忘れた場合，医師に相談してください。[バイエッタ皮下注，ビデュリオン皮下注用，リキスミア皮下注]
- 注射を忘れた場合，思い出したときが次の注射予定日までの3日間（72時間）以上であれば，すぐに注射し，その後は決められた曜日に注射してください。次の注射予定日まで3日間（72時間）未満であれば注射せず，次の決められた曜日に注射してください。[トルリシティ皮下注]

α-GI薬の服薬説明例

- 小腸粘膜に存在する糖分を分解する酵素の働きを抑えることで，糖質の消化・吸収を遅らせ，食後の急激な血糖の上昇を抑える薬です。
- 食直前に飲み忘れたときには食事中に服用してください。ただし食後または空腹時には服用しないでください。

SGLT2阻害薬の服薬説明例

- 腎臓でブドウ糖の再吸収にかかわっているタンパク質を阻害し，血液中から一度ろ過されたブドウ糖の再吸収を抑制することで，血液中の過剰なブドウ糖を尿中に排出させることによって，血糖を下げる薬です。
- 飲み忘れに気づいても服用しないでください。次の服用時に決められた用量を服用してください。[スーグラ錠，カナグル錠，ジャディアンス錠]
- 服用を忘れた場合，思い出したときすぐに服用してください。ただし次の服用時間が近いときは忘れた分は服用しないでください。[フォシーガ錠，ルセフィ錠，アプルウェイ錠，デベルザ錠]

インスリン製剤の服薬説明例

- インスリンそのもので，血糖を下げる注射です。作用時間により，超速効型，速効型，中間型，混合型，持効型に分類されます。
- 注射を忘れた場合，医師に相談してください。

Ⅰ 疾患別薬学的管理のポイント

■ 患者の生活スタイルなどからの薬学的管理

☑Check❾ 生活習慣を確認する

●**適正なエネルギー摂取**
●**適度な運動**：眼底出血や腎不全，心・肺機能に障害のない患者
　　　　歩行運動…1回15〜30分間，1日2回，週に3日以上
●**適正体重の維持**：BMIで25を超えない
●**節酒，禁煙**

血糖コントロールを良好にするには，生活習慣の改善が必要である。

適正なエネルギー摂取

指示されたエネルギー内でいずれの栄養素もバランスよく摂ることが必要であり，食品交換表を参考にする。

> エネルギー摂取量(kcal)
> 　　＝標準体重(kg)×身体活動量*(kcal/kg標準体重)

＊身体活動量の目安
　軽労作(デスクワークが多い職業など)：25〜30kcal/kg標準体重
　普通の労作(立ち仕事が多い職業など)：30〜35kcal/kg標準体重
　重い労作(力仕事が多い職業など)：35〜kcal/kg標準体重

適度な運動

食後1時間程度経過したときに運動を行う。ただし特に制限のない場合には，生活のなかで，運動がしやすい時間のいつでもよい。運動を禁止あるいは制限した方がよい場合もあるため，医師の指示に従う。

適正体重の維持

標準体重を目標とするが，BMIが22を下回っても必ずしも積極的に体重を増やさなくてもよい。肥満の人(BMI25以上)は，現体重の5%減を目指す。

節酒

アルコールは高エネルギー(7.1kcal/g)で，しかも栄養学的価値がなく，飲酒に伴う食事(つまみ)により食事療法がおろそかになっ

7

糖尿病

たり，インスリン作用の低下，アルコール性低血糖など治療上問題
となることが多いため，禁酒することが望ましい。

🧍 禁煙

　糖尿病患者における動脈硬化は非糖尿病患者の 2 〜 3 倍とされ
ている。喫煙は動脈硬化の危険因子の一つであるため，禁煙すべき
である。

🧍 その他

- 自覚症状がなくとも早期発見，早期治療のために定期的に眼科を
  受診するよう指導する。
- 糖尿病では神経障害や末梢循環障害，易感染性のため，進行す
  ると壊疽を起こしてしまうことがあるため，フットケアは重要で
  ある。

> フットケア指導項目：
> - 足を毎日よく見て，足の指の間も清潔に保つ。
> - 爪は深爪をしないようまっすぐ切る。
> - 足に合った，かかとがあまり高くない靴を選ぶ。
> - 暖房器具によるやけどに注意する。

☑Check🔟 OTC医薬品や健康食品などの服用状況を確認する

● **OTC医薬品**：生活習慣病薬…糖解散　など
　　　　　　　　サリチル酸含有…バファリンＡ　など
● **「血糖値が気になり始めた方の食品」の特定保健用食品**：
　　難消化性デキストリン…からだすこやか茶，グルコケア，
　　賢者の食卓，フィットライフコーヒー，松谷のおみそ汁，
　　スマートショットブラック　など
　　グアバ葉ポリフェノール…蕃爽麗茶
　　小麦アルブミン…グルコデザイン，ミキグルコエイド　など
　　L-アラビノース…アラビノシュガー

　アスピリンなどのサリチル酸剤には血糖降下作用があるため，糖
尿病治療薬との併用により血糖降下作用が増強され低血糖症状が起
こることがある。そのため患者にOTC医薬品購入の際には糖尿病
治療薬を使用していることを申し出るよう指導する。

I 疾患別薬学的管理のポイント

　「血糖値が気になり始めた方」の特定保健用食品の有効な成分はいずれも，糖質の吸収を遅延させ，血糖値の上昇を抑制するため，糖尿病治療薬との併用により，低血糖発現の危険性があり，併用は避けるべきである。また，α-GI薬との併用では腹部膨満感などの副作用の発現頻度が高まる。これらの成分を摂取後に低血糖症状が発現した場合には，ショ糖ではなくブドウ糖を摂取し，対応しなければならないことを指導しておく。

7

糖尿病

MEMO

I 疾患別薬学的管理のポイント

8 脂質異常症患者の薬学的管理

患者からの情報による薬学的管理

☑Check ❶ 患者の自覚症状を確認する

●黄色腫，アキレス腱の肥厚，角膜輪　など

　脂質異常症は一般的にほとんどが無症状であるため，いつもと変わった様子がないかどうかを確認しておく。重症になると黄色腫や角膜輪（角膜周辺部にできる白色の輪状の混濁）といった症状がみられることがあり，TGが1,000mg/dLを超えると急性膵炎による腹痛発作が起こることがある。

☑Check ❷ 患者の客観的データを確認する

（脂質管理目標値）冠動脈疾患なし　冠動脈疾患低リスク群
- LDL-C＜160mg/dL
  高LDLコレステロール血症（140mg/dL以上）
- HDL-C≧40mg/dL
  低HDLコレステロール（40mg/dL未満）
- TG＜150mg/dL
  高トリグリセライド血症（150mg/dL以上）
- non-HDL＜190mg/dL
  non-HDL-C＝TC－HDL-C
  高non-HDLコレステロール血症（170mg/dL以上）
- ウエスト周囲径：メタボリックシンドローム
  男性≧85cm　女性≧90cm

　冠動脈疾患の有無や動脈硬化性疾患の発症リスクによって脂質管理目標値が異なるため，他のスクリーニング検査も確認しておく必要がある。また，メタボリックシンドロームは，動脈硬化性疾患の発症リスクが高いため，脂質値とともにその診断基準も確認しておく。

8

脂質異常症

いずれのカテゴリーにおいても管理目標達成の基本はあくまでも生活習慣の改善である。冠動脈疾患の既往がなく，冠動脈疾患発症の低リスクにおいても薬物療法の適用を考慮するLDL-Cの基準は180mg/dL以上とされている。

◆リスク区分別脂質管理目標値

治療方針の原則	管理区分	脂質管理目標値（mg/dL）			
		LDL-C	Non-HDL-C	TG	HDL-C
一次予防 まず生活習慣の改善を行った後，薬物療法の適用を考慮する	低リスク	＜160	＜190	＜150	≧40
	中リスク	＜140	＜170		
	高リスク	＜120	＜150		
二次予防 生活習慣の是正とともに薬物治療を考慮する	冠動脈疾患の既往	＜100 （＜70）*	＜130 （＜100）*		

＊家族性高コレステロール血症，急性冠症候群のときに考慮する。糖尿病でも他の高リスク病態（非心原性脳梗塞，末梢動脈疾患（PAD），慢性腎臓病（CKD），メタボリックシンドローム，主要危険因子の重複，喫煙）を合併するときはこれに準ずる。

・一次予防における管理目標達成の手段は非薬物療法が基本であるが，低リスクにおいてもLDL-Cが180mg/dL以上の場合は薬物治療を考慮するとともに，家族性高コレステロール血症の可能性を念頭においておくこと（動脈硬化性疾患予防ガイドライン2017年版の第5章参照）。
・まずLDL-Cの管理目標を達成し，その後non-HDL-Cの達成を目指す。
・これらの値はあくまでも到達努力目標値であり，一次予防（低・中リスク）においてはLDL-C低下率20～30％，二次予防においてはLDL-C低下率50％以上も目標値となり得る。
・高齢者（75歳以上）については同ガイドラインの第7章を参照。

（日本動脈硬化学会 編：動脈硬化性疾患予防ガイドライン2017年版，日本動脈硬化学会, P.54, 2017）

I 疾患別薬学的管理のポイント

◆冠動脈疾患予防からみたLDLコレステロール管理目標設定
のためのフローチャート（危険因子を用いた簡易版）

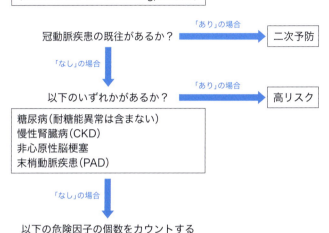

以下の危険因子の個数をカウントする

①喫煙　②高血圧　③低HDL-C血症　④耐糖能異常
⑤早発性冠動脈疾患家族歴（第1度近親者かつ発症時の年齢が
　男性55歳未満、女性65歳未満）
注：家族歴等不明の場合は0個としてカウントする

危険因子の個数	男性 40～59歳	男性 60～74歳	女性 40～59歳	女性 60～74歳
0個	低リスク	中リスク	低リスク	中リスク
1個	中リスク	高リスク	低リスク	中リスク
2個以上	高リスク	高リスク	中リスク	高リスク

（日本動脈硬化学会 編：動脈硬化性疾患予防ガイドライン2017年版，
　　　　　　　　　　日本動脈硬化学会，P.54，2017一部改変）

◆メタボリックシンドローム(MetS)の診断基準

腹腔内脂肪蓄積	
ウエスト周囲径	男性≧85cm
(内臓脂肪面積　男女とも≧100cm^{2}に相当)	女性≧90cm

上記に加え下記のうち2項目以上	
高トリグリセライド血症	≧150mg/dL
かつ/または	
低HDLコレステロール血症	<40mg/dL 男女とも
収縮期血圧	≧130mmHg
かつ/または	
拡張期血圧	≧85mmHg
空腹時高血糖	≧110mg/dL

・CTスキャンなどで内臓脂肪量測定を行うことが望ましい。
・ウエスト周囲径は立位，軽呼気時，臍レベルで測定する。脂肪蓄積が著明で臍が下方に偏位している場合は肋骨下縁と前上腸骨棘の中点の高さで測定する。
・高TG血症，低HDL-C血症，高血圧，糖尿病に対する薬剤治療をうけている場合は，それぞれの項目に含める。

(メタボリックシンドローム診断基準検討委員会：
　メタボリックシンドロームの定義と診断基準，日内会誌，P.94：797，2005)

 患者のリスク因子の有無を確認する

- ●冠動脈疾患の有無
- ●動脈硬化性疾患発症危険因子：糖尿病(耐糖能異常を含む)，慢性腎臓病，非心原性脳梗塞，末梢動脈疾患，年齢，性別，喫煙，高血圧，低HDL-C血症，早発性冠動脈疾患家族歴(第1度近親者)
- ●既往歴：糖尿病，甲状腺機能低下症，ネフローゼ症候群，腎不全，原発性胆汁性肝硬変　など
- ●禁忌：
　肝代謝能低下(急性肝炎，慢性肝炎の急性増悪，肝硬変，肝癌，黄疸)[アトルバスタチンカルシウム(リピトール錠)，クレストール錠]
　重篤な肝障害[シンバスタチン(リポバス錠)，フルバスタ

チンナトリウム(ローコール錠), ピタバスタチンカルシウム水和物(リバロ錠), MTP阻害薬]
中等度の肝障害・血清中トランスアミナーゼ高値持続[MTP阻害薬]
肝障害・胆のう疾患[フェノフィブラート]
胆道閉塞[ピタバスタチンカルシウム水和物(リバロ錠)]
胆道完全閉塞[レジン]
腸閉塞[コレバイン錠]
中等度以上の腎障害[フィブラート系薬]
重篤な心室性不整脈[プロブコール]
出血(血友病, 消化管潰瘍, 尿路出血など)[多価不飽和脂肪酸]
妊婦[スタチン, MTP阻害薬, プロブコール, フィブラート系薬]
授乳婦[スタチン, フェノフィブラート]

脂質管理目標値は, 動脈硬化性疾患の危険度に従って設定されているため, 冠動脈疾患の有無と, 動脈硬化性疾患の発症危険因子について確認する。

 服薬状況を確認する

- 1日1回夕食後, 食直前後の服薬状況
- 自覚症状がないことによる自己判断による中止
- 抗PCSK9モノクローナル抗体の自己注射手技の習得

脂質異常症は, 一般的に無症状であることが多いため, 薬の必要性を理解していなかったり, 薬の効果を実感できないために患者自身が勝手に薬の服用を中止している可能性がある。また, 脂質異常症治療薬のなかには服用や使用を忘れやすい用法のものがあるため, 残薬を受診時や来局時にもってくるように説明し, 服薬状況を確認するとともに, 残薬の整理を行う。

薬物治療に関する理解度を確認する

●薬品名,薬効,用法・用量,使用上の注意,飲み忘れたときの対処法　など

　脂質異常症は生活習慣の改善を行うことが基本であるが,管理目標値に達しない場合には薬物療法が必要となり,継続しなければならないことが多い。そのため,薬物治療継続の必要性や脂質異常症治療薬の薬効,使用上の注意点,飲み忘れた場合の対処を正しく理解しているかどうか確認する。

I 疾患別薬学的管理のポイント

処方薬からの薬学的管理

☑Check 6 副作用の発症状況を確認する

◆脂質異常症治療薬の注意すべき副作用(対処方法)

スタチン (HMG-CoA 還元酵素阻害薬)	横紋筋融解症[*1], 肝機能障害[*2], 嘔気・嘔吐・腹痛・下痢(程度により中止) など
抗PCSK9 モノクローナル抗体	糖尿病(中止し, 糖尿病治療に準ずる), 注射部位反応(投与前に室温に戻す, 注射部位は毎回変える) など
MTP阻害薬	肝機能障害[*3], 重度の下痢・吐気・嘔吐・食欲不振・腹痛(服用時期(夕食後2時間以上の間隔をあけて服用)を遵守, 減量または中止) など
レジン (陰イオン交換樹脂)	便秘・腹部膨満感(緩下薬の併用あるいは減量または中止), 横紋筋融解症[*1] など
小腸コレステロール トランスポーター阻害薬	アナフィラキシー(中止), 横紋筋融解症[*1], 肝機能障害[*2], 便秘・下痢・腹痛(程度により中止) など
プロブコール	QT延長(中止), 腹痛・下痢(程度により中止), 横紋筋融解症[*1] など
フィブラート系薬剤	横紋筋融解症[*1], 肝機能障害[*2], 下痢(程度により中止) など
ニコチン酸誘導体	顔面潮紅・頭痛・熱感(少量から開始し, 漸増。必要に応じアスピリンの投与を考慮) など
多価不飽和脂肪酸	出血傾向(中止), 悪心(食直後にかまずに服用) など

[*1] 横紋筋融解症
　　自覚症状：全身倦怠感, 筋肉痛, 四肢の脱力, 腫脹, 痺れ, 暗褐色尿など
　　対処方法：CK値が正常値上限の10倍以上あるいは筋肉症状とCK値が正常値上限の3倍以上で投与中止。軽症の場合は飲水奨励, 重症の場合には大量の等張生理食塩水の投与, 腎障害を伴う場合には血液透析の導入

(次頁に続く)

8

脂質異常症

＊2　肝機能障害
　　　対処方法：投与開始後(増量時)3カ月までは1カ月ごと，その後は3カ月に1回肝機能検査を実施。AST・ALT値のどちらかが基準値上限の3倍以上になったら投与中止。徐々に上昇する場合には3カ月の時点で他の肝障害の少ない薬剤へ変更
＊3　肝機能障害
　　　対処方法：肝機能検査を必ず投与前に行い，投与開始1年間は，増量前もしくは月1回肝機能検査を実施。2年目以降は3カ月に1回かつ増量前に肝機能検査を実施。AST・ALT値のどちらかが基準値上限の3倍以上かつ5倍未満になったら減量し，ビリルビン上昇，PT-INR延長，血清トランスアミナーゼ値が基準値上限5倍以上，4週間程度経過しても基準値上限の3倍を下回らない場合には休薬。AST・ALT値のどちらかが基準値上限の5倍以上になったら投与中止

☑Check 7　他の薬剤の影響や薬物相互作用の有無を確認する

●コレステロールを上昇させる薬剤：利尿薬，β遮断薬，ステロイド，経口避妊薬　など
●トリグリセライドを上昇させる薬剤：利尿薬，非選択性β遮断薬，ステロイド，エストロゲン　など
●併用禁忌：
シンバスタチン(リポバス錠)→イトラコナゾール，ミコナゾール，アタザナビル(レイアタッツ)，サキナビルメシル酸塩(インビラーゼ)，テラプレビル(テラビック)，コビシスタットを含有する製剤(スタリビルド)，オムビタスビル・パリタプレビル・リトナビル(ヴィキラックス)
アトルバスタチンカルシウム(リピトール錠)→テラプレビル(テラビック)，オムビタスビル・パリタプレビル・リトナビル(ヴィキラックス)
ピタバスタチンカルシウム(リバロ錠)・ロスバスタチンカルシウム(クレストール錠)→シクロスポリン(サンディミュン，ネオーラル)
ロミタピドメシル酸塩(ジャクスタピッドカプセル)→強いCYP3A阻害薬＊1，中程度のCYP3A阻害薬＊2

＊1　強いCYP3A阻害薬：クラリスロマイシン(クラリス)，インジナビル(クリキシバン)，イトラコナゾール(イトリゾール)，ネルフィナビル(ビラセプト)，サキナビル(インビラーゼ)，テラプレビル(テラビック)，ボリコナゾール(ブイフェンド)，リトナビル含有製剤(ノービア，カレトラ，ヴィキラックス)，コビシスタット含有製剤(スタリビルド)

I 疾患別薬学的管理のポイント

＊2　中程度のCYP3A阻害薬：アプレピタント（イメンド），アタザナビル（レイアタッツ），シプロフロキサシン（シプロキサン），クリゾチニブ（ザーコリ），ジルチアゼム（ヘルベッサー），エリスロマイシン（エリスロシン），フルコナゾール（ジフルカン），ホスアンプレナビル（レクシヴァ），イマチニブ（グリベック），ベラパミル（ワソラン），イストラデフィリン（ノウリアスト），ミコナゾール（フロリード），トフィソパム（グランダキシン）

　脂質代謝に悪影響を与える薬剤があるため，併用薬剤を確認する。できれば，脂質代謝に影響を与えない同効薬に切り替えることを検討する。

　スタチンには，水溶性のものと脂溶性のものがある。水溶性のものは，薬物代謝酵素チトクロームP450（CYP）の影響を受けないが，脂溶性のものはCYPにて代謝され，同じ種類のCYPで代謝される薬物の併用は，薬物相互作用の原因となるため，確認が必要である。

◆スタチンの性質と代謝酵素

成分名（商品名）	プラバスタチンナトリウム（メバロチンなど）	シンバスタチン（リポバスなど）	フルバスタチンナトリウム（ローコールなど）	アトルバスタチンカルシウム水和物（リピトールなど）	ピタバスタチンカルシウム水和物（リバロなど）	ロスバスタチンカルシウム（クレストールなど）
性質	水溶性	脂溶性	脂溶性	脂溶性	脂溶性	水溶性
代謝酵素チトクロームP450	—	CYP3A4	CYP2C9	CYP3A4	CYP2C9極めて一部	—

☑Check 8　服薬指導を実施する

🖋 脂質異常症治療薬の服薬説明例：使用上の注意点

・薬物療法を行っていても，必ず食事療法，運動療法を守りましょう。

🖋 スタチン（HMG-CoA還元酵素阻害薬）の服薬説明例

・肝臓でのコレステロール合成に関与するHMG-CoA還元酵素を阻害し，コレステロール合成を抑制することにより，血液中のコレステロールを低下させる薬です。
・服用を忘れた場合，思い出したときすぐに服用してください。ただし次の服用時間が近いときは忘れた分は服用しないでください。［アトルバスタチンカルシウム水和物（リピトール）を除く］
・服用を忘れた場合，思い出したとき寝る前までにできるだけ早く

服用してください。［アトルバスタチンカルシウム水和物（リピトール）］

抗PCSK9モノクローナル抗体の服薬説明例

- 肝臓でのコレステロール取り込みを促進することにより，血液中のコレステロールを低下させる薬です。
- 注射を忘れた場合，医師に相談してください。［レパーサ］
- 注射を忘れた場合，思い出したときすぐに注射してください。ただし次の予定日の前日までであれば注射してください。次の注射からは当初の予定通りに注射してください。［プラルエント］

MTP阻害薬の服薬説明例

- 体内での脂質の合成を阻害することにより，血液中のLDL-コレステロールを低下させる薬です。
- 飲み忘れに気づいても服用しないでください。次の服用時に決められた用量を服用してください。

レジン（陰イオン交換樹脂）の服薬説明例

- 消化管で胆汁酸や食物中のコレステロールを吸着し，血液中のコレステロールを低下させる薬です。
- 温水で服用すると，膨らんで飲み込めない場合があるので，常温の水または冷水で服用してください。口の中に長くふくんでいると，膨らんで飲み込めない場合があるので，すぐに飲み込んでください。
- 服用を忘れた場合，思い出したときすぐに服用してください。ただし次の服用時間が近いときは忘れた分は服用しないでください。

小腸コレステロールトランスポーター阻害薬の服薬説明例

- 小腸壁細胞にあるタンパク質を介してコレステロールおよび植物ステロールの吸収を阻害し，肝臓のコレステロール含量を低下させて，血液中のコレステロールを低下させる薬です。
- 服用を忘れた場合，思い出したときすぐに服用してください。ただし次の服用時間が近いときは忘れた分は服用しないでください。

プロブコールの服薬説明例

- コレステロールの胆汁中への異化排泄の促進と合成阻害により，血液中のコレステロールを低下させる薬です。

I 疾患別薬学的管理のポイント

- 服用を忘れた場合，思い出したときすぐに服用してください。ただし次の服用時間が近いときは忘れた分は服用しないでください。

◆ フィブラート系薬剤の服薬説明例

- 核内受容体（PPARα）を活性化して，血液中のトリグリセライドとコレステロールを低下させ，HDL-コレステロールを増加させる薬です。
- 服用を忘れた場合，思い出したときすぐに服用してください。ただし次の服用時間が近いときは忘れた分は服用しないでください。［ベザフィブラート（ベザトールSR，ベザリップ）］
- 飲み忘れに気づいても服用しないでください。次の服用時に決められた用量を服用してください。［フェノフィブラート（トライコア，リピディル）］

◆ ニコチン酸誘導体の服薬説明例

- 末梢脂肪組織での脂肪分解を抑制して，遊離脂肪酸の肝臓への流入を減少させて，血液中のコレステロールやトリグリセライドを低下させる薬です。
- 服用を忘れた場合，思い出したときすぐに服用してください。ただし次の服用時間が近いときは忘れた分は服用しないでください。［ニコモール（コレキサミン）を除く］
- 飲み忘れに気づいても服用しないでください。次の服用時に決められた用量を服用してください。［ニコモール（コレキサミン）］

◆ 多価不飽和脂肪酸の服薬説明例

- 肝臓からのトリグリセライドの分泌を抑制したり，血中からのトリグリセライドの消失を促進することにより，血液中のトリグリセライドを低下させる薬です。
- 飲み忘れに気づいても服用しないでください。次の服用時に決められた用量を服用してください。

8

脂質異常症

患者の生活スタイルなどからの薬学的管理

☑ Check ⑨ 生活習慣を確認する

- **禁煙，受動喫煙の回避**
- **適正体重の維持**：BMI（22）
  BMIで25を超えない，ウエスト周囲径（男性85cm未満，女性90cm未満）
- **適切な食事**：伝統的な日本食
  〔目標〕食塩6g/日未満
- **節酒**：〔目標〕アルコール25g/日以下
- **適度な運動**：〔目標〕有酸素運動：毎日30分以上

　生活習慣を見直し，血清脂質を改善するための禁煙，適切な食事療法や運動療法を行うことは，脂質異常症の基本であり，動脈硬化の進展を予防することができるため，その実施状況を確認する。

👤 禁煙，受動喫煙の回避

　喫煙は動脈硬化性疾患の独立した主要な危険因子であり，心血管合併症の予防のために禁煙すべきである。また，受動喫煙でも心血管病のリスクが上昇するため受動喫煙を避けるようにする。

👤 適正体重の維持

　過体重，肥満は内臓脂肪の蓄積や血清脂質代謝異常，耐糖能異常などを介して動脈硬化を促進する。肥満はBMIで25以上と定義されており，25を超えないようにする。また，内臓脂肪蓄積に注意する必要があり，ウエスト周囲径も確認する。体重，ウエスト周囲径の3〜6カ月で5%減を目標とする。

👤 適切な食事

　過剰なエネルギーの摂取は肥満の原因となるため，伝統的な日本食を基本とし，総摂取エネルギーの適正化を図る。肉の脂身，乳製品，卵黄，菓子類，加工食品を控え，魚類や大豆製品，野菜，果物，未精製穀類（玄米，発芽米，全粒粉），海藻の摂取を増やす。また，食塩の摂取を控え，6g/日未満の減塩が推奨されている。

I 疾患別薬学的管理のポイント

🧍 節酒

アルコールは血圧を上昇させ，トリグリセライドの合成を亢進するため，過剰摂取は控える。高トリグリセライド血症が持続する場合には，原則として禁酒とする。

アルコール 1 日 25g(日本酒 1 合，ビール中瓶 1 本，焼酎半合弱，ウイスキー・ブランデーダブル 1 杯，ワイン 2 杯弱)以下

🧍 適度な運動

運動療法には，動脈硬化性疾患やメタボリックシンドロームの予防・治療効果がある。急性冠症候群，心筋炎，心膜炎，重症不整脈，心不全などの患者は運動療法が禁忌であるため，医師の指示に従う。

有酸素運動を中心にできれば毎日 30 分以上行う。

運動の種類：早歩き，スロージョギング，水泳，サイクリング
　　　　　　など

運動量：1 日 30 分以上をできれば毎日
　　　　1 日 60 分を週 3 回でもよい，週の合計 180 分以上を目標

☑Check 10 OTC医薬品や健康食品などの服用状況を確認する

●**OTC医薬品**：
　　高コレステロール低下薬…ローカスタ，ユンゲオール 3，
　　　シンプトップ　など
●**「コレステロールが高めの方の食品」の特定保健用食品**：
　　大豆たんぱく質…大豆からあげ，濃厚調製豆乳　など
　　キトサン…キトサン明日葉青汁　など
　　リン脂質結合大豆ペプチド…大豆ココア　など
　　植物ステロールエステル…ラーマ プロ・アクティブ，ピュ
　　　アセレクトサラリア
　　低分子化アルギン酸ナトリウム…コレカットゼロ，コレス
　　　サポート　など
　　植物ステロール…健康サララ　など
　　植物スタノールエステル
　　ブロッコリー・キャベツ由来の天然アミノ酸…緑でサラナ
　　茶カテキン…カテキン緑茶　など

8

脂質異常症

●「血中中性脂肪, 体脂肪が気になる方の食品」の特定保健用食品：
　○血中中性脂肪が気になる方の特定保健用食品
　　　グロビン蛋白分解物…ナップルドリンク　など
　　　EPAとDHA…イマークS, DHA入りリサーラソーセージ　など
　　　ウーロン茶重合ポリフェノール…黒烏龍茶　など
　　　ベータコングリシニン…大豆たんぱくのチカラ　など
　　　難消化性デキストリン…キリン メッツ コーラ　など
　　　モノグリコシルヘスペリジン…スタイリースパークリング　など
　○体脂肪が気になる方の特定保健用食品
　　　中鎖脂肪酸…ヘルシーリセッタ　など
　　　茶カテキン…ヘルシア緑茶, ヘルシア五穀めぐみ茶, いつもの烏龍茶　など
　　　コーヒー豆マンノオリゴ糖…ブレンディ香るブラック, ボス グリーン　など
　　　クロロゲン酸類…ヘルシアコーヒー微糖ミルク　など
　　　りんご由来プロシアニジン…ポリフェノール烏龍茶　など
　　　ケルセチン配糖体…伊右衛門 特茶　など

　医療用医薬品であるソイステロールやパンテチン, ポリエンホスファチジルコリンなどを配合した高コレステロール低下薬が, OTC薬として市販されている。医療用医薬品との併用により, 副作用が発現するおそれがあるため使用の有無を確認する。

　また,「コレステロールが高めの方」の特定保健用食品の基本的な作用は, 陰イオン交換樹脂や植物ステロールとほぼ同様の作用であり, これらの食品を摂取することで脂溶性ビタミンや脂溶性の高い薬剤の吸収を低下させる可能性があるため患者に使用の有無を確認する。清涼飲料水, ビスケット, からあげ, ヨーグルトなどさまざまな形態のものが市販されている。

　「血中中性脂肪, 体脂肪が気になる方の食品」の特定保健用食品も市販されている。これらは食事による血中中性脂肪の上昇を抑え, 動脈硬化を予防して虚血性心疾患や脳卒中などの危険を軽減させることが期待されているが, 多量摂取により疾病が治癒したり, より健康が増進するものではないため, 患者に指示された薬物治療と生活習慣の改善は引き続き行うよう指導する必要がある。

9 高尿酸血症・痛風患者の薬学的管理

I 疾患別薬学的管理のポイント

患者からの情報による薬学的管理

☑Check ❶ 患者の自覚症状を確認する

- 足の親指の痛み・発赤，歩行困難　など
- 痛風発作の頻度

　痛風の関節炎は痛風発作と呼ばれ，第一中足趾節関節に多く，疼痛や腫脹，発赤が強く，歩行困難になるが，7〜10日で軽快し，次の発作まではまったく無症状である。初発発作は約50〜60％の患者で第一中足趾節関節に発生するが，その他趾根関節，足関節などにも認められる。痛風発作時に血清尿酸値を変動させると発作の増悪を認めることが多いので，発作中に尿酸降下薬を開始しないことを原則とするため，患者に痛風発作の状況を確認する。

　高尿酸血症では高尿酸血症が続いても自覚症状がみられない時期が通常，数年間存在し，高尿酸血症を放置すると，痛風関節炎が頻発し，慢性関節炎へ移行する。慢性関節炎期では尿酸が尿酸ナトリウムの形で析出し，耳介，肘関節伸側，趾根関節などの皮下に無痛性のトーフス（痛風結節）を形成する。患者にはいつもと変わりはないか，痛風発作が起こっていないか，痛風発作の間隔などを確認する。

☑Check ❷ 患者の客観的データを確認する

- UA（尿酸）：
  〔コントロール目標〕
  痛風関節炎の再発防止（6.0mg/dL以下）
- 尿pH：〔コントロール目標〕6.0〜7.0
- 尿中尿酸値
- 尿中尿酸排泄量＝［尿中尿酸値（mg/dL）×60分間尿量（mL）］／［100×体重（kg）］

●尿酸クリアランス＝
　　［尿中尿酸値（mg/dL）×60分間尿量（mL）］/
　　［血漿尿酸値（mg/dL）×60］×（1.73/体表面積（m^2）］
●尿中クレアチニン値
●血清クレアチニン値

　保険薬局では検査データを診療録などから確認できないので，患者から情報を得る。

　尿酸降下薬は病型によって選択することが原則であるが，中等度以上の腎機能障害や尿路結石の既往ないし合併がある場合には，尿酸生成抑制薬を選択する必要があるため，既往歴の聴取と，腎機能に関する検査を確認する。また，尿酸生成抑制薬であるアロプリノール（ザイロリック）を腎機能障害のある患者に投与すると，排泄が遅延し高い血中濃度が持続するため投与量の減量や投与間隔を延長する必要がある。重篤な副作用の発現を未然に防ぐためにもクレアチニンクリアランスやクレアチニンといった腎機能に関する検査を確認しておく必要がある。

◆尿中尿酸排泄量と尿酸クリアランスによる病型分類

病　　型	尿中尿酸排泄量 （mg/kg/時）		尿酸クリアランス （mL/分）
尿酸産生過剰型	＞0.51	および	≧7.3
尿酸排泄低下型	＜0.48	あるいは	＜7.3
混合型	＞0.51	および	＜7.3

（日本痛風・核酸代謝学会ガイドライン改訂委員会 編：高尿酸血症・
　痛風の治療ガイドライン第2版，メディカルレビュー社，P.64, 2010）

☑Check ③ 患者のリスク因子の有無を確認する

●既往歴：血液腫瘍，肥満，慢性腎疾患，溶血性貧血，甲状腺機能低下症，高インスリン血症，妊娠中毒症　など
●警告：投与開始後少なくとも6カ月間は必ず，定期的に肝機能検査を実施し，副作用として肝障害が発生する場合があることをあらかじめ患者に説明するとともに，食欲不振，悪心・嘔吐，全身倦怠感，腹痛，下痢，発熱，尿濃染，眼

I 疾患別薬学的管理のポイント

球結膜黄染などが現れた場合には，中止し，直ちに受診[ベンズブロマロン(ユリノーム)]

投与終了後も十分な観察を行い，アナフィラキシーショックを含む重篤な過敏症が発現した場合，直ちに投与を中止，溶血性貧血あるいはメトヘモグロビン血症を起こすおそれがあるので，症状が発現した場合，直ちに投与を中止，G6PD欠損またはその他の赤血球酵素異常の有無について家族歴の調査など十分に問診[ラスブリカーゼ(ラスリテック)]

●禁忌：

腎臓結石症・高度の腎障害[ベンズブロマロン(ユリノーム)，プロベネシド(ベネシッド)]

肝障害[ベンズブロマロン(ユリノーム)]

血液障害[プロベネシド(ベネシッド)]

G6PD欠損またはその他の赤血球酵素異常[ラスブリカーゼ(ラスリテック)]

消化性潰瘍・重篤な血液異常・重篤な肝障害・重篤な腎障害・重篤な心機能不全・アスピリン喘息の既往[NSAIDs]

妊婦[コルヒチン，ベンズブロマロン(ユリノーム)]

2歳未満の乳児[プロベネシド(ベネシッド)]

二次性高尿酸血症では，まず原因疾患の治療を行う必要があるため，既往歴を確認する。

尿酸排泄促進薬であるベンズブロマロン(ユリノーム)は，肝機能障害を悪化させることがあり，肝機能障害のある患者には投与禁忌である。その他，投与禁忌となる基礎疾患がないかどうか必ず確認する。

☑Check④ 服薬状況を確認する

●自覚症状消失による自己判断による中止
●塩味が強いことによる尿アルカリ化薬の服用困難
●痛風発作時の対処方法

痛風発作が消失すると次の発作まで自覚症状がないために，自己判断にて中止してしまう場合がある。痛風発作や腎障害，尿路結石を起こさないために，また高尿酸血症が心血管イベントの危険因子

9 高尿酸血症・痛風

115

となる可能性が高いため，自覚症状がなくとも服用を継続し，定期的に検査するように指導する。残薬がある場合には受診時や来局時にもってくるように説明し，残薬の整理とともに，再指導を行う。

痛風発作は，血清尿酸値が一時的に上昇したときよりも一時的に低下したときの方がよく起こることを患者に説明し，痛風発作時に尿酸降下薬を指示された量より多く服用しないように指導する。また，コルヒチンは常に携帯し，痛風発作予感時に服用するよう指導する。痛風発作が起こってしまってからコルヒチンを服用しても効果がなく，過量服用により腹痛，下痢，嘔吐などの副作用が発現しやすくなるため，発作が続くからといってむやみに服用しないよう説明する。

☑Check 5 薬物治療に関する理解度を確認する

●薬品名，薬効，用法・用量，使用上の注意，飲み忘れたときの対処法　など

血清尿酸値のコントロールを維持するために，長期に高尿酸血症治療を継続しなければならないことが多い。また，痛風発作時には指示通りに服用しなければ，痛風発作の増悪をまねいたり，コルヒチンの効果が十分に得られないため，薬物治療継続の必要性などを正しく理解しているかどうか確認する。

ただし，がん化学療法に伴う高尿酸血症に対する治療にフェブキソスタット（フェブリク）を用いる場合には，がん化学療法開始1～2日前から服用を開始し，化学療法開始5日目（患者の状態に応じて，投与期間を適宜延長）まで服用することを理解しているか確認する。

Ⅰ 疾患別薬学的管理のポイント

■ 処方薬からの薬学的管理

☑Check 6 副作用の発症状況を確認する

◆高尿酸血症・痛風治療薬の注意すべき副作用（対処方法）

コルヒチン	腹痛・下痢・嘔吐（減量もしくは休薬），ミオパチー[*1]（直ちに中止），血小板減少・末梢神経障害（中止）　など
尿酸排泄促進薬 ベンズブロマロン （ユリノーム）	劇症肝炎などの重篤な肝障害・黄疸（投与開始後少なくとも6カ月間は必ず，定期的に肝機能検査を行い，肝機能検査値の異常，黄疸が認められた場合には中止），胃腸障害（減量もしくは中止）　など
尿酸生成抑制薬	アロプリノール（ザイロリック）：皮膚粘膜眼症候群・中毒性表皮壊死症・剥脱性皮膚炎などの重篤な発疹・過敏性血管炎[*2]（発熱，発疹などが認められた場合には直ちに中止し，再投与しない。副腎皮質ステロイド薬の投与など），再生不良性貧血・劇症肝炎などの重篤な肝障害・黄疸（中止）　など フェブキソスタット（フェブリク）：関節痛（症状によりコルヒチン，副腎皮質ステロイド薬などを併用），TSH増加（減量もしくは中止），肝機能障害（中止）　など トピロキソスタット（トピロリック，ウリアデック）：肝機能障害（中止），四肢痛（症状によりコルヒチン，副腎皮質ステロイド薬などを併用）　など
尿アルカリ化薬 クエン酸K/ クエン酸Na配合 （ウラリット）	高K血症（減量もしくは休薬），下痢（減量もしくは中止）　など
NSAIDs	消化性潰瘍（食直後，牛乳，制酸薬などとともに服用。症状が強ければ減量もしくは中止），喘息発作（中止し，気管支拡張薬や副腎皮質ステロイド薬の点滴など），急性腎不全（中止し，K・塩分・水分制限やアシドーシスの補正など）　など

（次頁に続く）

がん化学療法用 尿酸分解酵素製剤 ラスブリカーゼ （ラスリテック）	ショック・アナフィラキシー（直ちに中止），肝機能障害・アレルギー反応・電解質異常・悪心・嘔吐・注射部位反応（投与期間は最大7日間であり，程度により中止もしくは継続，対症療法薬の投与など医師と協議）

*1　ミオパチー
　　　自覚症状：筋肉痛，脱力感，筋力低下　など
*2　過敏性血管炎
　　　自覚症状：下肢に出ることが最も多く，紫斑，点状出血，皮膚潰瘍，
　　　　　　　　じんま疹　など
　　　　　　　　全身症状として，発熱，腹痛，関節痛，筋肉痛，全身倦怠感，
　　　　　　　　易疲労感，腎障害，消化器障害　など

☑Check ❼ 他の薬剤の影響や薬物相互作用の有無を確認する

● **尿酸産生過剰型高尿酸血症を引き起こす薬剤**：抗悪性腫瘍薬，ミゾリビン（ブレディニン），テオフィリン（テオドール）など

● **尿酸排泄低下型高尿酸血症を引き起こす薬剤**：利尿薬，少量のサリチル酸，ピラマイド，エタンブトール塩酸塩（エサンブトール），シクロスポリン（サンディミュン，ネオーラル）　など

● **混合型高尿酸血症を引き起こす薬剤**：ニコチン酸（ナイクリン），ニコチン酸アミド　など

● **併用禁忌**：
　　コルヒチン→肝臓または腎臓障害がありCYP3A4を強く阻害する薬剤*1またはP糖蛋白阻害薬*2
　　フェブキソスタット（フェブリク），トピロキソスタット（トピロリック，ウリアデック）→メルカプトプリン水和物（ロイケリン），アザチオプリン（イムラン，アザニン）

*1　CYP3A4を強く阻害する薬剤：アタザナビル，クラリスロマイシン，インジナビル，イトラコナゾール，ネルフィナビル，リトナビル，サキナビル，ダルナビル，テリスロマイシン，テラプレビル，コビシスタットを含有する製剤
*2　P糖蛋白阻害薬：シクロスポリン

　血清尿酸値に悪影響を与える薬剤があるため，併用薬剤を確認する。高尿酸血症を引き起こす薬剤の中止や減量を行い，改善が不十

Ⅰ 疾患別薬学的管理のポイント

分な場合には，高尿酸血症治療薬の投与を行う。がん化学療法に伴う高尿酸血症に対して尿酸分解酵素製剤ラスブリカーゼ（ラスリテック点滴静注）に加え，フェブキソスタット（フェブリク）も保険適応を取得した。

尿酸排泄促進薬であるベンズブロマロン（ユリノーム）はワルファリンカリウム（ワーファリン）の血中濃度を上昇させるため併用時には注意が必要である。

尿酸生成抑制薬であるアロプリノール（ザイロリック）には多彩な薬物相互作用があるが，抗悪性腫瘍薬併用時には特に注意する必要がある。

☑Check⑧ 服薬指導を実施する

🖉 尿酸降下薬（尿酸排泄促進薬，尿酸生成抑制薬）の服薬指導例：使用上の注意点

- 飲み始めたとき一時的に痛みが強くなることがあります。
- この薬を飲んでいて痛風発作が起きた場合，勝手に薬の量を変えたり，中止したりしないで続けて服用してください。

コルヒチン	痛風発作時の激しい痛みを抑える薬です。ただし，痛風を根本から治す薬ではありません。 ・発作の予感があったとき服用するのが一番よく効くので，発作が始まったらなるべく早く服用してください。 ・発作時に服用する場合には，1回1錠を発作が緩解するまで3〜4時間ごとに服用し，1日に6〜8錠までにしてください。
尿酸排泄促進薬 ベンズブロマロン （ユリノーム）	尿酸の排泄を促す薬です。 ・服用を忘れた場合，思い出したときすぐに服用してください。ただし次の服用時間が近いときは忘れた分は服用しないでください。

（次頁に続く）

9

高尿酸血症・痛風

119

尿酸生成抑制薬	体内で尿酸が作られるのを抑える薬です。 • 服用を忘れた場合，思い出したときすぐに服用してください。ただし次の服用時間が近いときは忘れた分は服用しないでください。[フェブキソスタット（フェブリク）（がん化学療法に伴う高尿酸血症）以外] • 服用を忘れた場合，化学療法前に医師に相談してください。化学療法後の服用を忘れた場合，思い出したときすぐに服用してください。ただし次の服用時間が近いときは忘れた分は服用しないでください。[フェブキソスタット（フェブリク）（がん化学療法に伴う高尿酸血症）]
尿アルカリ化薬 クエン酸K/ クエン酸Na配合 （ウラリット）	尿をアルカリ化して尿酸結石を防ぐ薬です。 • 舌に刺激を感じる場合または服用しにくい場合は，水などに溶かして服用してください。 • 服用を忘れた場合，思い出したときすぐに服用してください。ただし次の服用時間が近いとき（4時間以内）は忘れた分は服用しないでください。
NSAIDs	痛風発作時の激しい痛みや腫れをやわらげる薬です。 • 一時的に症状を抑えますが，痛風を治す薬ではありません。 • 服用を忘れた場合，思い出したときすぐに服用してください。ただし次の服用時間が近いときは忘れた分は服用しないでください。
がん化学療法用 尿酸分解酵素製剤 ラスブリカーゼ （ラスリテック）	尿酸を分解して，化学療法によって尿酸の量が増えるのを防ぐ薬です。

I 疾患別薬学的管理のポイント

患者の生活スタイルなどからの薬学的管理

☑Check 9 生活習慣を確認する

● **適切な食事**：
   エネルギー摂取量（kcal）
      ＝標準体重（kg）×身体活動量（kcal/kg標準体重）
● **十分な飲水**：1日2,000mLの尿量確保
● **節酒**
● **適度な運動**
● **適正体重の維持**：BMIで25を超えない

　高尿酸血症・痛風は生活習慣病の一つであり，生活習慣の是正を目的とした非薬物療法も重要である。

適切な食事

　血清尿酸値を低下させる食事療法の基本は，糖尿病治療に準じた摂取エネルギーの適正化である。

　また，尿酸はプリン代謝の最終産物であるため，1日の摂取量が400mgを超えないようにする。食品100gあたりプリン体を200mg以上含むものを高プリン食と呼び，動物の内臓，魚の干物，乾物などがある。野菜・海草類は尿をアルカリ化するため摂るようにする。

十分な飲水

　尿路結石の予防と尿酸の排泄を促進するために，心・腎臓疾患がない場合には1日の尿量を約2,000mL以上確保する。特に運動後は，筋肉中のATPの分解と発汗に伴う脱水のために筋原性の高尿酸血症を呈するので，十分な飲水を行う必要がある。水分の補給には，アルコール飲料や糖分などを含まない飲料を用いる。

節酒

　アルコール飲料は血清尿酸値を上昇させる作用があるため，酒類を問わず過剰摂取は厳格に慎むべきである。なかでもビールはプリン体を多く含むばかりでなく，エタノール等量で比較すれば他の酒類より高エネルギーである。

9 高尿酸血症・痛風

●血清尿酸値への影響
  日本酒1合，ビール500mL，またはウイスキー60mL程度より現れると考えられる。

適度な運動

過度な運動は避け，週3回程度の継続できるような軽い運動を行う。無酸素運動は血清尿酸値を上昇させるため，有酸素運動を行う。

適正体重の維持

肥満度，特に体脂肪率と血清尿酸値との間には正の相関関係が認められ，肥満者が減量すると血清尿酸値が低下することが多い。適正なエネルギー摂取と運動療法により，BMI25未満を目標とする。

OTC医薬品や健康食品などの服用状況を確認する

●OTC医薬品：
  アスピリン含有…バファリンA，エキセドリンA　など
●健康食品：アンセリン，クエン酸　など
●食品：クランベリージュース

OTC医薬品の鎮痛薬のなかにはアスピリンを含有している製剤がある。アスピリンは少量投与で血清尿酸値を軽度に上昇させ，大量投与では血清尿酸値を低下させる。鎮痛作用をもつ量のアスピリンは血清尿酸値を低下させるため，痛風発作中に服用すると血清尿酸値が低下し痛風発作が増悪する。そのため，痛風発作時にアスピリンの服用は避けるべきであり，患者にアスピリン含有のOTC医薬品を使用していないか確認する。

アンセリンは，L-ヒスチジン含有化合物であり，アンセリンがプリン体代謝酵素であるHGPRT遺伝子の発現量を増加させて，尿酸への転換を低下させ，また尿酸の排泄を促進していることが示唆されている。また，クエン酸は，尿をアルカリ化する作用を有する。その他，痛風によいとうたわれている健康食品があるため，使用していないか確認する。

食品のクランベリーはポリフェノールを多く含むことから健康維持のために摂取されていることが多い。しかし，クランベリーはキ

I 疾患別薬学的管理のポイント

ナ酸を多く含んでおり，このキナ酸が体内で代謝され馬尿酸となり尿を酸性化させる。酸性尿では尿酸の溶解度が低下し結石を誘発するため，クランベリージュースなどを摂取していないかどうか確認する。

9

高尿酸血症・痛風

MEMO

10

Ⅰ 疾患別薬学的管理のポイント

甲状腺機能亢進症・甲状腺機能低下症患者の薬学的管理

■ 患者からの情報による薬学的管理

☑Check❶ 患者の自覚症状を確認する

- **亢進症**：頻脈，発汗亢進，体重減少，手指振戦，眼球突出，不眠　など
- **低下症**：無気力，寒がり，便秘，体重増加，浮腫　など

　甲状腺ホルモンは生体の維持調節に重要な役割を担っており，甲状腺の機能が変化すると全身の代謝や循環器系は大きな影響を受け，それに起因した自覚的・他覚的症状が現れる。

　甲状腺機能亢進症と甲状腺機能低下症の治療は臨床検査値の正常化とともに臨床症状の改善が目的であり，患者の自覚症状を確認する。甲状腺ホルモン薬の過剰投与により，甲状腺機能亢進症状が出現するため，患者の自覚症状を確認し，患者には日頃から体重や脈拍を測定し，異常や変化があればすぐに申し出るように指導する。

◆甲状腺機能亢進症・甲状腺機能低下症の自覚症状

- **甲状腺機能亢進症**：甲状腺ホルモンの過剰分泌によって頻脈，発汗亢進，体重減少，手指振戦，易疲労感，不眠，下痢，イライラなどの症状がみられる。バセドウ病では特有な他覚症状として，眼球突出，びまん性甲状腺腫大などを呈する。小児期発症バセドウ病では，成人とは異なり，体重減少の症状は多くない。また，学童では，手指振戦は把握しづらく，活動性亢進の症状として落ち着きのなさがみられる。
- **甲状腺機能低下症**：甲状腺ホルモンの欠乏による新陳代謝，精神・神経活動の低下に起因した自覚的・他覚的症状を呈する。自覚症状として無気力，寒がり，易疲労感，動作緩慢，眼瞼浮腫，便秘，体重増加，嗜眠，記憶力低下，嗄声などの症状を呈する。

10
甲状腺機能亢進症・甲状腺機能低下症

患者の客観的データを確認する

- **TSH(甲状腺刺激ホルモン)**:バセドウ病(0.1μIU/mL以下)
  〔コントロール目標〕正常化(0.34〜3.5μIU/mL)
- **FT₄(遊離サイロキシン)**:
  〔コントロール目標〕正常化(0.90〜1.80ng/dL)
- **FT₃(遊離トリヨードサイロニン)**:
  〔コントロール目標〕正常化(2.0〜4.0pg/mL)
- **TRAb(TSH受容体抗体)**:バセドウ病(陽性)
  〔コントロール目標〕陰性
- **TgAb(抗サイログロブリン抗体)**:
  慢性甲状腺炎(橋本病)(陽性)
  〔コントロール目標〕陰性

甲状腺機能亢進症と甲状腺機能低下症の治療薬は、FT₄、TSHなどの臨床検査値の正常化によって、投与量が増減される。そのため、検査値を診療録や、患者から聞き取ったり、抗甲状腺薬の治療手帳(治療経過や検査結果を記録した手帳)などから確認する。

甲状腺ホルモンには脂肪分解を促進し、血中コレステロールを低下させる作用があるため、甲状腺機能低下症では、高コレステロール血症が認められる。また、CK(クレアチンキナーゼ)やLDH(乳酸脱水素酵素)、ALP(アルカリホスファターゼ)、AST(アスパラギン酸アミノトランスフェラーゼ)、ALT(アラニンアミノトランスフェラーゼ)の上昇もみられ、筋疾患や肝障害と診断されている場合もあるので注意する。

 患者のリスク因子の有無を確認する

- **増悪因子**:亢進症…ストレス、喫煙、感染、抜歯 など
  低下症…妊娠
- **警告**:少なくとも投与開始後2カ月間は、原則として2週に1回、それ以降も定期的に白血球分画を含めた血液検査を実施し、顆粒球の減少傾向などの異常が認められた場合には、直ちに投与を中止。投与に先立ち、無顆粒球症などの副作用が発現する場合があることおよびこの検査が必要であることを患者に説明[チアマゾール(メルカゾール)]

I 疾患別薬学的管理のポイント

●禁忌：
　本剤使用後肝機能悪化[プロピルチオウラシル(チウラジー
　ル，プロパジール)]
　新鮮な心筋梗塞[レボチロキシンナトリウム(チラーヂン
　S)，リオチロニンナトリウム(チロナミン)]
　肺結核[ヨウ化カリウム(内服ゼリーを除く)]

　甲状腺機能亢進症・甲状腺機能低下症では増悪因子によって治療
薬の効果が減弱したり，甲状腺クリーゼ*を誘発することがあるの
で，注意が必要である。

＊甲状腺クリーゼ：バセドウ病患者において何らかの要因により甲状腺ホ
　ルモン分泌過剰による症状が急速に増悪し，死亡率の高い危険な病態

　妊娠初期のチアマゾール(メルカゾール)の継続服用は，関連奇形
症候群の発生と密接な関連性があることが強く示唆されており，妊
娠初期のチアマゾール(メルカゾール)服用をできるだけ避けるため
に，妊娠の有無や妊娠週数について確認する。妊娠中に抗甲状腺薬
を開始する場合には，妊娠初期はプロピルチオウラシル(チウラジー
ル，プロパジール)を第一選択薬とし，妊娠中期以降であれば副作
用や効果の観点からチアマゾール(メルカゾール)が推奨される。ま
た，妊娠前より甲状腺機能低下症であった場合は，妊娠すると必要
な甲状腺ホルモン量が増加するのが一般的であり，甲状腺ホルモン
薬の増量が必要となることが多い。

　甲状腺機能亢進症による頻脈や手指振戦にはβ遮断薬[プロプラ
ノロール塩酸塩(インデラル)など)]が用いられる。喘息患者では非
選択性β遮断薬は禁忌であるため，既往歴を確認する。

☑Check④ 服薬状況を確認する

●自覚症状消失による自己判断による中止
●抗甲状腺薬の長期服用（2～3年）
●甲状腺ホルモン薬の長期服用（生涯服用することが多い）

　甲状腺機能亢進症，甲状腺機能低下症ともに長期に治療薬を服用
する必要があるため，残薬を受診時や来局時にもってくるように説
明し，服薬状況を確認するとともに，残薬の整理を行う。
　抗甲状腺薬を服用し始めてから血中甲状腺ホルモン濃度が正常化

10

甲状腺機能亢進症・甲状腺機能低下症

するまでには 1 ～ 3 カ月ほどかかり，また，寛解に至るまで 2 ～ 3 年といった長期間，確実に抗甲状腺薬を服用しなければならない。小児期発症バセドウ病では，5 ～ 10 年間，抗甲状腺薬を継続することにより寛解が得られることがあり，10 年以上を要する場合もある。小児の場合には，特に自覚症状消失や進学などの環境の変化によって怠薬となっていないかを確認する必要がある。服薬アドヒアランス低下の原因として病識に問題があれば，医師に甲状腺機能亢進症について再度説明してもらうように依頼する。プロピルチオウラシル(チウラジール，プロパジール)は分割投与が必要であるが，チアマゾール(メルカゾール)は 1 日 1 回投与であるため，コンプライアンスはチアマゾール(メルカゾール)のほうがよい。また，患者が受験や就職，結婚などを控えて早期に治療をしたい場合などは薬物療法からアイソトープ治療か外科的治療に変更することも考慮する。

　甲状腺機能低下症の治療は，ホルモンを補充する療法であるため，甲状腺ホルモン薬を長期に服用する必要がある。甲状腺ホルモン薬を投与することにより症状が軽減したからといって，減量あるいは中止することで日常の活動量を低下させてしまうことがあるので，症状が改善しても中止せず，継続して服用するよう患者に指導する。

☑Check 5　薬物治療に関する理解度を確認する

●薬品名，薬効，用法・用量，使用上の注意，飲み忘れたときの対処法　など

　甲状腺疾患治療薬は，長期にわたり服用しなければならないため，薬物治療継続の必要性について正しく理解しているかどうか確認する。特に，妊婦，授乳婦では，薬剤の変更や，投与量の増量が必要となる場合があるため，薬物治療継続の必要性，妊娠や授乳希望がある場合には必ず医師や薬剤師に申し出ること，使用上の注意点などを理解しているかどうか確認する。

Ⅰ 疾患別薬学的管理のポイント

処方薬からの薬学的管理

☑Check 6 　副作用の発症状況を確認する

◆甲状腺疾患治療薬の注意すべき副作用（対処方法）

抗甲状腺薬 チアマゾール（メルカゾール），プロピルチオウラシル（チウラジール，プロパジール）	無顆粒球症*1（直ちに中止），皮疹（軽症の場合は投与継続。痒みがある場合には抗ヒスタミン薬を投与。改善しない場合にはもう一方の抗甲状腺薬に変更。じんま疹がひどい場合にはステロイド薬の投与を考慮），肝機能障害（投与開始前に必ず肝機能検査を実施。ALTが正常上限の2倍以上になったら特に注意し，さらに悪化する場合には即座に中止し，無機ヨード剤に変更），関節痛（中止し，もう一方の抗甲状腺薬に変更。NSAIDsの投与を考慮）　など チアマゾール（メルカゾール）：インスリン自己免疫症候群（中止）　など プロピルチオウラシル（チウラジール，プロパジール）：抗好中球細胞質抗体（ANCA）関連血管炎症候群*2（即座に中止し，無機ヨード剤に変更。ステロイド薬の投与）　など
甲状腺ホルモン薬 レボチロキシンナトリウム（チラーヂンS），リオチロニンナトリウム（チロナミン）	狭心症・肝機能障害・心悸亢進・振戦・不眠・食欲不振（減量もしくは休薬）　など
ヨウ素製剤 ヨウ化カリウム	ヨウ素中毒*3・ヨウ素悪液質*4（長期連用時）（中止），悪心・嘔吐・胃痛・口腔・咽喉の灼熱感（制酸薬，牛乳などとの併用）　など

*1　無顆粒球症
　　自覚症状：発熱，喉が痛い，体がだるい　など
　　対処方法：少なくとも投与開始後2カ月間は，原則として2週間に1回，それ以降も定期的に白血球分画を含めた血液検査を実施。異常が認められた場合には，直ちに中止して他の治療法に切り替え，またβ遮断薬，ステロイド薬の投与を考慮。抗甲状腺薬はチアマゾール（メルカゾール）とプロピルチオ

ウラシル（チウラジール，プロパジール）の2種類であり，どちらかの投与により無顆粒球症が発現した場合には，もう一方の抗甲状腺薬も使用すべきではない。好中球100〜500/mm^{3}未満の軽症無顆粒球症ではG-CSFの投与を考慮。感染症に対して広域スペクトルの抗菌薬を投与

＊2　抗好中球細胞質抗体（ANCA）関連血管炎症候群
　　　自覚症状：発熱，関節の痛み，風邪症状，尿に血が混じる　など
　　　対処方法：1年以上服用している場合には診察ごとに尿検査を実施。血清MPO-ANCA，CRP，クレアチニン，検尿などの検査を実施。副作用が疑われたら即座に中止し，無機ヨード剤に変更。ステロイド薬の投与

＊3　ヨウ素中毒
　　　自覚症状：結膜炎，眼瞼浮腫，鼻炎，喉頭炎，気管支炎，声門浮腫，喘息発作，前額痛，流涎，唾液腺腫脹，耳下腺炎，胃炎など
　　　　　　　　さらに中毒症状が進行すると発疹，面疱，せつ，蕁麻疹，水疱，微熱，甲状腺腫，粘液水腫　など

＊4　ヨウ素悪液質
　　　自覚症状：皮膚の粗荒，体重減少，全身衰弱，心悸亢進，抑うつ，不眠，神経過敏，性欲減退，乳房の腫大と疼痛，骨盤痛

☑Check**7** 他の薬剤の影響や薬物相互作用の有無を確認する

● **甲状腺機能亢進症患者に対する投与禁忌**：ベタネコール塩化物（ベサコリン），アクラトニウムナパジシル酸塩（アボビス），アメジニウムメチル硫酸塩（リズミック），ミドドリン塩酸塩（メトリジン）　など
● **甲状腺機能低下症に対する投与禁忌**：健胃消化薬（S・M配合散など），沈降炭酸カルシウム　など
● **甲状腺機能亢進を引き起こす可能性のある薬剤**：ソマトロピン（ジェノトロピン）
● **甲状腺機能低下を引き起こす可能性のある薬剤**：アミオダロン（アンカロン），炭酸リチウム（リーマス），ヨウ素製剤，ニトロプルシドナトリウム水和物（ニトプロ）　など
● **甲状腺機能異常を引き起こす可能性のある薬剤**：インターフェロン　など

　甲状腺機能亢進症患者，甲状腺機能低下症患者に対する投与禁忌の薬剤や，甲状腺機能異常を引き起こす薬剤があるため，併用薬剤を確認する。甲状腺機能低下を呈する薬剤を中止できない場合には，機能低下に応じて甲状腺ホルモン薬を投与する。
　甲状腺疾患治療薬には併用禁忌薬はないが，甲状腺機能が変化す

I 疾患別薬学的管理のポイント

るために生じる薬物相互作用がある。なかでもクマリン系抗凝固薬［ワルファリンカリウム（ワーファリン）］，ジギタリス製剤（ジゴキシンなど），経口血糖降下薬には注意が必要であり，甲状腺機能に応じた投与量かどうか確認することも必要である。

☑Check ❽ 服薬指導を実施する

🖉 甲状腺機能亢進症・甲状腺機能低下症の服薬説明例：使用上の注意点

抗甲状腺薬 **チアマゾール（メルカゾール），プロピルチオウラシル（チウラジール，プロパジール）**	甲状腺ホルモンの過剰な合成を抑え，甲状腺ホルモンによる過剰な新陳代謝を抑える薬です。 ・服用を忘れた場合，思い出したときすぐに服用してください。ただし次の服用時間が近いときは忘れた分は服用しないでください。
甲状腺ホルモン薬 **レボチロキシンナトリウム（チラーヂンS），リオチロニンナトリウム（チロナミン）**	甲状腺ホルモンで，不足している甲状腺ホルモンを補い新陳代謝を高める薬です。 ・服用を忘れた場合，思い出したときすぐに服用してください。ただし次の服用時間が近いときは忘れた分は服用しないでください。
ヨウ素製剤 **ヨウ化カリウム**	ヨウ素が欠乏して甲状腺機能が低下したときにヨウ素を補給したり，甲状腺の機能が亢進したときには多めに服用して甲状腺ホルモンの過剰な分泌を抑える薬です。 ・服用を忘れた場合，思い出したときすぐに服用してください。ただし次の服用時間が近いときは忘れた分は服用しないでください。 ・食直後の服用は避けてください。

10

甲状腺機能亢進症・甲状腺機能低下症

患者の生活スタイルなどからの薬学的管理

☑Check 9 生活習慣を確認する

- ●十分な休息
- ●ストレスの解消
- ●禁煙
- ●ヨード摂取制限：通常の食生活では制限しなくてよい

甲状腺機能亢進症や甲状腺機能低下症の治療は薬物治療が主たるものであるが，両疾患ともストレスによって症状が悪化することがある。ストレスの解消を心がけ，規則正しい生活を送るようにする。

👤 十分な休息

バセドウ病は精神的に不安定になりやすく，過活動になり，生活リズムが乱れやすい。意識して規則的な生活をし，十分な休息，睡眠をとるようにする。甲状腺機能が亢進している場合には，急いで走る，駅の階段を駆け上がる，重いものを持ち運ぶことなどは避けるよう心がける。甲状腺機能が正常化したら，日常生活における運動制限は解除してよい。

👤 ストレスの解消

バセドウ病では，手術，けが，受験，就職，転職，解雇，経済的困窮，昇進，結婚，過重な仕事など，種々のストレスにさらされたときに，再燃したり，再発することが知られている。
また，原発性甲状腺機能低下症の発症にも大きなストレスが関与しているため，上手にストレスを解消するよう心がける。

👤 禁煙

喫煙によって，抗甲状腺薬による治療効果が減弱し，バセドウ病の再発率が高くなる。また，バセドウ病眼症の発症の危険性が高まるため，バセドウ病の治療中あるいは寛解中にかかわらず，喫煙してはならない。
甲状腺機能低下症の場合，特に制限する必要はないが，健康のためにも禁煙を心がける。

I 疾患別薬学的管理のポイント

👤 ヨード摂取制限

　通常の食生活を行っている患者においては，食事性のヨード摂取の制限を勧める根拠はない。一般的な海藻摂取よりさらに多いヨード摂取，例えば根昆布や根昆布の汁を毎日摂る，昆布の佃煮を毎日大量に食べるなどの習慣によって，甲状腺機能の低下が現れることがあるので控える。ヨード含有含嗽薬の長期使用により甲状腺機能が低下することがあるため，ヨードを含有していない含嗽薬を選ぶよう説明する。

☑Check🔟 OTC医薬品や健康食品などの服用状況を確認する

●OTC医薬品：ヨード含有含嗽薬
●健康食品：根昆布，やせ薬　など

　一過性の甲状腺機能亢進症の原因として，ヨードの過剰摂取がある。風邪の予防でヨード含有の含嗽薬を長期に使用していると甲状腺ホルモンの合成・分泌が促進され過剰となり，ネガティブフィードバック機構により，TSHの分泌が抑制され甲状腺機能低下症に陥る場合がある。この場合，ヨードを含有していない含嗽薬に変更するだけで甲状腺機能が回復することが多い。そのため，ヨード含有の含嗽薬の使用について確認する。

　根昆布はヨードを多く含む食品である。根昆布には降圧作用があり，毎日摂取することにより，ヨードの過剰摂取となり，甲状腺機能低下症に陥る場合がある。甲状腺機能亢進症，甲状腺機能低下症ともに食事性のヨード摂取制限を勧める必要はないが，根昆布などを通常の食事以上に摂取していないか確認する。

　甲状腺ホルモンを摂取することによって甲状腺ホルモンが高値になり体重が減少することがある。この作用を悪用して甲状腺ホルモンを含有したやせ薬や健康食品が市販され，健康被害（死亡例を含む）が公表され，厚生労働省も注意喚起*している。これらは個人輸入などで手に入れていることが多いため，使用の有無を確認する必要がある。

　＊「ホスピタルダイエット」などと称されるタイ製の向精神薬などを含有する無承認無許可医薬品による健康被害事例について

MEMO

11

I 疾患別薬学的管理のポイント

骨粗鬆症患者の薬学的管理

■ 患者からの情報による薬学的管理

☑Check **1** 患者の自覚症状を確認する

●急性疼痛，慢性腰背痛，亀背，円背　など

　骨粗鬆症は特有の症状が乏しく，骨折を生じるまでは，疼痛や変形を生じることはほとんどない。骨粗鬆症による椎体骨折の場合，急性の疼痛を伴い急激な変形を生じるものと，強い疼痛がなく徐々に亀背や円背になっていくものがある。脊椎変形が重症化すると消化管の動きも悪くなり，逆流性食道炎や食欲不振，便秘などを起こす場合がある。そのため，腰背痛が生じていないか，消化器系の症状が出現していないか確認する必要がある。

☑Check **2** 患者の客観的データを確認する

●**骨密度**：正常（若年成人平均値（YAM）の80％以上）
●**骨代謝マーカー**：
　　＜骨形成マーカー＞
　　　・BAP（骨型アルカリホスファターゼ）
　　　　基準値（CLEIA法…2.9〜14.5μg/L，
　　　　　　　　EIA法…7.9〜29.0U/L）
　　　・P1NP（Ⅰ型プロコラーゲン-N-プロペプチド）
　　　　基準値（17.1〜64.7μg/L）
　　＜骨吸収マーカー＞
　　　・尿NTX（Ⅰ型コラーゲン架橋N-テロペプチド）
　　　　基準値（9.3〜54.3nmolBCE/mmol・Cr）
　　　・尿CTX（Ⅰ型コラーゲン架橋C-テロペプチド）
　　　　基準値（40.3〜301.4μg/mmol・Cr）

　脊椎エックス線写真は診療上，最も重要な情報となる。骨代謝マーカーの測定により骨代謝状態の診断とともに骨粗鬆症治療薬の選択

11

骨粗鬆症

135

や治療効果の評価を行うことができるため，必要な検査データを診療録で確認したり，患者や患者家族から医師に確認してもらう。また，骨代謝回転の高い場合には積極的な治療が必要であり，治療の必要性を説明する場合，骨吸収マーカーが亢進していることを示すことで，骨粗鬆症治療の必要性の理解度が高まるため，骨代謝マーカーの測定について確認する。骨吸収マーカーは治療開始時と治療開始後3〜6カ月に2回目を測定し，変化率を算出する。テリパラチド(テリボン，フォルテオ)による治療評価や，ビスホスホネート製剤の長期投与時のチェックには骨形成マーカーを測定するのもよい。ただし，ビスホスホネート製剤，SERM(選択的エストロゲン受容体モジュレーター)，女性ホルモン薬，テリパラチド(テリボン，フォルテオ)，活性型ビタミンD_3製剤[エルデカルシトール(エディロール)]，ビタミンK_2製剤[メナテトレノン(グラケー)]，デノスマブ(プラリア)の効果は，骨代謝マーカー測定による判定が可能であるが，他の骨粗鬆症治療薬については，骨代謝マーカーによる判定は困難である。

☑Check❸ 患者のリスク因子の有無を確認する

- **骨粗鬆症性骨折の臨床的危険因子**：年齢，BMIの低値，脆弱性骨折の既往，両親の大腿骨近位部骨折歴，現在の喫煙，アルコールの過剰摂取　など
- **既往歴**：関節リウマチ，糖尿病，成人での骨形成不全症，長期にわたり未治療の甲状腺機能亢進症，性機能低下症，早期閉経，慢性的な栄養失調あるいは吸収不良，慢性肝疾患など
- **警告**：投与前には腎機能，脱水状態および併用薬について，問診・検査を行うなど患者の状態を十分に確認し，投与の適否を判断すること。投与時には，点滴時間が短いと急性腎不全の発現リスクが高くなることから，必ず15分間以上かけて点滴静脈内投与すること。急性腎不全の発現は主に投与後早期に認められているため，腎機能検査を行うなど，患者の状態を十分に観察すること[ゾレドロン酸水和物(リクラスト)]
- **禁忌**：
  重篤な腎障害・骨軟化症[エチドロン酸二ナトリウム(ダイ

ドロネル)]

重篤な腎不全[Ca製剤]

高度な腎障害(クレアチニンクリアランス約30mL/分未満)[リセドロン酸ナトリウム(アクトネル, ベネット)]

重度の腎障害(クレアチニンクリアランス35mL/分未満)[ゾレドロン酸水和物(リクラスト)]

食道狭窄またはアカラシアなどの食道通過を遅延障害[ビスホスホネート製剤内服(エチドロン酸二ナトリウム(ダイドロネル)を除く)]

服用時に立位あるいは坐位を30分以上保てない患者[アレンドロン酸ナトリウム内服(フォサマック, ボナロン), リセドロン酸ナトリウム(アクトネル, ベネット), ミノドロン酸水和物(リカルボン, ボノテオ)]

服用時に立位または坐位を60分以上保てない患者[イバンドロン酸ナトリウム水和物(ボンビバ)]

低Ca血症[ビスホスホネート製剤(エチドロン酸二ナトリウム(ダイドロネル)を除く), デノスマブ(プラリア)]

高Ca血症[カルシトリオール(ロカルトロール), Ca製剤, 副甲状腺ホルモン製剤]

脱水状態[ゾレドロン酸水和物(リクラスト)]

ビタミンD中毒症状[カルシトリオール(ロカルトロール)]

静脈血栓塞栓症・長期不動状態・抗リン脂質抗体症候群[SERM]

腎結石[Ca製剤]

骨肉腫発生のリスクが高い患者(骨ページェット病, 原因不明のアルカリホスファターゼ高値, 小児等および若年者で骨端線が閉じていない, 過去に骨への影響が考えられる放射線治療)・原発性の悪性骨腫瘍・転移性骨腫瘍・骨粗鬆症以外の代謝性骨疾患[副甲状腺ホルモン製剤]

エストロゲン依存性悪性腫瘍・乳癌・未治療の子宮内膜増殖症・血栓性静脈炎・肺塞栓症・動脈性の血栓塞栓疾患・重篤な肝障害・診断の確定していない異常性器出血[女性ホルモン薬]

妊婦[エチドロン酸二ナトリウム(ダイドロネル), リセドロン酸ナトリウム(アクトネル, ベネット), ミノドロン

酸水和物(リカルボン，ボノテオ)，イバンドロン酸ナトリウム水和物(ボンビバ)，ゾレドロン酸水和物(リクラスト)，エルデカルシトール(エディロール)，SERM，デノスマブ(プラリア)，副甲状腺ホルモン製剤，女性ホルモン薬]
授乳婦[エルデカルシトール(エディロール)]
小児[エチドロン酸二ナトリウム(ダイドロネル)]

骨粗鬆症の成因は，骨のサイズや形状を決定する先天性素因，閉経，カルシウム摂取不足，運動不足，飲酒などが関与する。また，睡眠薬による筋弛緩作用やふらつき，降圧薬による起立性低血圧といった薬剤投与に関連した転倒による骨折のリスクについて十分注意する必要があるため，骨粗鬆症に伴う骨折の危険因子についても確認する。

続発性骨粗鬆症では，原因疾患の治療を優先して行い，必要に応じて骨吸収抑制薬などの骨粗鬆症治療薬を投与する必要があるため，骨粗鬆症を引き起こす既往歴がないか確認する。

FRAXは，10年以内に骨折(主要な骨粗鬆症性骨折および大腿骨近位部骨折)する確立(%)が算出されるもので，骨密度以外のさまざまな骨折危険因子が反映された骨折リスクが，比較的簡単に，分かりやすい形で得られる。また，骨密度がYAMの70%より大きく80%未満で，FRAXの10年間の骨折確率が15%以上(75歳未満)であれば，骨粗鬆症に対する薬物治療開始の基準とされている。

◆骨粗鬆症FRAXの質問項目

●年齢
●性別
●体重(kg)
●身長(cm)
●骨折歴
●両親の大腿骨近位部骨折歴
●現在の喫煙の有無
●糖質コルチコイドの服用：糖質コルチコイド(プレドニゾロンを1日5mgまたは等用量の他の糖質コルチコイド)の経口投与を3カ月以上
●関節リウマチの有無

- ●続発性骨粗鬆症：I型糖尿病，成人での骨形成不全症，長期にわたり未治療であった甲状腺機能亢進症，性機能低下症，45歳未満の早期閉経，慢性的な栄養失調あるいは吸収不良，慢性肝疾患　など
- ●アルコール（1日3単位以上）：アルコール摂取量の1単位は国により異なるが，1単位エタノール8～10gで，グラスビール1杯（285mL），蒸留酒のシングル（30mL），中程度のサイズのグラスワイン（120mL），食前酒1杯（60mL）に相当
- ●大腿骨頸部の骨密度

服薬状況を確認する

- ●起床時，周期的に服用する薬の服薬状況
- ●副甲状腺ホルモン製剤［テリパラチド（フォルテオ）］の自己注射手技の習得

　骨粗鬆症は，骨折を生じるまでは，疼痛や変形を生じることはほとんどなく自覚症状に乏しいため，薬の必要性を理解していなかったり，薬の効果を実感できないために服薬アドヒアランスが低い可能性がある。そのため骨折予防の重要性を十分に説明し，治療継続の必要性を理解してもらう必要がある。

　ビスホスホネート製剤は起床時や食間，週1回，4週に1回，月1回服用のためうっかり飲み忘れることがあるので，飲み忘れないための工夫を必要に応じて患者に指導する。

　副甲状腺ホルモン製剤のテリパラチド（フォルテオ）皮下注キットには28日分の薬液が入っている。使い始めの1回だけ空打ちを行い，2日目以降は必要ないため，2日目以降も空打ちを行うと28日間使用できない。その他にも針の取り付けや注入時など自己注射手技に関する注意点があるため，初回のみでなく，継続的に手技が確実に行えているか確認する。また，副甲状腺ホルモン製剤のテリパラチド（フォルテオ），テリパラチド酢酸塩（テリボン）の上限は24カ月（104週）までである。いずれも中断したのち再投与する場合にも投与日数の合計がその上限を超えてはいけないため，投与期間も確認する。

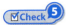 **薬物治療に関する理解度を確認する**

●薬品名,薬効,用法・用量,使用上の注意,飲み忘れたときの対処法 など

　骨粗鬆症治療薬は長期に継続する必要があり,また使用上の注意点も多い。そのため,薬物治療継続の必要性や骨粗鬆症治療薬の薬効,使用上の注意点,飲み忘れた場合の対処を正しく理解しているかどうか確認する。

I 疾患別薬学的管理のポイント

処方薬からの薬学的管理

☑Check **6** 副作用の発症状況を確認する

◆骨粗鬆症治療薬の注意すべき副作用（対処方法）

ビスホスホネート製剤	消化性潰瘍・腹部不快感（中止），顎骨壊死[*1]・顎骨骨髄炎（中止。口腔内を清潔に保ち，定期的な歯科検査）　など
SERM	静脈血栓塞栓症・乳房緊満（中止）　など
Ca製剤	便秘（減量もしくは休薬）　など
活性型ビタミンD₃製剤	高Ca血症[*2]（休薬。定期的（3〜6カ月に1回）に血清Ca値・尿中Ca排泄量を測定）　など
カルシトニン製剤	顔面潮紅・悪心（減量もしくは中止），喘息発作（中止し，適切な処置）　など
副甲状腺ホルモン製剤	高Ca血症[*2]（中止）　など
抗RANKLモノクローナル抗体製剤	低Ca血症（毎日CaおよびビタミンDの経口補充[*3]のもとに投与。ただし，腎機能障害患者やすでに活性型ビタミンD₃製剤を使用している場合，適宜，活性型ビタミンD₃製剤を使用するとともに，Ca投与量を調整。投与開始後早期およびその後も定期的に血清Ca値を測定），顎骨壊死・顎骨骨髄炎（中止。口腔内を清潔に保ち，定期的な歯科検査），治療中止後の多発性椎体骨折（治療中止後に骨吸収抑制薬の投与を考慮）　など
女性ホルモン薬	不正出血（減量もしくは休薬），乳房痛（減量もしくは中止）　など
ビタミンK₂製剤	胃腸障害（休薬もしくは中止）　など
イプリフラボン製剤	消化性潰瘍（中止），胃部不快感・食欲不振（休薬もしくは中止）　など

*1　顎骨壊死
　　対処方法：ビスホスホネート製剤服用中に抜歯など侵襲的な歯科治療
　　が必要となった場合，服用期間が3年未満で，飲酒・喫煙，
　　糖尿病，ステロイド薬使用，肥満，がん化学療法，口腔内

衛生不良といった骨吸収抑制薬関連顎骨壊死の危険因子がない場合には，原則として休薬せずに継続する。ビスホスホネート製剤の服用期間が3年以上や3年未満でも危険因子がある場合などは，休薬期間は定まっていないが，3カ月間休薬することが骨粗鬆症の予防と治療ガイドライン2015年版で推奨されている。

＊2　高Ca血症
　　自覚症状：気分が悪い，吐く，食欲がない，口の渇き，体がだるいなど
＊3　CaおよびビタミンDの経口補充
　　RANKL阻害薬投与に伴う低カルシウム血症の治療および予防に適応を有した「沈降炭酸カルシウム＋コレカルシフェロール（天然型ビタミンD）＋炭酸マグネシウム」（デノタスチュアブル配合錠）もある。

  他の薬剤の影響や薬物相互作用の有無を確認する

- **骨粗鬆症を引き起こす薬剤**：副腎皮質ステロイド薬，メトトレキサート（リウマトレックス）　など
- **低Ca血症を引き起こす薬剤**：抗てんかん薬，フロセミド（ラシックス）　など
- **併用禁忌**：
　メナテトレノン（グラケー）→ワルファリンカリウム（ワーファリン）

　骨粗鬆症を引き起こす薬剤があるため，併用薬剤を確認する。なかでもステロイド薬投与によって起きる骨粗鬆症は続発性骨粗鬆症のなかで最も患者数が多く，若年者や男性にも発症する。ステロイド性骨粗鬆症の場合，経口ステロイド薬を3カ月以上使用中または使用予定で，個々の骨折危険因子（既存骨折の有無，年齢，ステロイド投与量，腰椎骨密度）をスコアで評価し，薬物治療開始の基準判定を行うため，ステロイド薬の投与期間と投与量を確認する。

I 疾患別薬学的管理のポイント

◆ステロイド性骨粗鬆症の管理と治療のアルゴリズム

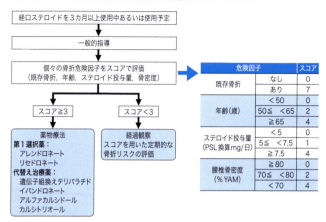

(骨粗鬆症の予防と治療ガイドライン作成委員会 編:骨粗鬆症の予防と
治療ガイドライン2015年版,ライフサイエンス出版,P.138,2015)
(Suzuki Y, Nawata H, Soen S, et al. Guidelines on the management and treatment of glucocorticoid-induced osteoporosis of the Japanese Society for Bone and Mineral Research : 2014 updata. J Bone Miner Metab 2014 ; 32 : 337-50.)

ビスホスホネート製剤はCaやMgなどとキレートを形成し,ビスホスホネート製剤の吸収が著しく低下するため,必ず水で服用しているか確認する。しかし,Ca,Mgなどの含有が特に高いミネラルウォーター(ヴィッテル,エビアン,バルヴェール,高千穂など)は服用時の水としては避ける必要がある。また,食物によってもビスホスホネート製剤の吸収が低下するため,患者に服用時間と注意点を十分に説明する。

活性型ビタミンD_3製剤とCa製剤の併用により,高Ca血症が現れるおそれがある。高齢者の場合,複数の医療機関から活性型ビタミンD_3製剤を投与されている場合もあり,高Ca血症を起こす原因となるため,必ず他院からの服用薬について確認する。

服薬指導を実施する

骨粗鬆症治療薬の服薬説明例：使用上の注意点

ビスホスホネート製剤	骨に直接くっついて骨からカルシウムが流れ出るのを強力に抑えて，骨量の減少を抑え，骨密度を増やして骨折を予防する薬です。 ・起床してすぐにコップ１杯の水（約180mL）とともに噛んだり，口中で溶かしたりしないで服用し，服用後30分（60分：イバンドロン酸ナトリウム水和物（ボンビバ））は横にならないでください。また服用後，少なくとも30分は水以外の飲食は避けてください。［エチドロン酸二ナトリウム（ダイドロネル）を除く］ ・水以外の飲み物（Ca，Mgなどの含有が特に高いミネラルウォーターを含む）や，食物と一緒に摂らないでください。［エチドロン酸二ナトリウム（ダイドロネル）を除く］ ・服薬前後２時間は食物の摂取を避けてください。特に牛乳，乳製品のような高カルシウム食，ミネラル入りのビタミン剤または制酸剤などと一緒に摂らないでください。［エチドロン酸二ナトリウム（ダイドロネル）］ ・服用を忘れた場合，思い出したときすぐに服用してください。すでに何かを食べたり飲んだりした場合は，次の日から服用してください。［１日１回製剤（エチドロン酸二ナトリウム（ダイドロネル）を除く）］ ・服用を忘れた場合，気づいた日の翌日に１錠を服用してください。その後は，決められた曜日に服用してください。［週１回製剤：アレンドロン酸ナトリウム内服（フォサマック，ボナロン）］ ・服用を忘れた場合，思い出したときすぐに服用してください。すでに何かを食べたり飲んだりした場合は，翌朝に服用してください。その後は，決められた曜日に服用してください。［週１回製剤：リセドロン酸ナトリウム（アクトネル，ベネット）］

I 疾患別薬学的管理のポイント

ビスホスホネート製剤	・服用を忘れた場合，気づいた日の翌朝に1錠を服用してください。その後は，決められた日に服用してください。[4週に1回製剤：ミノドロン酸水和物(リカルボン，ボノテオ)] ・服用を忘れた場合，思い出したときすぐに服用してください。すでに何かを食べたり飲んだりした場合は，翌朝に服用してください。その後は，決められた日に服用してください。[月1回製剤：リセドロン酸ナトリウム(アクトネル，ベネット)] ・服用を忘れた場合，気づいた日の翌日に1錠服用し，以後，その服用を基点とし，1カ月間隔で服用してください。[月1回製剤：イバンドロン酸ナトリウム水和物(ボンビバ)] ・服用を忘れた場合，思い出したときすぐに服用してください。ただし服用時間は食間としてください。[エチドロン酸二ナトリウム(ダイドロネル)] ＜次回服薬予定日を待たずして服用してしまった場合＞ ・次回の服薬予定日は服用せず，次々回の服薬予定日から予定通りに服用してください。[週1回製剤：アレンドロン酸ナトリウム内服(フォサマック，ボナロン)]
SERM	閉経後，女性ホルモン不足によって起こる骨の代謝を改善し，骨からカルシウムが流れ出るのを抑えて，骨量の減少を抑え，骨がもろくなるのを防ぐ薬です。 ・服用を忘れた場合，思い出したときすぐに服用してください。ただし次の服用時間が近いときは忘れた分は服用しないでください。
Ca製剤	骨を形成するときに必要なカルシウムの不足を補う薬です。 ・服用を忘れた場合，思い出したときすぐに服用してください。ただし次の服用時間が近いときは忘れた分は服用しないでください。

11 骨粗鬆症

（次頁に続く）

活性型ビタミンD₃製剤	腸管からのカルシウムの吸収を促進し，骨がもろくなるのを防ぐ薬です。 ・飲み忘れに気づいても服用しないでください。次の服用時に決められた用量を服用してください。
カルシトニン製剤	骨粗鬆症による腰背部の痛みを軽くする薬です。
副甲状腺ホルモン製剤	骨を作る細胞の働きを高めて，骨の量を増やし，骨折を予防する薬です。 ・24カ月（104週）を超えて投与してはいけません。 ・注射を忘れた場合，医師に相談してください。［テリパラチド（フォルテオ）］
抗RANKLモノクローナル抗体製剤	骨量の減少を抑え，骨密度を増やして骨折を予防する薬です。
女性ホルモン薬	女性ホルモン不足によって起こる骨の代謝を改善し，骨からカルシウムが流れ出るのを抑えて，骨量の減少を抑え，骨がもろくなるのを防ぐ薬です。 ・衣服との摩擦ではがれるおそれがあるので，ベルトラインを避けて下腹部，臀部のいずれかに貼ってください。胸部には貼らないでください。貼る場所を毎回かえ，2日ごとに貼りかえてください。［エストラジオール貼付（エストラーナ）］ ・貼り忘れた場合，思い出したときすぐに貼ってください。次回から指示された時間に貼り替えてください。［エストラジオール貼付（エストラーナ）］ ・服用を忘れた場合，思い出したときすぐに服用してください。ただし次の服用時間が近いときは忘れた分は服用しないでください。［エストリオール（エストリール）］

I 疾患別薬学的管理のポイント

ビタミンK₂製剤	骨の形成を助け，骨の量が減少するのを改善し，骨がもろくなるのを防ぐ薬です。 • 必ず食後に服用してください。空腹時に服用する場合は，牛乳とともに服用してください。 • 服用を忘れた場合，思い出したときすぐに服用してください。ただし次の服用時間が近いときは忘れた分は服用しないでください。
イプリフラボン製剤	骨からカルシウムが流れ出るのを抑えたり，骨を丈夫にするホルモン（カルシトニン）の分泌を促進することにより，骨の量が減少するのを改善し，骨がもろくなるのを防ぐ薬です。 • 服用を忘れた場合，思い出したときすぐに服用してください。ただし次の服用時間が4時間以内のときは忘れた分は服用しないでください。

11

骨粗鬆症

患者の生活スタイルなどからの薬学的管理

☑Check⑨ 生活習慣を確認する

●適切な食事
●日光浴
●転倒予防
●禁煙，節酒

骨粗鬆症は生活習慣病であり，薬物治療とともに適切な食事療法や運動療法を行うことが，骨粗鬆症治療には大切である。

適切な食事

骨粗鬆症での食事はバランスのとれた食事が基本であり，タンパク質，Ca，Mg，ビタミン類（ビタミンB_6・B_{12}・C・D・K・葉酸）を十分に摂取し，適正な体重を保持することが重要である。特に避けるべき食品はないが，加工食品といったリンを多く含むものや食塩の過剰摂取は控えるよう心がける。

> Caの摂取：骨粗鬆症の治療のためには1日700〜800mg
> 　　　　　　牛乳・乳製品，緑黄色野菜，大豆製品の摂取量を
> 　　　　　　増やし，骨ごと食べられる小魚や干しえびなどを
> 　　　　　　加える
> ビタミンDの摂取：魚類，きのこ類に多く含まれている
> ビタミンKの摂取：納豆，緑黄色野菜に多く含まれている

日光浴

Caの吸収を助けるビタミンDは，日光浴で作られる。1日15分程度の日照暴露が必要であり，高齢者は居宅などに閉じこもりがちになるため，外に出て散歩をしたり，日光浴をするようにする。

転倒予防

転倒は年齢が増すにつれて増加し，それに伴う骨折の発生率も増加する。特に大腿骨頸部骨折の90％以上は転倒が原因で，この骨折は寝たきりの原因になるため，骨折予防策として転倒予防は重要である。高齢者において，散歩や軽い運動は筋や関節の柔軟性を高め転倒防止に役立つ。しかし，運動療法の実施は心疾患や肺疾患，

Ⅰ 疾患別薬学的管理のポイント

高血圧症などの合併症に注意する必要があるため医師の指示に従う。

体幹バランスが悪い場合には杖や運動靴の使用を指導し，滑り止めのマットを設置する。ヒッププロテクターは転倒時の衝撃を緩和するため大腿頸部骨折の予防に有効である。

禁煙・節酒

喫煙は骨折のリスクを1.3倍に高めるため，禁煙することが望ましい。また，1日3単位（1単位エタノール8～10g）以上の飲酒は，骨粗鬆症性骨折のリスクを1.4倍，大腿骨近位部骨折のリスクを1.7倍に上昇させるため控える。

☑Check❿ OTC医薬品や健康食品などの服用状況を確認する

●OTC医薬品・栄養補助食品：カルシウム（ビタミンD₃配合），ビタミンK など

●「ミネラルの吸収を高める」の特定保健用食品：
　　CPP（カゼインホスホペプチド）…こつこつカルシウム，鉄骨飲料 など
　　CCM（クエン酸リンゴ酸カルシウム）…カルシウムパーラー

●「骨の健康が気になる方の食品」の特定保健用食品：
　　大豆イソフラボン…こつこつ健骨 改善生活，黒豆茶 など
　　フラクトオリゴ糖…ミロ，オリゴでカルシウム など
　　MBP（乳塩基性タンパク質）…毎日骨ケアMBP
　　ビタミンK₂（メナキノン-7）…ほね元気ひきわり納豆 など
　　ポリグルタミン酸…カルバイタル
　　ビタミンK₂（メナキノン-4）…ビタミンK₂＆Ca，キューピー カルK₂ など
　　カルシウム【疾病リスク低減】…カルシウムの多い豆乳飲料，毎日骨太 など

●嗜好品：硬水のミネラルウォーター（コントレックス，ペリエ，エビアン など）

現在，多くのCaを含有するOTC医薬品や，栄養補助食品が市販されており，手軽にCaを摂取することができる。食事で十分にCaを摂取できない場合には，サプリメントを用いる。ただし，サプリメント，Ca製剤として1回500mg以上摂取しないように注

意する必要があるため，OTC医薬品や栄養補助食品の使用の有無を確認する。また，ビタミンD_3やMgを配合したものも市販されているため，高Ca血症には注意が必要である。

ビタミンKも栄養補助食品として市販されており，ワルファリンカリウム（ワーファリン）服用時には使用しないよう指導する。大豆イソフラボンにはエストロゲン様作用があり，骨吸収を抑制するが，内閣府食品安全委員会より1日に30mg（アグリコン型での量）を超えないことと見解が出されており，妊婦や婦人科系疾患などがある場合には注意が必要である。

「ミネラルの吸収を高める」特定保健用食品と，医療用医薬品の活性型ビタミンD_3製剤を併用する場合には，高Ca血症に注意する必要がある。また，「骨の健康が気になる方の食品」の特定保健用食品のなかには，医薬品との相互作用が問題となるものがあるため，摂取内容を確認する。

12

Ⅰ 疾患別薬学的管理のポイント

脳梗塞患者の薬学的管理

■ 患者からの情報による薬学的管理

☑Check **1** 患者の自覚症状を確認する

●片麻痺，半側感覚障害，失語，失認，上肢麻痺　など

脳梗塞の病型によって，それぞれの発症様式に違いがみられるため，自覚症状に加え，発現した日付や時間帯なども聴取する。脳梗塞が再発するたびに重症化するため，症状に変化がないか確認する。

◆脳梗塞の発症様式と症状

	アテローム血栓性脳梗塞	ラクナ梗塞	心原性脳塞栓症
発症時間	睡眠中，起床時，安静時	起床時，安静時	日中活動時
発症様式	緩徐進行	緩徐，自覚症状が少ない	突発完成
症　状	片麻痺，半側感覚障害，めまいなど	片麻痺，半側感覚障害　など※失語を伴うことはない	失語，失認，上肢麻痺　など※再開通した場合，劇的に改善

☑Check **2** 患者の客観的データを確認する

●血圧値　〔降圧目標〕140/90mmHg 未満
　　　ラクナ梗塞・抗血栓薬服用中130/80mmHg 未満
　　　超急性期血栓溶解療法後24時間以内180/105mmHg 未満
　　　血栓溶解療法対象外超急性期・急性期220/120mmHg
　　　を超える場合，降圧前値の85〜90%
●CT検査，MRI検査

12

脳梗塞

151

●**INR**：
〔コントロール目標〕2.0〜3.0（70歳以上1.6〜2.6）

　脳梗塞発症の最大の危険因子は高血圧であり，血圧値を診療録や，患者から聞き取ったり，お薬手帳・血圧手帳などから確認する。
　発症直後の脳梗塞は，CT検査では異常が認められず，時間とともに病巣に相当する低吸収域が出現する。急性期の脳梗塞ではCT所見が現れるより前にMRIに所見が現れるが，検査に時間がかかるため，CT検査で脳出血と脳梗塞の鑑別を行った後で，脳梗塞の病型診断などのためにMRI検査を実施する。アテローム血栓性脳梗塞，ラクナ梗塞，心原性脳塞栓症では，それぞれに治療法が異なるため，画像検査の結果や，医師の所見，診断名を確認する。保険薬局では，画像検査の結果や病型診断名を確認できないため，患者を通して医師に確認してもらうようにする。
　特にワルファリンカリウム（ワーファリン）が投与されている患者に対しては，定期的に受診し，血液凝固能検査を受けるよう指導する。また，脳梗塞の再発予防に，血糖コントロール，脂質異常症のコントロールが推奨されているため，自己管理をするうえでどのような検査データを知っておくべきか，患者に理解させることが重要である。

☑Check❸　**患者のリスク因子の有無を確認する**

●**脳梗塞の危険因子**：高血圧，糖尿病，脂質異常症，喫煙，適量を超える飲酒，肥満，高感度CRP高値　など
●**既往歴**：高血圧，糖尿病，脂質異常症，心房細動，慢性腎臓病　など
●**警告**：
　「警告」，「禁忌」および「使用上の注意」などに十分留意し，適応患者の選択を慎重に行ったうえで，投与による頭蓋内出血などの出血性有害事象の発現に十分注意して経過観察を行うこと。重篤な頭蓋内出血を起こす危険性が高いので，以下[*1]の基準を満たす状況下に使用すること。胸痛または背部痛を伴う，あるいは胸部X線にて縦隔の拡大所見が得られるなど，胸部大動脈解離あるいは胸部大動脈瘤を合併している可能性がある患者では，適応を

I 疾患別薬学的管理のポイント

十分に検討すること

＊1　随時CTやMRIの撮影が可能な医療施設のSCU，ICUあるいはそれに準ずる体制の整った施設，頭蓋内出血が認められた場合などの緊急時に，十分な措置が可能な設備および体制の整った医療施設，虚血性脳血管障害の診断と治療，CTなど画像診断に十分な経験をもつ医師のもとで使用すること[アルテプラーゼ（アクチバシン，グルトパ）]

出血の危険性を考慮し，投与の適否を慎重に判断すること。投与中は，血液凝固に関する検査値のみならず，出血や貧血などの徴候を十分に観察すること。これらの徴候が認められた場合には，直ちに適切な処置を行うこと[経口直接Xa阻害薬，直接トロンビン阻害薬]

脳血栓症の患者に使用する場合には，臨床症状およびコンピューター断層撮影による観察を十分に行い，出血が認められた場合には直ちに投与を中止し，適切な処置を行うこと[アルガトロバン水和物（ノバスタンHI）]

投与開始後2カ月は，特に血栓性血小板減少性紫斑病，無顆粒球症，重篤な肝障害などの重大な副作用の初期症状の発現に十分留意し，原則として2週に1回，血球算定（白血球分画を含む），肝機能検査を行い，上記副作用の発現が認められた場合には，直ちに投与を中止し，適切な処置を行うこと。投与中は，定期的に血液検査を行い，上記副作用の発現に注意すること。投与中，患者の状態から血栓性血小板減少性紫斑病，顆粒球減少，肝障害の発現などが疑われた場合には，投与を中止し，必要に応じて血液像もしくは肝機能検査を実施し，適切な処置を行うこと。投与にあたっては，あらかじめ上記副作用が発生する場合があることを患者に説明するとともに，下記＊2について患者を指導すること。投与開始後2カ月間は，原則として1回2週間分を処方すること

＊2　投与開始後2カ月間は定期的に血液検査を行う必要があるので，原則として2週に1回，来院すること。副作用を示唆する症状が現れた場合には，直ちに医師などに連絡し，指示に従うこと[チクロピジン塩酸塩（パナルジン）]

狭心症の症状（胸痛など）に対する問診を注意深く行うこと
[シロスタゾール（プレタール）]

●禁忌：

出血[血栓溶解薬(t-PA)，経口直接Xa阻害薬，クマリン系抗凝固薬，選択的抗トロンビン薬，抗血小板薬]

腎不全（クレアチニンクリアランス15mL/min未満）[*3][経口直接Xa阻害薬]

重篤な腎機能障害[エダラボン（ラジカット）]

重篤な肝障害[アルテプラーゼ（アクチバシン，グルトパ），クマリン系抗凝固薬，チクロピジン塩酸塩（パナルジン）]

クモ膜下出血の疑い・脳出血を起こすおそれの高い患者(投与前に適切な降圧治療を行っても収縮期血圧が185mmHg以上または拡張期血圧が110mmHg以上，投与前の血糖値が400mg/dLを超える，投与前CTで早期虚血性変化が広範に認められる，投与前CT(またはMRI)で正中線偏位などの圧排所見，頭蓋内出血の既往または頭蓋内腫瘍，動静脈奇形，動脈瘤などの出血性素因，脳梗塞の既往（3カ月以内），頭蓋内あるいは脊髄の手術または傷害を受けた患者（3カ月以内)・出血するおそれの高い患者(消化管出血または尿路出血の既往（21日以内），大手術後，日の浅い患者（14日以内），投与前の血小板数が100,000/mm[3]以下)・経口抗凝固薬やヘパリンを投与している患者では投与前のPT-INRが1.7を超えるかまたはaPITが延長・急性膵炎・投与前の血糖値が50mg/dL未満・発症時に痙攣発作[アルテプラーゼ（アクチバシン，グルトパ）]

凝固障害を伴う肝疾患・中等度以上の肝障害(Child-Pugh分類B・Cに相当)[リバーロキサバン（イグザレルト）]

血液凝固異常および臨床的に重要な出血リスクを有する肝疾患[アピキサバン（エリキュース）]

凝血異常を伴う肝疾患[エドキサバントシル酸塩水和物（リクシアナ）]

急性細菌性心内膜炎[リバーロキサバン（イグザレルト），エドキサバントシル酸塩水和物（リクシアナ）]

透析患者を含む高度の腎障害(クレアチニンクリアランス30mL/min未満)・出血症状・出血性素因・止血障害・

I 疾患別薬学的管理のポイント

臨床的に問題となる出血リスクのある器質的病変(6カ月以内の出血性脳卒中を含む)・脊椎・硬膜外カテーテルを留置および抜去後1時間以内[直接トロンビン阻害薬]

出血する可能性(内臓腫瘍,消化管の憩室炎,大腸炎,亜急性細菌性心内膜炎,重症高血圧症,重症糖尿病の患者など)・腎障害・中枢神経系の手術または外傷後日の浅い患者[クマリン系抗凝固薬]

脳塞栓または脳塞栓のおそれ(HITII型を除く)・重篤な意識障害を伴う大梗塞[選択的抗トロンビン薬]

白血球減少症・チクロピジン塩酸塩による白血球減少症既往歴[チクロピジン塩酸塩(パナルジン)]

うっ血性心不全[シロスタゾール(プレタール)]

脳塞栓症[オザグレルナトリウム(カタクロット,キサンボン)]

頭蓋内出血後止血が完成していないと考えられる患者[ニセルゴリン(サアミオン),イフェンプロジル酒石酸塩(セロクラール),イブジラスト(ケタス)]

サリチル酸系製剤過敏症既往歴・消化性潰瘍・出血傾向・アスピリン喘息またはその既往歴[アスピリン,アスピリン/ランソプラゾール配合(タケルダ配合)]

妊婦[リバーロキサバン(イグザレルト),クマリン系抗凝固薬,シロスタゾール(プレタール)]

出産予定日12週以内の妊婦[アスピリン,アスピリン/ランソプラゾール配合(タケルダ配合)]

低出生体重児・新生児・乳児[アスピリン]

*3 非弁膜症性心房細動患者における虚血性脳卒中および全身性塞栓症の発症抑制の場合であり,他の適応病名の場合には異なるため,添付文書参照のこと

●原則禁忌:肝障害[チクロピジン塩酸塩(パナルジン)]

脳梗塞発症の危険因子として,高血圧,糖尿病,脂質異常症,喫煙,アルコールの多飲などがあり,再発予防のためにも継続して疾患のコントロール状況や嗜好品の有無を確認する必要がある。また,高感度CRP高値群は低値群に比べ,脳卒中のリスクを高めることが報告されている。心房細動や心筋梗塞,弁膜症などの心腔内に血栓を形成しうる疾患も脳梗塞の原因となるため,既往歴や新たな発

12

脳梗塞

症がないか確認する。

　心房細動患者では，心房細動患者における脳卒中発症リスクの評価指標であるCHADS₂スコアを指標に抗血栓療法の適応が検討される。非弁膜症性心房細動患者では，CHADS₂スコア2点以上でDOAC*もしくはワルファリンによる抗凝固薬栓療法が強く勧められ，1点ではDOACの投与が勧められる。器質的心疾患や機械人工弁をもつ患者ではワルファリンが第一選択薬となるため既往歴を確認する必要がある。

　＊DOAC（Direct Oral Anti Coagulant：直接経口抗凝固薬）：経口直接
　　Xa阻害薬，直接トロンビン阻害薬

◆CHADS₂スコア

心不全（Congestive heart failure）	1点
高血圧 Hypertension	1点
年齢（75歳以上） Age	1点
糖尿病 Diabetes Mellitus	1点
脳梗塞やTIAの既往 Stroke/TIA	2点

 服薬状況を確認する

●服薬行為難渋に関連した服薬状況
●効果が実感できないことによる自己判断による中止

　脳梗塞患者では，片麻痺や半側感覚障害により服薬の動作に困ることもまれではない。そのため患者が服薬できるように，解決策を提案するなど服薬支援することが必要である。また，患者家族などの介護者が服薬管理を行う場合も少なくないため，服薬状況とともに服薬管理者を確認する。また，脳梗塞治療薬は長期にわたり継続して服用することが必要であるが，効果が実感できないことによる服薬中断をまねく場合もあるため，定期的に残薬を受診時や来局時にもってくるように説明し，服薬状況を確認するとともに，残薬の整理を行う。

　抗凝固薬，抗血小板薬投与中に，手術や消化器内視鏡手技を行う場合には，服薬の休止が必要となる場合があるため，休薬指示が適正な期間であるかを確認し，患者に休薬期間とその必要性を説明，

I 疾患別薬学的管理のポイント

指導する必要がある。また，手術や消化器内視鏡手技後の服薬再開
指示についても患者の理解を再確認しておく。

※科学的根拠に基づく抗血栓療法患者の抜歯に関するガイドライン 2015
年版（日本有病者歯科医療学会，日本口腔外科学会，日本老年歯科医学
会 編）では，抜歯前72時間以内にPT-INRを測定し，PT-INRが3.0以
下であることを確認し，ワルファリン療法継続下で抜歯を行うことが推
奨されている。脳卒中治療ガイドライン2015（日本脳卒中学会 脳卒中
ガイドライン委員会 編）では，出血時の対処が容易な抜歯，白内障手術
などの施行時は，抗血小板薬の内服続行が勧められている。

☑Check 5 薬物治療に関する理解度を確認する

●薬品名，薬効，用法・用量，使用上の注意，飲み忘れたとき
　の対処法　など

　脳梗塞は急性期に救命されても後遺症が残存する可能性が高く，
再発により長期に寝たきりになるなど，生活の質を著しく低下させ
るため，再発予防が重要である。そのため，再発予防や脳梗塞後遺
症改善のため治療薬を長期にわたり継続しなければならないことが
多い。そのため，薬物治療継続の必要性や脳梗塞治療薬の薬効，使
用上の注意点，飲み忘れた場合の対処を正しく理解しているかどう
か確認する。

12

脳梗塞

■ 処方薬からの薬学的管理

☑Check ⑥ 副作用の発症状況を確認する

◆脳梗塞治療薬の注意すべき副作用（対処方法）

抗血小板薬，抗凝固薬（経口直接Xa阻害薬，直接トロンビン阻害薬，クマリン系抗凝固薬，選択的抗トロンビン薬）（共通）	出血（中止。経口直接Xa阻害薬・選択的抗トロンビン薬：新鮮凍結血漿の輸血，ダビガトランエテキシラートメタンスルホン酸塩（プラザキサ）：ダビガトラン特異的中和薬（イダルシズマブ（プリズバインド））投与・新鮮凍結血漿の輸血，ワルファリンカリウム（ワーファリン）：ビタミンK製剤投与・新鮮凍結血漿の輸血，アスピリン：PPIの投与，抗血小板薬：致死的出血では血小板輸血）
抗血小板薬	アスピリン：喘息発作・消化性潰瘍（中止）など チクロピジン塩酸塩（パナルジン）：血栓性血小板減少性紫斑病＊・無顆粒球症・重篤な肝障害（中止），皮疹（中止もしくはステロイド外用薬の投与）　など クロピドグレル硫酸塩（プラビックス）：血栓性血小板減少性紫斑病＊・無顆粒球症・重篤な肝障害（中止）　など シロスタゾール（プレタール）：うっ血性心不全・心筋梗塞・狭心症・心室頻拍（中止）など オザグレルナトリウム（カタクロット，キサンボン）：肝機能障害・白血球減少・腎機能障害（中止），血小板減少（減量もしくは中止）　など
経口直接Xa阻害薬	肝機能障害・黄疸・間質性肺疾患（中止）　など
直接トロンビン阻害薬	消化不良（消化酵素薬などの投与もしくは経口直接Xa阻害薬あるいはクマリン系抗凝固薬に変更）　など
クマリン系抗凝固薬	皮膚壊死（中止，ヘパリンの使用を検討）　など

Ⅰ 疾患別薬学的管理のポイント

選択的抗トロンビン薬	出血性脳梗塞・劇症肝炎(中止)　など
血栓溶解剤 (静注用t-PA製剤)	出血性脳梗塞(中止)　など
脳保護薬	急性腎不全・劇症肝炎・血小板減少・顆粒球減少・播種性血管内凝固症候群(中止)　など
脳循環代謝改善薬	食欲不振(減量もしくは中止)　など

＊血栓性血小板減少性紫斑病
　初期症状：倦怠感，食欲不振，紫斑などの出血症状，意識障害などの精神・
　　　　　　神経症状　など

☑Check **7** 他の薬剤の影響や薬物相互作用の有無を確認する

●**脳梗塞を発症させる可能性のある薬剤**：女性ホルモン薬，抗悪性腫瘍薬[イリノテカン塩酸塩(カンプト)，シスプラチン(ランダ)]　など
●**警告**：カペシタビンを併用する場合には血液凝固能検査を定期的に行い，必要に応じ適切な処置を行うこと[ワルファリンカリウム(ワーファリン)]
●**併用禁忌**：
　リバーロキサバン(イグザレルト)→HIVプロテアーゼ阻害薬(リトナビル，ノービア，ロピナビル・リトナビル，カレトラ，アタザナビル，レイアタッツ，インジナビル，クリキシバン，サキナビル，インビラーゼ，ダルナビル，プリジスタ，プリジスタナイーブ，ホスアンプレナビル，レクシヴァ，ネルフィナビル，ビラセプト)，オムビタスビル・パリタプレビル・リトナビル(ヴィキラックス)，コビシスタットを含有する製剤(スタリビルド)，アゾール系抗真菌薬(経口または注射薬)[イトラコナゾール(イトリゾール)，ボリコナゾール(ブイフェンド)，ミコナゾール(フロリード)，ケトコナゾール(国内未発売)]
　ダビガトランエテキシラートメタンスルホン酸塩(プラザキサ)→P-糖蛋白阻害薬(経口薬)[イトラコナゾール(経口薬)]
　ワルファリンカリウム(ワーファリン)→骨粗鬆症治療用ビタミンK_2製剤[メナテトレノン(グラケー)]，イグラチ

12

脳梗塞

159

モド(ケアラム，コルベット)，ミコナゾール(ゲル剤・注射薬)(フロリードゲル経口用，フロリードF注)
アスピリン/ランソプラゾール配合(タケルダ配合)→アタザナビル硫酸塩(レイアタッツ)，リルピビリン塩酸塩(エジュラント)

　脳梗塞患者は他の疾患を合併し，複数の医療機関を受診していることも少なくないため，併用禁忌や薬物相互作用のある薬剤を服用していないかどうかを確認する。

　ワルファリンカリウム(ワーファリン)は多くの薬物と相互作用を有し，抗凝固作用が増強されて出血性合併症が発現したり，逆に作用が減弱し血栓塞栓症予防効果が得られなくなる可能性がある。しかし，他の薬剤との相互作用はすべて検討されているわけではないため，新たに他剤を併用したり，他剤が中止となった場合には，血液凝固能検査値の変動に注意する。

　DOAC(経口直接Xa阻害薬，直接トロンビン阻害薬)は，ワルファリンカリウム(ワーファリン)に比べ，他の薬剤との相互作用は少ないが，P糖蛋白の基質であり，P糖蛋白阻害薬・誘導薬との併用には注意が必要である。P糖蛋白阻害薬にはCa拮抗性不整脈・虚血性心疾患治療薬であるベラパミル塩酸塩(ワソラン)や不整脈治療薬であるアミオダロン塩酸塩(アンカロン)などがあり，併用により抗凝固作用が増強することがあるため，十分に注意する必要があり，併用薬の確認は確実に行う。

　また，シロスタゾール(プレタール)は，グレープフルーツジュースとの相互作用により血中濃度が上昇するため，グレープフルーツジュースと同時に服用していないか確認する。

 服薬指導を実施する

抗血小板薬，抗凝固薬(共通)の一般的な服薬指導例

- 他院を受診する場合やOTC医薬品・健康食品を購入する場合には，抗血小板薬，抗凝固薬を服用していることを申し出てください。
- 手術などをする予定がある場合には，必ずご相談ください。

抗血小板薬	血小板を活性化させる物質(トロンボキサンA₂)ができるのを抑えたり，血小板が凝集するのを抑える物質(サイクリックAMP)を増加して，血を固まりにくくするとともに血行をよくし，血栓ができるのを抑える薬です。 • 服用を忘れた場合，思い出したときすぐに服用してください。ただし次の服用時間が近いときは忘れた分は服用しないでください。 • この薬は空腹時に飲むのは避けてください。[(クロピドグレル硫酸塩(プラビックス)，アスピリン] • この薬を服用中にグレープフルーツジュースは飲まないでください。[シロスタゾール(プレタール)]
経口直接Xa阻害薬	血液の凝固因子(第Xa因子)を阻害することにより，血を固まりにくくし，血栓ができるのを抑え，心房細動の患者の脳卒中や全身性塞栓症の発症を抑える薬です。 • 服用を忘れた場合，思い出したときすぐに服用してください。ただし次の服用時間まで12時間以上あけてください。[リバーロキサバン(イグザレルト)] • 服用を忘れた場合，思い出したときすぐに服用してください。その後は，通常通り1日2回服用してください。[アピキサバン(エリキュース)] • 服用を忘れた場合，思い出したときすぐに服用してください。ただし次の服用時間が近いときは忘れた分は服用しないでください。次の服用時間まで12時間以上あけてください。[エドキサバントシル酸塩水和物(リクシアナ)]
直接トロンビン阻害薬	血液を固めるトロンビンという酵素に結合してその働きを阻害することにより，血を固まりにくくし，血栓ができるのを抑え心房細動の患者の脳卒中や全身性塞栓症の発症を抑える薬です。 • 服用を忘れた場合，思い出したときすぐに服用してください。ただし次の服用時間まで6時間以上あけてください。

クマリン系抗凝固薬	ビタミンKが関与する血液の凝固因子（第Ⅶ，第Ⅸ，第Ⅹ，プロトロンビン）が肝臓で作られるのを抑えて，血を固まりにくくし，血栓ができるのを抑える薬です。 • 飲み忘れをしないように毎日決まった時間に服用してください。 • 服用を忘れた場合，当日の服用予定時間の12時間以内ならすぐに服用してください。12時間を過ぎたら次の日から決められた時間に服用してください。 • 納豆は食べないでください。クロレラ，青汁も摂らないでください。ホウレン草などの緑黄色野菜や海藻類は一時的に大量摂取しないでください。
選択的抗トロンビン薬	血液を固めるトロンビンという酵素の働きを阻害することにより，血を固まりにくくし，血栓ができるのを抑える薬です。発症後48時間以内で，脳血栓症（ラクナ梗塞を除く）に伴う手足のまひ，うまく歩けない，立ち上がれないなどの症状改善に用いられます。
血栓溶解剤 （静注用t-PA製剤）	血管の中にできた血栓に特異的に吸着し，血栓を溶かす薬です。発症後4.5時間以内で，虚血性脳血管障害に伴う手足のまひ，痺れなどの症状改善に用いられます。
脳保護薬	血液の流れがわるくなったところで増加する有害なフリーラジカルを消去することにより，脳を保護する薬です。
脳循環代謝改善薬	脳の血液の流れや代謝をよくし，脳の働きを活発にして，頭痛，頭重，めまい，痺れ，意欲低下などの症状を改善する薬です。 • 服用を忘れた場合，思い出したときすぐに服用してください。ただし次の服用時間が近いときは忘れた分は服用しないでください。［ニセルゴリン（サアミオン），イフェンプロジル酒石酸塩（セロクラール）］ • 服用を忘れた場合，思い出したときすぐに服用してください。ただし次の服用時間が近いとき（4時間以内）は忘れた分は服用しないでください。［イブジラスト（ケタス）］

Ⅰ 疾患別薬学的管理のポイント

患者の生活スタイルなどからの薬学的管理

☑Check ❾ 生活習慣を確認する

● 適切な食事
● 禁煙，節酒
● リハビリテーションの継続

　脳梗塞は再発することがあり，再発するたびに重症化する。脳梗塞は生活習慣病の合併症として，動脈硬化を基盤に発症するため，再発しないような日常生活を送るよう心がける必要がある。

適切な食事

　塩分の摂りすぎは血圧を上昇させるため，塩分の摂りすぎに注意し，1日10g以下（高血圧患者：6g未満）に制限する。また，糖尿病，脂質異常症，肥満は脳梗塞発症の危険因子であるため，総摂取エネルギーの適正化を図る。

　ワルファリンカリウム（ワーファリン）投与中は，ビタミンKが豊富に含まれる緑黄色野菜や海藻類などの多量摂取は控え，納豆，クロレラ，青汁は，絶対に摂取してはいけない食品であることを説明する必要がある。しかし，ネバネバの食品や，発酵食品，野菜類をすべて食べてはいけないなど，誤った思い込みをする患者がいるので，注意が必要である。

禁煙・節酒

　タバコは動脈硬化の進行を促進し，脳梗塞の危険因子であるため禁煙する。

　アルコールの多飲は脳梗塞の発症を増加させるが，少量の飲酒では脳梗塞の発症率を低下させる。飲酒は1日に日本酒で1合，ビールなら中瓶1本までにする。

リハビリテーションの継続

　脳卒中は寝たきりになる疾患の第1位である。リハビリテーションの実施により，身体能力やADLの改善が得られるため，発症直後から，急性期，回復期，維持にわたり，根気よくリハビリテーションを続ける。

12

脳梗塞

☑Check⑩ OTC医薬品や健康食品などの服用状況を確認する

- **OTC医薬品**：高コレステロール低下薬，生活習慣病薬（糖解散など）　など
- **健康食品**：EPA（エイコサペンタエン酸），DHA（ドコサヘキサエン酸），ナットウキナーゼ，植物ステロール，青汁，イチョウ葉エキス　など
- **特定保健用食品**：「血圧が高めの方の食品」「コレステロールが高めの方の食品」「血中中性脂肪，体脂肪が気になる方の食品」「血糖値が気になり始めた方の食品」

　脳梗塞発症前から予防として，高めの血圧値や血糖値，高コレステロール改善のためにOTC医薬品や健康食品を使用している場合も少なくないため，使用状況を確認する。例えば「コレステロールが高めの方」の特定保健用食品の基本的な作用は，陰イオン交換樹脂や植物ステロールとほぼ同様の作用である。このように特定保健用食品のなかには医療用医薬品とほぼ同様の作用であるものもあり，医療用医薬品との併用により，副作用の発現や薬物相互作用による影響も考えられるので，使用の有無を確認する。

　ビタミンKは，ワルファリンのビタミンK依存性凝固因子生合成阻害作用と拮抗し，抗凝固作用を減弱する。また，イチョウ葉エキスは認知症の症状改善などに効果があるとされ，抗凝固作用を有し，抗凝固薬や抗血小板薬との併用により出血傾向を増強することが推察される。そのため健康食品全般の摂取状況を確認する。

13 Ⅰ 疾患別薬学的管理のポイント
認知症患者の薬学的管理

▪ 患者からの情報による薬学的管理

☑Check ➊　患者の自覚症状を確認する

●**中核症状**：記憶障害，失語，失行（物の使い方がわからない，
　　着衣失行など），失認（視空間失認，触知覚障害など），実
　　行機能障害
●**BPSD（行動・心理症状）**：
　　行動症状…身体的攻撃性，鋭く叫びたてる，不穏，焦燥性
　　　　興奮，徘徊，文化的に不適切な行動，性的脱抑制，収集
　　　　癖，罵る，つきまとう　など
　　心理症状…不安，うつ症状，幻覚・妄想

　認知症の症状は，中核症状と周辺症状である行動・心理症状
（BPSD）に分けられる。BPSDに対する治療薬が必要となったり，
すでに投薬されていることがあるため，症状について確認する。
　症状については，その認知症症状がいつ頃から認められたのか，
現在までの経過（進行状況），日常生活への影響，新たな症状の出現が
ないかを患者や家族および患者に関わる介護者などから聞き取る。
　また，認知症が進行すると嚥下障害なども生じやすくなるため，
確認する必要がある。

◆認知症の病型別症状

アルツハイマー型認知症	緩徐に進行する記銘力の低下が特徴
脳血管性認知症	知的機能低下，動揺しやすい，興奮，せん妄，抑うつ，深部腱反射亢進，伸展性足底反射，一肢筋力低下　など
レビー小体型認知症	認知機能の低下（注意力や覚醒の著しい変動によって認知機能が変動），具体的な幻視，転倒しやすい，空間認識障害，レム睡眠行動障害，うつ症状　など

（次頁に続く）

13
認知症

| 前頭葉型認知症 | 反社会的な行動，自発性の低下，常同的な行動　など |

☑Check❷ 患者の客観的データを確認する

●**質問式スクリーニングテスト**：
　　MMSE
　　　（カットオフ値）23/24（23点以下は認知症疑い）
　　改訂長谷川式簡易知能評価スケール
　　　（カットオフ値）20/21（20点以下は認知症疑い）
●**画像検査**：MRI検査，SPECT検査，CT検査，PET

　認知症の評価スケールには，認知症の有無を判断するスクリーニングテストや，重症度を判定する重症度評価法，認知症機能障害の進行の程度を評価する認知機能下位尺度などがある。また，MRIやSPECT，CTなどの画像所見では，脳の萎縮や虚血性病変などを検出できるため有用である。アルツハイマー型認知症はアミロイドβとタウタンパク質の蓄積が原因と考えられているため，アルツハイマー型認知症診断のために，アミロイドβや髄液のタウ，リン酸化タウなどが測定される場合もある。

　保険薬局では診療録などから質問式スクリーニングテストや画像所見を確認できないため，患者や家族に検査の実施状況を確認し，また,患者や家族の了承を得て可能な限り検査結果を申し出てもらう。

☑Check❸ 患者のリスク因子の有無を確認する

●**既往歴**：アルツハイマー病，脳血管障害，パーキンソン病，甲状腺機能低下症，肝性脳症，脳腫瘍　など
●**認知症を進行させる要因**：高血圧，高コレステロール血症　など
●**合併症**：褥瘡，誤嚥性肺炎，尿路感染　など
●**警告**：投与中は，血糖値の測定などの観察を十分に行うこと。投与にあたっては,あらかじめ糖尿病性ケトアシドーシス，糖尿病性昏睡などの副作用が発現する場合があることを，患者およびその家族に十分に説明し，口渇，多飲，多尿，

I 疾患別薬学的管理のポイント

頻尿などの異常に注意し，このような症状が現れた場合には，直ちに投与を中断し，医師の診察を受けるよう，指導すること。[オランザピン(ジプレキサ)，クエチアピンフマル酸塩(セロクエル)]

●禁忌：

昏睡状態・バルビツール酸誘導体などの中枢神経抑制剤の強い影響下[リスペリドン(リスパダール)，オランザピン(ジプレキサ)，クエチアピンフマル酸塩(セロクエル)]

糖尿病・糖尿病既往[オランザピン(ジプレキサ)，クエチアピンフマル酸塩(セロクエル)]

プロラクチン分泌性の下垂体腫瘍[チアプリド塩酸塩(グラマリール)]

ピペリジン誘導体[*1]過敏症[ドネペジル塩酸塩(アリセプト)]

カルバメート系誘導体[*2]過敏症[リバスチグミン(イクセロン，リバスタッチ)]

*1 ピペリジン誘導体を含有する薬剤
  ベニジピン塩酸塩(コニール)，リスペリドン(リスパダール)，イフェンプロジル酒石酸塩(セロクラール)，ロキサチジン酢酸エステル塩酸塩(アルタット)，エペリゾン塩酸塩(ミオナール)，ドンペリドン(ナウゼリン)，トレラグリプチンコハク酸塩(ザファテック) など
*2 カルバメート系誘導体の薬剤
  ネオスチグミン臭化物(ワゴスチグミン)，ピリドスチグミン臭化物(メスチノン)，ジスチグミン臭化物(ウブレチド) など

認知症の原因としては，アルツハイマー病と脳血管障害が代表的であるが，それ以外にもさまざまな原因によって生じるため既往歴などを確認する。パーキンソン病やピック病，びまん性レビー小体病なども認知症の原因となる。また，甲状腺機能低下症，肝性脳症，低血糖症，ビタミンB_{12}欠乏，ビタミンB_1欠乏なども原因となる。

また，認知症患者は進行すると活動性の低下，栄養状態の悪化，嚥下障害なども生じやすくなる。そのため，褥瘡や誤嚥性肺炎，尿路感染などを合併し，死亡する場合もあるため，合併症についても確認する。

13
認知症

服薬状況を確認する

- ●認知機能低下に伴う服薬状況
- ●家族や介護者への説明不足による中断
- ●家族や介護者の社会的背景に伴う中断

　認知症患者は認知機能の低下により飲み忘れや，逆に服用したことを忘れ飲み過ぎてしまう場合もあるため，服薬状況を確認する。また，認知症患者は服薬の自己管理が困難である場合が多いため，服薬の管理は誰が行っているのか確認する。高齢者では嚥下機能が低下したり，認知症患者では薬に対する認知機能が低下しているため服薬に難渋することがある。家族や介護者などの服薬管理者には嚥下の状況も含め服薬状況を確認する。患者や介護者にとって治療が継続できる剤形の選択も重要である。また，残薬を確認して，服用状況や服用（投薬）しやすい時間，投薬できない時間帯を聴取し，服用（投薬）しやすい時間に合わせた薬剤の選択や用法の設定を検討する。

　コリンエステラーゼ阻害薬（抗認知症薬）は，投与開始時や増量時に消化器系の副作用が出現しやすいが，胃腸機能調整薬や制吐薬を併用しながら投与を継続することも多い。副作用に関する説明の不足により，家族や介護者が勝手に投薬を中止しないよう十分に説明しておく必要がある。

薬物治療に関する理解度を確認する

- ●薬品名，薬効，用法・用量，使用上の注意，飲み忘れたときの対処法　など

　抗認知症薬の効果はすぐに効果が現れるものではなく，4〜12週間くらいではっきりとしてくるものが多いので，長い目で症状の回復を観察するよう患者や家族などの介護者に説明し，納得されているかどうか確認する。

　認知症治療薬の薬効，用法・用量だけではなく，副作用，飲み忘れた場合の対処法などを患者や家族などの介護者に適切に伝え，正しく理解しているかどうか確認する。

Ⅰ 疾患別薬学的管理のポイント

処方薬からの薬学的管理

☑Check 6 副作用の発症状況を確認する

◆認知症治療薬の注意すべき副作用(対処方法)

コリンエステラーゼ阻害薬 (抗認知症薬) ドネペジル塩酸塩(アリセプト), ガランタミン臭化水素酸塩(レミニール), リバスチグミン(イクセロン, リバスタッチ)	食欲不振・嘔気(減量もしくは中止。胃腸機能調整薬や制吐薬の投与), 徐脈(中止) など リバスチグミン(イクセロン, リバスタッチ):貼付部位の紅斑・瘙痒感(毎日の貼付部位変更, 保湿剤・ステロイド外用薬の使用) など
NMDA受容体拮抗薬 (抗認知症薬) メマンチン塩酸塩(メマリー)	めまい・傾眠(中止もしくは休薬。服用時間を就寝前に変更), 便秘(程度により緩下薬の投与) など
抗精神病薬 非定型…リスペリドン(リスパダール), オランザピン(ジプレキサ), クエチアピンフマル酸塩(セロクエル) 定型…チアプリド塩酸塩(グラマリール)	非定型:体重増加(食事制限, 運動療法), 高血糖(中止しインスリンの投与), 起立性低血圧(減量もしくは中止。増量は徐々に行うなど慎重に投与), 便秘(減量もしくは休薬。程度により緩下薬の投与) など 定型:錐体外路症状(減量もしくは抗パーキンソン病薬の投与), 眠気(減量), 女性化乳房(減量もしくは中止) など
漢方製剤 抑肝散	偽アルドステロン症*(中止。低K血症には抗アルドステロン薬やK製剤の投与) など

＊偽アルドステロン症
　自覚症状:むくみ, 体重増加, 高血圧, 力が抜ける, 筋肉痛, こむら返りなど

13

認知症

169

☑Check ❼ 他の薬剤の影響や薬物相互作用の有無を確認する

●**認知機能低下を誘発しやすい薬剤**：抗精神病薬，催眠薬・鎮
静薬，抗うつ薬，抗パーキンソン病薬，抗てんかん薬，循
環器病薬(降圧薬，抗不整脈薬，利尿薬，ジギタリス)，鎮
痛薬(オピオイド，NSAIDs)，副腎皮質ステロイド薬，抗
菌薬，抗ウイルス薬，抗悪性腫瘍薬，過活動膀胱治療薬，
H_2受容体拮抗薬，消化性潰瘍治療薬抗コリン薬，抗ヒス
タミン薬　など
●**併用禁忌**：
リスペリドン(リスパダール)，オランザピン(ジプレキサ)，
クエチアピンフマル酸塩(セロクエル)→アドレナリン
(ボスミン)

　高齢者では，薬物代謝・排泄の低下，薬剤の多剤併用などにより，
薬剤に関連した認知機能低下を起こしやすい。中枢神経系の有害事
象を生じやすい薬剤は向精神薬で，なかでも抗コリン作用をもつ
フェノチアジン系抗精神病薬，ベンゾジアゼピン系抗不安薬，三環
系抗うつ薬の危険性が高い。その他，パーキンソン病治療薬，抗コ
リン作用を有する過活動膀胱治療薬なども認知機能の低下を誘発し
やすい薬剤であるため注意が必要である。認知機能の低下がみられ
た際には，薬剤による可能性を考慮し，薬剤の追加，変更などの薬
歴を確認する。

I 疾患別薬学的管理のポイント

☑Check **8** **服薬指導を実施する**

🖊 認知症治療薬の一般的な服薬説明例

• すぐに効果は現れませんので, 長期に根気よく服用してください。

コリンエステラーゼ阻害薬（抗認知症薬）ドネペジル塩酸塩（アリセプト）, ガランタミン臭化水素酸塩（レミニール）, リバスチグミン（イクセロン, リバスタッチ）	記憶に関連して, 脳内神経に刺激を伝達する物質（アセチルコリン）を分解する酵素の働きを抑え, アセチルコリンを増やして神経の刺激伝達をよくし, 物忘れなどの認知症の症状が進むのを抑える薬です。 • 前日とは異なる箇所に貼ってください。[リバスチグミン（イクセロン, リバスタッチ）] • 服用を忘れた場合, 思い出したときすぐに服用してください。ただし次の服用時間が近いときは忘れた分は服用しないでください。[ドネペジル塩酸塩（アリセプト）] • 服用を忘れた場合, 思い出したときすぐに服用してください。ただし, 服用するべき時間から数時間経過していたら, 飲み忘れに気づいても服用しないでください。次の服用時に決められた用量を服用してください。[ガランタミン臭化水素酸塩（レミニール）] • 貼り忘れた場合, 思い出したときすぐに貼ってください。その後は, 決められた時間に貼り替えてください。[リバスチグミン（イクセロン, リバスタッチ）]
NMDA受容体拮抗薬（抗認知症薬）メマンチン塩酸塩（メマリー）	興奮性の神経伝達に関与するグルタミン酸の受容体（NMDA受容体）に結合して, 過剰なグルタミン酸がNMDA受容体に結合するのを抑え, 多くのカルシウムイオンが神経細胞に流入するのを防いで神経細胞を守り, 物忘れなどの認知症の症状が進むのを抑える薬です。 • 服用を忘れた場合, 思い出したときすぐに服用してください。ただし次の服用時間が近いときは忘れた分は服用しないでください。

（次頁に続く）

13

認知症

171

抗精神病薬 リスペリドン(リスパダール)，オランザピン(ジプレキサ)，クエチアピンフマル酸塩(セロクエル)，チアプリド塩酸塩(グラマリール)	興奮を抑え幻覚・妄想を抑え，気分を安定させる薬です。 • 水やジュースなどに混ぜて飲むこともできますが，紅茶，烏龍茶，日本茶，コーラとは混ぜないでください。[リスペリドン内服液(リスパダール内用液)] • 服用を忘れた場合，思い出したときすぐに服用してください。ただし次の服用時間が近いとき(5時間以内)は忘れた分は服用しないでください。[(リスペリドン(リスパダール)]
漢方製剤 抑肝散	神経が高ぶる諸症状(イライラ，緊張，不安，妄想など)を鎮めたり，認知症の症状(徘徊，怒り，不眠など)を改善する漢方薬です。 • 服用を忘れた場合，思い出したときすぐに服用してください。ただし次の服用時間が2時間以内の場合は，忘れた分は服用しないでください。

I 疾患別薬学的管理のポイント

■ 患者の生活スタイルなどからの薬学的管理

☑Check 9 生活習慣を確認する

●日常生活における適度な負担
●適切な食事
●適度な運動
●質の良い睡眠
●社会的施設・制度の利用
●介護者へのケア

　認知症では，薬物療法だけでなく，非薬物療法，介護も重要である。患者の生活習慣を確認し，患者の症状にあわせて精神的なケアと生活上のケアを行っていく。また，認知症の介護は長期にわたるため，介護者に対して，薬物治療以外についても援助を行う。

👤 日常生活における適度な負担

　家事や仕事を続けている場合は症状が進みにくいため，着替えや家事など自分でできることはなるべく行い，残った機能を活かして，できるだけそれまで通りの日常生活を送る。また，過度の負担にならない程度の役割をもってもらうことは，患者の励みになる。

👤 適切な食事

　認知症の場合，食事をしたことを忘れて再び食事を促すことによる過食や偏食，食べたと思い込んで食事を摂らなくなることによる栄養不良に注意が必要である。また，食事に時間がかかってもせかさず，ゆっくりと食事が楽しめるように介助する。

　精神機能は食事に存在するミネラル，ビタミン，必須脂肪酸を規則正しく日常的に摂取することに依存している。そのためビタミンCやビタミンE，β-カロチンなどの抗酸化物，ビタミンB群，必須脂肪酸を摂取するようにする。魚や野菜，果物の摂取がアルツハイマー型認知症の防御因子であると報告されている。

👤 適度な運動

　BPSDである意欲低下や自発性の低下による活動性の低下によって認知症は増悪するので，リハビリテーションや適度な運動が必要である。また，適度な運動を行うことは，寝たきりの予防にもなる。

13

認知症

脳血管性認知症の場合，片麻痺など運動機能障害はさまざまであるため，医師の指示やリハビリテーションの実施状況を確認する。

質の良い睡眠

熟眠できない場合には，脳髄液によるアミロイドβの排出量が減少し，蓄積しやすい状態になる。そのため，睡眠環境を整え，睡眠障害が続くようであれば，医師に相談する。

社会的施設・制度の利用

介護者が自分の生活を犠牲にして我慢を重ねながら介護をしていては，心の余裕がなくなり，患者に辛くあたってしまうことにもつながる。そのため，デイケアやデイサービス，訪問介護，ショートステイなどを利用したり，ベッドや車椅子など日常生活用具の給付を受けるなど，いろいろなサービスを上手に利用する。

介護者のケア

介護をスムーズに進めるために，介護者はひとりで抱え込まずに，家族や親戚，近所の方など周囲の理解を得るようにする。周囲の理解を得るためには，患者の状態を正確に把握してもらうことが大切である。そのために，医師からの話を聞くときに介護者以外の方にも同席してもらう，介護を分担するなど協力を得る。

☑Check⑩ OTC医薬品や健康食品などの服用状況を確認する

●**健康食品**：EPA（エイコサペンタエン酸），DHA（ドコサヘキサエン酸），PS（ホスファチジルセリン），イチョウ葉エキス，GABA（γ-アミノ酪酸），フェルラ酸　など

EPAやイチョウ葉エキスは抗凝固作用を有しているため，脳血管障害などの既往歴があり抗凝固薬や抗血小板薬を服用している場合は，出血傾向の増強が推察されるため注意が必要である。PSは，アセチルコリン，セロトニン，ドパミンといった神経伝達物質を増加させることが示されており，認知症に効果が期待されている。現在，PSは医薬品との相互作用による有害事象は報告されていないが，コリンエステラーゼ阻害薬との併用により，相互作用が生じる可能性があるため，使用状況について確認する。

I 疾患別薬学的管理のポイント

14 睡眠障害患者の薬学的管理

患者からの情報による薬学的管理

☑Check❶ 患者の自覚症状を確認する

●**不眠症状の特徴**：入眠困難，中途覚醒，早朝覚醒，熟眠障害など

●**就寝時間，起床時間**

●**日中の機能障害**：眠気，倦怠感，集中力低下，不安，イライラ　など

●**期間**

　睡眠障害は量的改善に加え，質的改善も重視される傾向にあり，患者の訴える不眠の状況とその持続期間を聴取することは睡眠薬を選択するうえで重要である。また，夜間だけでなく，昼寝をしていないかなど日中の状況も確認する。睡眠に対しては過小評価が認められるため，患者だけでなく，家族からも睡眠状況に関する情報を得る。

　その他，不安や抑うつによる緊張，精神的興奮などによる過覚醒や，眠気，倦怠感，集中力低下，不安，イライラ，頭痛，胃消化器症状など不眠に関連した日中の機能障害がないかを確認する。

◆不眠症の症状別分類

入眠困難	就床後入眠するまでの時間が延長して，寝つきが悪くなるタイプをいう。一般的には入眠に30分以上を要する場合で神経症性，習慣性，外的刺激などによるものが多い。
中途覚醒	いったん入眠した後，翌朝起床するまでに何度も目が覚めるタイプをいう。中途覚醒後，比較的早く睡眠に戻れる場合と，朝方まで眠れない場合とがある。

（次頁に続く）

| 早朝覚醒 | 本人が望む時間，あるいは通常の起床の2時間以上前に覚醒してしまい，その後再入眠できないタイプをいう。夜早く就眠することが原因であったり，加齢に伴う生理的な変化による場合がある。 |
| 熟眠障害 | 睡眠時間は十分であるにもかかわらず深く眠った感覚が得られないタイプである。翌朝も睡眠不足であるような心身の疲労感，眠気などを感じる。 |

☑Check❷ 患者の客観的データを確認する

●睡眠質問票
●睡眠ポリグラフ検査

睡眠日誌や睡眠質問票などを確認し，情報を得る。また，睡眠薬は肝で代謝され，多くは腎臓にて排泄されるため，持ち越し効果や薬剤の蓄積を回避するために肝機能，腎機能検査について確認する。

睡眠ポリグラフ検査は，不眠を訴えることが多い閉塞型睡眠時無呼吸症候群が疑われたときや，睡眠状態の誤認の確定診断に実施される。

☑Check❸ 患者のリスク因子の有無を確認する

●**不眠の原因**：
　　リズム異常…短期間の入院，交代勤務制，時差ぼけ，夜型など
　　心理学的…精神的ストレス，精神的ショック，喪失体験など
　　精神疾患…神経症，気分障害，統合失調症，アルツハイマー型認知症，脳血管障害，パーキンソン病，脳腫瘍，脳炎，髄膜炎　など
　　身体的…心不全，気管支喘息，皮膚疾患，閉塞型睡眠時無呼吸症候群，レストレスレッグス症候群，末期がん　など
　　誤認
●**警告**：服用後に，もうろう状態，睡眠随伴症状（夢遊症状など）が現れることがある。また，入眠までの，あるいは中途覚

I 疾患別薬学的管理のポイント

醒時の出来事を記憶していないことがあるので注意すること。[超短時間型（ベンゾジアゼピン系・非ベンゾジアゼピン系）睡眠薬]

●**禁忌：**

重症筋無力症[ベンゾジアゼピン系睡眠薬，非ベンゾジアゼピン系睡眠薬]

急性狭隅角緑内障[ベンゾジアゼピン系睡眠薬（エスタゾラム（ユーロジン）・クアゼパム（ドラール）を除く），非ベンゾジアゼピン系睡眠薬]

急性閉塞隅角緑内障・睡眠時無呼吸症候群[クアゼパム（ドラール）]

重篤な肝障害[ゾルピデム酒石酸塩（マイスリー）]

高度な肝機能障害[ラメルテオン（ロゼレム）]

●**原則禁忌：肺性心・肺気腫・気管支喘息および脳血管障害の急性期などで呼吸機能が高度に低下**[ベンゾジアゼピン系睡眠薬，非ベンゾジアゼピン系睡眠薬]

　不眠はさまざまな原因によって起こる病態である。不眠の原因を除去あるいは軽減することが大切であるため，原因を確認する。

　不眠は，①心不全や気管支喘息など夜間の呼吸困難や咳嗽を伴う疾患，②神経痛，片頭痛，関節炎など慢性疼痛を来す疾患，③アトピー性皮膚炎，黄疸，腎不全などの瘙痒感を来す疾患，④前立腺肥大症や糖尿病などの夜間頻尿を来す疾患，⑤睡眠時の下肢や上肢に生じる異常感覚（レストレスレッグス症候群）などによって引き起こされる。このため，既往歴について確認する。

　睡眠障害の症状や原因，その持続期間，年齢，生活状況などを考慮し，睡眠薬や抗ヒスタミン薬，抗うつ薬などの治療薬の選択や，不眠を来す疾患の治療の強化などが行われる。不眠症状が寛解した後，適切な時期に減薬・休薬を試みる場合，既往歴は睡眠薬長期服用のリスク因子の一因となる場合もある。また，睡眠状況の客観的な睡眠時間と主観的な睡眠時間を異なって認識していたり，睡眠に関する誤った情報や認識によっても不眠を悪化させる。このため自覚症状に加え睡眠障害のリスク因子についても十分に確認する。

14

睡眠障害

☑Check④ 服薬状況を確認する

●就寝直前の服用
●食直後服用の回避

睡眠薬は就寝直前に服用しているか確認する。特に超短時間型睡眠薬では，服用して就寝した後，患者が起床して活動を開始するまでに十分な睡眠時間がとれなかった場合，または睡眠途中において一時的に起床して仕事などを行った場合などにおいて健忘が現れたとの報告があるので，薬効が消失する前に活動を開始する可能性があるときは服用しないよう指導する必要がある。

メラトニン受容体作動薬のラメルテオン(ロゼレム)は，初回で有効性が認められる場合もあるが，基本的には毎日就寝前に服用することで，通常は投与開始1週間後くらいに効果が発現しはじめる。覚醒を促進するオレキシンは日内変動があること，オレキシン受容体拮抗薬であるスボレキサント(ベルソムラ)を継続服用することで睡眠維持時間が増加した報告もある。このためラメルテオン(ロゼレム)，スボレキサント(ベルソムラ)は，頓服は推奨されないため，自己判断で頓服としていないか確認する。

エスゾピクロン(ルネスタ)やラメルテオン(ロゼレム)，スボレキサント(ベルソムラ)では，食後に投与すると，空腹時投与に比べて血中濃度が低下することがあるため，食事と同時または食直後に服用しないよう患者に指導する。また，クアゼパム(ドラール)では，胃内容物の残留によって薬剤の吸収が向上し，未変化体およびその代謝物の血漿中濃度が空腹時の2〜3倍に高まることが報告されている。このため食物との併用により過度の鎮静や呼吸抑制を起こすおそれがあるため，クアゼパム(ドラール)は食後服用を避け，就寝の直前に服用するよう患者に指導する。

睡眠薬を連用中に自己判断にて中断あるいは過剰服用していることは少なくない。連用している睡眠薬を急に中断すると，以前よりさらに強い不眠が出現したり，ベンゾジアゼピン系睡眠薬では減量や中止時に離脱症状*が現れるため，服薬状況を確認する。また，できるだけ睡眠薬の服用を我慢し，眠れない時間を過ごした後に睡眠薬を服用することもあるため，睡眠薬の服用時刻を確認する。

＊離脱症状：不眠，不安，焦燥感，頭痛，嘔気・嘔吐，せん妄，振戦，痙
　　攣発作　など

I 疾患別薬学的管理のポイント

☑Check 5 **薬物治療に関する理解度を確認する**

●薬品名，薬効，用法・用量，使用上の注意，飲み忘れたとき
　の対処法　など

　患者のなかには「睡眠薬を飲むとぼける」「睡眠薬を飲めば癖に
なってだんだん量を増やさないと効かなくなる」「寝酒の方が安全」
といった誤った認識をもっている場合があるため，患者の理解度を
確認する。

　患者が適正に睡眠薬を服用し，副作用を回避できるように，睡眠
薬は正しく使用すれば安全な薬剤であること，作用持続時間に違い
があること，服用時の注意点，副作用などを十分に説明する。

14

睡眠障害

処方薬からの薬学的管理

☑Check 6 副作用の発症状況を確認する

◆睡眠薬の注意すべき副作用（対処方法）

ベンゾジアゼピン系睡眠薬，非ベンゾジアゼピン系睡眠薬（共通）	離脱症状・反跳性不眠・依存形成（慎重投与し，投与中止の場合は徐々に減量），持ち越し効果（減量もしくは作用時間の短いものへ変更），前向性健忘（減量，就寝直前の服用，アルコールとの併用を控える），筋弛緩作用（ω_1選択性が高い薬剤やメラトニン受容体作動薬への変更）
超短時間型（ベンゾジアゼピン系・非ベンゾジアゼピン系）睡眠薬，メラトニン受容体作動薬，オレキシン受容体拮抗薬（共通）	もうろう状態・睡眠随伴症状（就寝直前の服用，中止）
非ベンゾジアゼピン系睡眠薬	ゾピクロン（アモバン），エスゾピクロン（ルネスタ）：口中のにがみ（中止）　など ゾルピデム酒石酸塩（マイスリー）：肝機能障害（中止）　など
メラトニン受容体作動薬 　ラメルテオン 　（ロゼレム）	傾眠・頭痛・倦怠感・浮動性めまい（減量もしくは休薬），プロラクチン上昇（中止）　など
オレキシン受容体拮抗薬 　スボレキサント 　（ベルソムラ）	睡眠時随伴症・夢遊症・傾眠時幻覚・悪夢（中止），傾眠・頭痛・疲労（減量もしくは休薬）　など

※睡眠薬の減薬・休薬方法
　1～2週おきに3/4，1/2次いで1/4に減量する。反跳性不眠が出現すれば1段階戻る。一定量まで減量できたら，徐々に投与間隔をあけていく隔日法や頓用を利用して休薬する。作用時間の短い睡眠薬で漸減法がうまくいかない場合には，いったん半減期の長い睡眠薬に切り替えた後，漸減法あるいは隔日法を用いて減量・中止を試みるとよい。

I 疾患別薬学的管理のポイント

☑Check 7 他の薬剤の影響や薬物相互作用の有無を確認する

- **不眠を引き起こす薬剤**：抗パーキンソン病薬，副腎皮質ステロイド薬，気管支拡張薬，インターフェロン製剤 など
- **併用禁忌**：

  トリアゾラム(ハルシオン)→イトラコナゾール(イトリゾール)，フルコナゾール(ジフルカン)，ホスフルコナゾール(プロジフ)，ボリコナゾール(ブイフェンド)，ミコナゾール(フロリード)，HIVプロテアーゼ阻害薬[インジナビル(クリキシバン)，リトナビル(ノービア)など]，エファビレンツ(ストックリン)，テラプレビル(テラビック)

  エスタゾラム(ユーロジン)→リトナビル(ノービア)

  クアゼパム(ドラール)→食物，リトナビル(ノービア)

  フルラゼパム塩酸塩(ダルメート)→リトナビル(ノービア)

  ラメルテオン(ロゼレム)→フルボキサミンマレイン酸塩(ルボックス，デプロメール)

  スボレキサント(ベルソムラ)→CYP3Aを強く阻害する薬剤[イトラコナゾール(イトリゾール)，クラリスロマイシン(クラリシッド)，リトナビル(ノービア)，サキナビル(インビラーゼ)，ネルフィナビル(ビラセプト)，インジナビル(クリキシバン)，テラプレビル(テラビック)，ボリコナゾール(ブイフェンド)]

睡眠障害を引き起こす可能性のある薬剤や睡眠薬との併用禁忌薬があるので，併用薬剤，他院からの処方薬を必ず確認する。

副腎皮質ステロイド薬の睡眠障害発現率は20〜50％，インターフェロン製剤では2/3以上と極めて高いものから，Ca拮抗薬のように5％以下のものまで多様である。睡眠障害の発現は，インターフェロン製剤のように投与初期にみられるものもあるが，大半が長期連用中に起こる。薬剤性不眠が疑われる場合は，該当薬剤の減量あるいは同効薬への切り替えなどを検討する。

ベンゾジアゼピン系・非ベンゾジアゼピン系睡眠薬の薬物相互作用はCYP3A4の阻害あるいは誘導によるものが多く，注意が必要である。なかでもトリアゾラム(ハルシオン)は，アゾール系抗真菌薬と併用禁忌である。スボレキサント(ベルソムラ)は，主にCYP3Aによって代謝され，CYP3Aを強く阻害する薬剤と併用禁

14 睡眠障害

忌である。スボレキサント(ベルソムラ)とCYP3Aを阻害する薬剤[ジルチアゼム塩酸塩(ヘルベッサー)，ベラパミル塩酸塩(ワソラン)など]との併用により，スボレキサント(ベルソムラ)の血中濃度が上昇し，傾眠，疲労などの副作用が増強する可能性があるため，併用する必要がある場合には，スボレキサント(ベルソムラ)の減量を考慮する。

 服薬指導を実施する

睡眠薬の一般的な服薬指導例

- 薬の影響が翌朝以後に及び，眠気，注意力・集中力・反射運動能力などの低下が起こることがあるので，車の運転，危険を伴う機械の操作は行わないでください。
- 就寝直前に服用してください。就寝した後途中で起きて仕事などをする可能性がある場合には飲まないでください。
- この薬を服用中にアルコールを飲むと薬の作用が強く出るので控えてください。

ベンゾジアゼピン系睡眠薬，非ベンゾジアゼピン系睡眠薬	脳内の神経に抑制的に働く物質(GABA：ガンマ-アミノ酪酸)の作用を増強し，興奮を抑えることで寝つきをよくし，夜間の睡眠を持続させる薬です。 ・服用を忘れた場合，翌朝起きるまでかなり時間があり，眠れなければ服用してください。[長時間型を除く] ・飲み忘れに気づいても服用しないでください。次の日から決められた用量を服用してください。[フルラゼパム塩酸塩(ダルメート)，ハロキサゾラム(ソメリン)] ・服用を忘れた場合，思い出したときすぐに服用してください。ただし必ず食後から時間をあけて服用してください。[クアゼパム(ドラール)]

(次頁に続く)

Ⅰ 疾患別薬学的管理のポイント

メラトニン 受容体作動薬 ラメルテオン (ロゼレム)	睡眠・覚醒サイクルを調整するホルモン(メラトニン)の受容体に結びついて,睡眠と覚醒のリズムを整えることで,脳と体の状態を覚醒から睡眠へと切り替えて,寝つきをよくし,夜間の睡眠を持続させる薬です。 • 服用を忘れた場合,翌朝起きるまでかなり時間があり,眠れなければ服用してください。
オレキシン 受容体拮抗薬 スボレキサント (ベルソムラ)	覚醒状態の維持に重要な神経ペプチドであるオレキシンの働きを弱めることによって,脳の状態が覚醒から睡眠へと切り替わることを助けて,寝つきをよくし,夜間の睡眠を持続させる薬です。 • 服用を忘れた場合,翌朝起きるまでかなり時間があり,眠れなければ服用してください。

14

睡眠障害

患者の生活スタイルなどからの薬学的管理

☑Check⑨ 生活習慣を確認する

- ●適正な睡眠時間
- ●規則正しい食事と適度な運動
- ●快適な就寝環境
- ●就寝前の刺激物や水分摂取を控える
- ●寝酒をしない

「睡眠時間は8時間とらないといけない」といった思いこみや，不眠を助長するような生活習慣などがないか確認する。不適切な睡眠衛生が認められた場合には，睡眠に関する適切な情報を提供し，生活習慣について指導する必要がある。

適正な睡眠時間

必要な睡眠時間は人それぞれで異なり，季節でも睡眠時間は変化し，また，歳をとると必要な睡眠時間は短くなるため，8時間にこだわらない。日中しっかり起きて過ごせるかどうかを睡眠充足の目安にする。

起床時刻を一定にすることは，一定の睡眠覚醒リズムを身につけるのに役立つため，毎朝同じ時刻に起床する。早起きと朝の日光が早寝に通じる。目が覚めたら日光を取り入れ，体内時計のリズムをリセットする。

長い昼寝はかえってぼんやりするもとであるため，昼寝をするなら，昼食後から15時までの時間帯で30分未満とする。夕方以降の昼寝は夜の睡眠に悪影響をおよぼすので控える。

規則正しい食事と適度な運動

朝食は心と体の目覚めに重要である。空腹で寝ると睡眠が妨げられることがある。夜食を摂る場合は，消化のよいものを少量，例えば牛乳や軽いスナックなどを摂るようにする。

昼間の運動習慣は熟睡を促進するため，30分程度の散歩やランニング，水泳，体操などで軽く汗ばむ程度の運動を行う。

快適な就寝環境

音対策のためにじゅうたんを敷く，ドアをきっちり閉める，遮光

I 疾患別薬学的管理のポイント

カーテンを用いるなどの対策も手助けとなる。また，寝室を快適な温度に保つ。

就寝前の刺激物や水分摂取を控える

就寝前4時間のカフェイン摂取（日本茶やコーヒー，紅茶，ココア，コーラ，栄養ドリンク剤，チョコレートなど）は控える。また，タバコに含まれるニコチンには交感神経の働きを活発にし，睡眠を障害するため，就寝前1時間の喫煙は控える。

就寝前に水分を摂りすぎると，夜中のトイレ回数が増える原因となるので控える。

寝酒をしない

睡眠薬代わりの寝酒は，深い睡眠を減らし，夜中に目覚める原因となるので控える。また，睡眠薬とアルコールはともに中枢神経抑制作用を有し，相互に作用を増強するおそれがあるため併用は避ける。

その他

- 眠ろうとする意気込みが頭をさえさせ寝つきを悪くするため，眠くなったときのみ床につき，就床時刻にこだわりすぎない。眠れなければ寝室を出て，別の部屋に行き，眠くなるまでそこにとどまり，それから寝室に戻る。
- 寝床を睡眠とセックス以外の目的に使わず，寝床で読書をしたり，テレビを見たり，食べたりしない。
- 寝床で長く過ごしすぎると熟睡感が減るため，眠りが浅いときは，むしろ積極的に遅寝・早起きにする。
- 心配した状態では，寝つくのが難しく，寝ても浅い眠りになってしまう。昼間の悩みを寝床にもっていかないようにし，自分の問題に取り組んだり，翌日の行動について計画するのは，翌日にする。

☑Check 10 OTC医薬品や健康食品などの服用状況を確認する

● **OTC医薬品：**

　睡眠改善薬…ドリエル，ドリーミオ，ネオデイ，アンミナイト　など

　催眠鎮静薬…快眠精，漢方ナイトミン　など

（次頁に続く）

14

睡眠障害

ブロモバレリル尿素含有鎮痛薬…ナロンエース、サリドン
エース　など
●健康食品：セント・ジョーンズ・ワート，バレリアン　など

　OTC医薬品のなかには，抗ヒスタミン作用をもつ催眠作用を利
用した睡眠改善薬や，催眠鎮静作用を有する漢方薬がある。抗ヒス
タミン系の睡眠改善薬と医薬品の睡眠薬との併用は避ける必要があ
り，OTC医薬品を使用していないか確認する。また，催眠作用を
もつブロモバレリル尿素を含有した鎮痛薬やかぜ薬は，少量で致死
量に達するため，過量投与には注意が必要である。

　セント・ジョーンズ・ワートを含有する健康食品にはMAO阻害
作用をもつ物質が含まれており，これが抗うつ作用と催眠作用を示
す。欧米で広く使用されており，日本でも薬店や通信販売などで手
に入れることができる。MAO阻害薬は口渇，便秘，起立性低血圧
などの副作用や，チラミン含有食品(チーズ，赤ワインなど)の大量
摂取時の高血圧の危険性，他剤との相互作用による血圧上昇または
低下，大量服薬による生命の危険，長期投与による肝障害などの副
作用がある。また，セント・ジョーンズ・ワート含有食品を摂取す
ることにより薬物代謝酵素であるチトクロームP450，特にサブタ
イプであるCYP3A4 およびCYP1A2 が誘導され，併用薬剤の効
果が減弱する。セント・ジョーンズ・ワート含有食品に含まれる有
効成分は少ないが，摂取する場合には，医師や薬剤師に相談するこ
と，過量服用しない，他剤との併用をしないなどの指導が必要で
ある。

15 I 疾患別薬学的管理のポイント

片頭痛患者の薬学的管理

患者からの情報による薬学的管理

☑Check 1 患者の自覚症状を確認する

●頭痛の症状，前兆，程度，持続時間

　片頭痛は前兆のない片頭痛と前兆のある片頭痛に分けられるため，頭痛の程度や持続時間に加え，前兆の有無やその症状について確認する。前兆のある片頭痛は全体の 10 ～ 20％である。

　前兆のない片頭痛で，小児あるいは 18 歳未満では，成人に比べ，両側性であることが多い。

　前兆のある片頭痛は，閃輝暗点，視野の欠損など視覚性前兆が多い。閃輝暗点は前兆として最も多い症状であり，視野のなかの小さな欠損部が徐々に拡大し，その辺縁はジグザクに輝き，その内部が見えなくなる現象である。また，予兆とは前兆の前あるいは片頭痛発作の始まる数時間から 1 ～ 2 日前にみられる，なんとなく頭痛が起こりそうな気配のことであり，首や肩のこり，過食，あくび，疲労感，集中困難，精神的に落ち込む，イライラする，気分がすぐれない，などの症状がみられる。

　片頭痛発作が月に 2 回以上あるいは 6 日以上ある患者では，予防療法の実施について検討してみることが勧められる。急性期治療のみでは片頭痛発作による日常生活の支障がある場合，急性期治療薬が使用できない場合，永続的な神経障害を来すおそれのある特殊な片頭痛には，予防療法を行うよう勧められる。そのため，片頭痛の頻度や急性期治療薬使用による効果なども確認する。なお，予防療法の選択は，片頭痛以外の併存する疾患や身体的状況も勘案して薬剤を選択することが勧められる。

　また，一次性頭痛の自覚症状には違いがあり，頭痛の種類によって治療薬が異なってくるため，十分に自覚症状を聴取する。

◆頭痛の自覚症状

片頭痛	・前兆を伴わない片頭痛： 頭痛発作は4～72時間，片側性，拍動性，中等度から高度の頭痛，階段昇降などの日常的な動作により頭痛が増悪，悪心・嘔吐，光・音過敏といった随伴症状を伴う ・前兆を伴う片頭痛： 前兆は局所神経症状（キラキラした光・点・線が見える閃輝暗点，チクチク感として現れる感覚障害など）であり，前兆症状は5分以上かけて徐々に進展し，頭痛は前兆後60分以内（前兆の持続時間は5分以上60分以内）に生じる。
緊張型頭痛	頭痛は30分～7日間持続し，圧迫あるいは締め付けられる感じで，両側性で後頭部の痛みを訴えることが多い。悪心・嘔吐や光・音過敏などの随伴症状は少なく，動作による増悪は認められない。肩や首のこりを伴いやすい。
群発頭痛	ある一定の期間（多くの場合数週～数カ月）連日しかも夜間，明け方のほぼ一定時間に起こる激しい頭痛。片側の眼の奥の激痛が15～180分持続し，痛みと同じ側の結膜充血，流涙，鼻閉などを伴う。

 患者の客観的データを確認する

●**画像検査（脳CT，MRI）**：通常異常を認めない

頭痛ダイアリーや診療録などから情報を得る。頭痛ダイアリーからは，①頭痛の頻度，②頭痛の性状，③痛みの強度，④持続時間，⑤随伴症状，⑥頭痛出現から頭痛治療薬使用までの時間，⑦薬物の治療効果，⑧誘因，⑤生活支障度，など具体的な情報を得ることができる。

 患者のリスク因子の有無を確認する

●**頭痛を誘発させる因子**：アルコール，月経周期，ストレス，睡眠不足，天候の変化　など

Ⅰ 疾患別薬学的管理のポイント

- **●既往歴**：脳血管障害，虚血性心疾患，てんかん，神経症　など
- **●禁忌**：

末梢血管障害・コントロールされていない高血圧症[トリプタン，エルゴタミン]

心筋梗塞・虚血性心疾患・異型狭心症(冠動脈攣縮)・脳血管障害・一過性脳虚血性発作[トリプタン]

重篤な肝機能障害[スマトリプタンコハク酸塩(イミグラン)，エレトリプタン臭化水素酸塩(レルパックス)，ジヒドロエルゴタミンメシル酸塩(ジヒデルゴット)]

重度の肝機能障害[リザトリプタン安息香酸塩(マクサルト)，ナラトリプタン塩酸塩(アマージ)]

血液透析中[リザトリプタン安息香酸塩(マクサルト)]

重度の腎機能障害[ナラトリプタン塩酸塩(アマージ)]

閉塞性血管障害・狭心症・冠動脈硬化症・ショック・側頭動脈炎・敗血症・心エコー検査により心臓弁尖肥厚，心臓弁可動制限およびこれらに伴う狭窄などの心臓弁膜の病変[エルゴタミン]

肝または腎機能障害[エルゴタミン酒石酸塩配合(クリアミン配合)]

頭蓋内出血またはその疑い・脳梗塞急性期[塩酸ロメリジン(ミグシス，テラナス)]

尿素サイクル異常症[バルプロ酸ナトリウム(デパケン)]

気管支喘息・気管支痙攣のおそれ・糖尿病性ケトアシドーシス・代謝性アシドーシス・高度または症状を呈する徐脈・房室ブロック(Ⅱ，Ⅲ度)・洞房ブロック・洞不全症候群・心原性ショック・肺高血圧による右心不全・うっ血性心不全・低血圧症・長期間絶食状態・重度の末梢循環障害(壊疽など)・未治療の褐色細胞腫・異型狭心症[プロプラノロール塩酸塩(インデラル)]

ピラゾロン系薬剤(スルピリン，アミノピリンなど)過敏症[エルゴタミン酒石酸塩配合(クリアミン配合)]

妊婦[エルゴタミン，塩酸ロメリジン(ミグシス，テラナス)]

授乳婦[エルゴタミン]

- **●原則禁忌**：妊婦[バルプロ酸ナトリウム(デパケン)]

15
片頭痛

　片頭痛患者の約75％に何らかの発作の誘発因子があるといわれている。疫学調査から同定された共通の片頭痛を誘発する因子は，

189

アルコール，ストレス，精神的緊張，疲れ，睡眠，天候の変化，温度差，頻回の旅行，月経周期，臭い，空腹などであり，アルコール以外のものは緊張型頭痛の誘発因子ともなる。多くの食品が片頭痛の誘発因子として信じられており，代表的なものは赤ワイン，チョコレート，チーズであるが，個人によって反応が異なる。

女性の片頭痛患者の約半数は片頭痛発作が月経周期に関連していることを自覚しており，特にエストロゲンの量が急激に減少する月経開始日±2日に片頭痛が起こりやすい。月経周期に関連して起こる前兆のない片頭痛発作は重度で持続時間が長く，治療抵抗性のことが多い。

 服薬状況を確認する

- 急性期治療薬の服薬のタイミングや服薬頻度
- 効果発現するまでに片頭痛予防薬の自己判断による中止
- 点鼻液，自己注射手技の習得

頭痛発作時に使用する急性期治療薬であるトリプタンやエルゴタミンは使用するタイミングを誤ると効果がないため，患者に使用のタイミングについて確認し，理解が十分でなければ，適切なタイミングで使用できるように患者に説明・指導する。

トリプタンの場合は，頭痛発作の予兆期や前兆期に使用しても効果はなく，また，痛みのピークから寛解期に使用しても効果が得られないことがある。そのため，トリプタンを使用しても十分な効果が得られていない場合には，痛みを感じた時点で早めに使用しているか確認する。エルゴタミンの場合は，頭痛発作の前兆期や，頭痛が起きたときに服用しているか確認する。また，トリプタンは効果不十分な場合に，前回の投与から2時間以上［スマトリプタンコハク酸塩（イミグラン）注射液投与後に錠剤あるいは点鼻液を追加投与する場合には1時間以上，ナラトリプタン塩酸塩（アマージ）の場合は4時間以上］あけて追加投与を行うことができるが，各薬剤には1日総投与量の上限があるため，自覚症状の確認とともに使用状況を確認する。エルゴタミン酒石酸塩配合（クリアミン配合）が投薬されている場合には1週間の使用量も確認する。

片頭痛予防薬は頭痛発作が起こってから服用しても効果がないため，急性期治療薬として服用していないか確認する。また，片頭痛予防薬は効果が現れるまでに通常1〜2カ月かかるため，残薬を

受診時や来局時にもってくるように説明し，効果が実感できないことによって自己判断で中止していないか服薬状況を確認する。

トリプタンには錠剤，口腔内速溶錠，口腔内崩壊錠，点鼻薬，注射薬がある。スマトリプタンコハク酸塩（イミグラン）点鼻液は，吐気や嘔吐がみられる患者には有効であるが，苦みがある。そのため，手技の確認とともに，苦みのために頭痛発作時に使用を控えていないかも確認する。患者の状況に適した剤形であるか確認する。

☑Check 5 薬物治療に関する理解度を確認する

●薬品名，薬効，用法・用量，使用上の注意，飲み忘れたときの対処法　など

片頭痛予防薬の効果判定には少なくとも2カ月を要するため，患者には十分に説明し，理解しているか確認する必要がある。また，急性期治療薬については薬効だけでなく，服用のタイミングや使用間隔や回数の制限など，患者が正しく理解しているかどうか確認し，十分に理解するまで説明する必要がある。

処方薬からの薬学的管理

☑Check 6 副作用の発症状況を確認する

◆片頭痛治療薬の注意すべき副作用（対処方法）

トリプタン	一過性の胸部・咽喉頭部圧迫感（通常一過性の症状であるが、時に激しい場合がある。このような症状で虚血性心疾患が疑われる場合は中止） など
エルゴタミン	腹痛・下痢（整腸薬の投与を考慮），嘔吐（健胃薬などとともに服用） など
片頭痛予防薬 塩酸ロメリジン（ミグシス，テラナス），バルプロ酸ナトリウム（デパケン），プロプラノロール塩酸塩（インデラル）	塩酸ロメリジン（ミグシス，テラナス）：眠気・めまい・悪心（減量もしくは中止） など バルプロ酸ナトリウム（デパケン）：重篤な肝障害（投与初期6カ月間は定期的に，その後も連用中は定期的に肝機能検査を実施），食欲亢進・肥満・脱毛・傾眠・眠気（減量もしくは中止），高アンモニア血症（中止） など プロプラノロール塩酸塩（インデラル）：喘息症状の誘発・悪化・徐脈・末梢循環障害（減量もしくは中止），遷延性低血糖（ブドウ糖を携帯，他剤へ変更），涙液分泌減少・悪夢（中止） など

☑Check 7 他の薬剤の影響や薬物相互作用の有無を確認する

●**頭痛を引き起こす薬剤**：鎮痛薬，トリプタン，エルゴタミンなど

●**併用禁忌**：

トリプタン・エルゴタミン（共通）→他のトリプタン，他のエルゴタミン，エルゴタミン誘導体含有製剤

スマトリプタンコハク酸塩（イミグラン），ゾルミトリプタン（ゾーミッグ）→MAO阻害薬

エレトリプタン臭化水素酸塩（レルパックス）→HIVプロテアーゼ阻害薬（リトナビル，インジナビル硫酸塩エタ

I 疾患別薬学的管理のポイント

ノール付加物，ネルフィナビルメシル酸塩）
リザトリプタン安息香酸塩（マクサルト）→プロプラノロール塩酸塩（インデラル）
エルゴタミン→HIVプロテアーゼ阻害薬，エファビレンツ（ストックリン），コビシスタット含有製剤（スタリビルド），マクロライド系抗菌薬，アゾール系抗真菌薬，テラプレビル（テラビック），オムビタスビル水和物・パリタプレビル水和物・リトナビル（ヴィキラックス）
バルプロ酸ナトリウム（デパケン）→カルバペネム系抗菌薬
プロプラノロール塩酸塩（インデラル）→リザトリプタン安息香酸塩（マクサルト）

　現在，鎮痛薬，エルゴタミン，カフェイン，オピオイド，バルビツレート，トリプタンの長期乱用により頭痛を来すことが知られている。また，患者のなかにはOTC医薬品にて頭痛の対処をし，連用することにより頭痛を誘発している場合もあるため，頭痛治療薬の使用状況は，OTC医薬品の使用も含め聴取する必要がある。
　薬剤乱用に伴う頭痛は，治療が頻繁でかつ定期的に行われる場合に起こりやすく，何日間かまとめて治療し休薬期間が長い場合は，薬物乱用頭痛を引き起こす可能性はかなり低い。急性期治療薬の使用が月に10回以上となっていないか，また，その使用頻度を確認する。薬剤長期乱用に伴う頭痛は，原因薬剤の服用中止により1～6カ月間は70％ほどの症例で改善が得られるとの報告が多いが，長期予後では3割が再び薬剤乱用に陥る。そのため，日頃から急性期治療薬の使用が頻回とならないように患者教育が必要である。他施設の受診や，効果不十分のために薬剤が変更となり，患者は数種類のトリプタンとエルゴタミンをもっている場合があるので，問題となる使用をしていないか確認する。

15

片頭痛

☑Check 8 服薬指導を実施する

片頭痛治療薬の服薬説明例：使用上の注意点

トリプタン	片頭痛の発作時に過度に拡張した脳の血管を収縮させたり，神経性の炎症を抑えて，片頭痛を抑える薬です。 ・頭痛発作が起きたとき早期に使用してください。
エルゴタミン	片頭痛の発作時に過度に拡張した脳の血管を収縮させ，片頭痛を抑える薬です。 ・頭痛が起こりそうなときや，頭痛発作が起きたときにすぐに服用してください。
片頭痛予防薬 塩酸ロメリジン(ミグシス, テラナス)，バルプロ酸ナトリウム(デパケン)，プロプラノロール塩酸塩(インデラル)	脳の血管の収縮や脳血流量の低下を抑え，片頭痛が起こるのを予防する薬です。[塩酸ロメリジン(ミグシス，テラナス)] 片頭痛が起こるのを予防する薬です。[バルプロ酸ナトリウム(デパケン)，プロプラノロール塩酸塩(インデラル)] ・この薬を服用中に頭痛発作が起きたら，頭痛発作治療薬を使用してください。 ・服用を忘れた場合，思い出したときすぐに服用してください。ただし次の服用時間が近いときは忘れた分は服用しないでください。[塩酸ロメリジン(ミグシス, テラナス)，プロプラノロール塩酸塩(インデラル)] ・服用を忘れた場合，思い出したときすぐに服用してください。ただし次の服用時間まで6時間程度(徐放錠：1日2回の場合)，あるいは4時間程度(錠，細粒，シロップ)あけてください。[バルプロ酸ナトリウム(デパケン)徐放錠：1日1回の場合を除く] ・服用を忘れた場合，思い出したときすぐに服用してください。その後，翌日の決められた時間に服用してください。[バルプロ酸ナトリウム(デパケン)徐放錠：1日1回の場合]

I 疾患別薬学的管理のポイント

■ 患者の生活スタイルなどからの薬学的管理

☑Check 9 生活習慣を確認する

- ●片頭痛を誘発する因子の回避
- ●片頭痛発作時の休眠・安静

片頭痛は繰り返し起こり，日常生活に支障を来す疾患であり，片頭痛の誘発因子を回避することは予防にもつながり重要である。

👤 片頭痛を誘発する因子の回避

片頭痛の誘発因子を避けるようにする。月経時に片頭痛が起こりやすい場合には，そのときに他の片頭痛を誘発する因子と重ならないように注意する。また，個人差はあるが，ある食品が頭痛を引き起こすことが明らかな場合には，その食品を適切に避けるようにする。

👤 片頭痛発作時の休眠・安静

片頭痛発作時には，額やこめかみを冷やすと拡張した血管が収縮し，痛みが軽減する。また，片頭痛発作時には音や光に過敏になることが多いため，その場合には暗く静かな部屋で安静にする，耳栓やアイマスクをすると症状が軽減する場合がある。

☑Check 10 OTC医薬品や健康食品などの服用状況を確認する

- ●OTC医薬品：
    カフェイン含有解熱鎮痛薬…イブA錠，ナロンエース，ノーシン，ロキソニンSプレミアム　など
- ●健康食品：マグネシウム，ビタミンB_2，ナツシロギク（フィーバーフュー）　など

軽症の頭痛であれば，OTC医薬品でも対処可能であり，医療機関を受診するまでにOTC医薬品を使用している場合も多い。また，片頭痛患者は，頭痛のために日常生活に支障があるにもかかわらず，医療機関への受診頻度が少ないことがわかっている。そのため，OTC医薬品の使用状況を確認する必要がある。

健康食品やサプリメントとして使用されているもののなかには，

15

片頭痛

片頭痛予防効果が示唆されているものがある。例えば，マグネシウム，ビタミンB_2，ナツシロギク(フィーバーフュー)があり，ある程度の効果が期待できる。処方薬による予防療法を好まない片頭痛患者がこれらを摂取している場合があるので確認する。ナツシロギク(フィーバーフュー)には子宮収縮作用があるため，妊婦が摂取していないか確認する。

I 疾患別薬学的管理のポイント

16 関節リウマチ患者の薬学的管理

■ 患者からの情報による薬学的管理

☑Check❶ 患者の自覚症状を確認する

●朝のこわばりの時間
●痛みの部位，程度，腫れ
●関節外症状：全身倦怠感，貧血，微熱，体重減少，リンパ節
　　　　　　　腫大，皮下結節　など

　関節リウマチ(rheumatoid arthritis：RA)の発病初期の関節症状は主として炎症性滑膜炎による関節痛と関節の腫脹である。関節炎が進行すると，軟骨・骨破壊が起こり，可動域制限を来す。RAの関節障害は，対称性関節炎として現れることが多く，手指，手関節に罹患することが多い。また，RAは免疫異常を背景とした全身性炎症疾患であるため，関節症状だけでなく，貧血や朝のこわばり，全身倦怠感，体重減少，皮下結節，血管炎，乾燥性角膜炎などの眼症状，間質性肺炎などの肺病変，二次性アミロイドーシスなど多彩な臨床症状を呈する。RAの炎症症状は寛解と増悪を繰り返すが，患者によって症状の現れ方や進み方に違いがみられる。

　朝のこわばりの持続時間は，疲労感出現時間と同様に，RAの疾患活動性と並行することが多いため，起床後(実際は覚醒時点から)全身ないし関節のぎこちなさが薄れる時間(完全に消失するまででなく，当初の程度から最大限薄れるまでの時間)を正確に聴取することがきわめて大切である。

◆RAの関節症状

●多くは多発性，しばしば両側性
●炎症性滑膜炎による疼痛：重く疼くような痛みで，朝方に強
　　　　く，天候の影響を受けやすく，屈曲位で軽快
●関節破壊による疼痛：荷重，運動により増強
●関節腫脹：急性期には局所熱，発赤などを伴う

(次頁に続く)

●**構造変形**：好発部位は手指，膝，足趾であり，肩や肘は拘縮
しやすい

☑Check❷ 患者の客観的データを確認する

●**RF（リウマトイド因子）**
●**抗CCP抗体**
●**CRP**
●**赤血球沈降速度（ESR）**：
　〔コントロール目標〕CRP，赤沈…ともに正常
●**MMP-3**

　圧痛関節数，腫脹関節痛，CRP，赤血球沈降速度，MMP-3など
が寛解基準であり，MMP-3値はRAにおける滑膜増殖の程度を反
映する。抗CCP抗体はRAに対して特異度，感度ともに高く，RA
の早期診断に有用である。

　抗リウマチ薬は副作用発現率が高いため，薬剤の副作用が発現し
ていないかどうかを臨床検査にてチェックしておく必要がある。保
険薬局では検査データを診療録などから確認できないため，患者の
了承を得て可能な限り検査結果を申し出てもらう。

　生物学的製剤（bDMARD）と免疫抑制薬の投与により，B型肝炎
ウイルス（HBV）感染者（キャリアおよび既感染者）でのHBVの再活
性化が起こることがある。そのため，投与前にはHBs抗原を測定
して，HBVキャリアかどうか確認する。HBs抗原陰性の場合には，
HBc抗体およびHBs抗体を測定して，既感染者かどうか確認する。
HBVキャリアおよび既感染者に投与する場合には，核酸アナログ
製剤が投与されていることを確認する。また，結核が発症し，死亡
例も報告されているため，投与前には，問診，インターフェロン-
γ遊離試験，ツベルクリン反応，胸部X線撮影などを確認し，結核
感染の有無を確認する。潜在性結核を有する可能性がある場合には，
抗結核薬の予防投与が考慮されるため，医師に確認する。また，日
和見感染症に対する安全性を配慮して，血中βD-グルカン陰性，
末梢血白血球数 $4000/mm^3$ 以上，末梢血リンパ球数 $1000/mm^3$
以上を満たすことが望ましいため，検査値を確認する。

患者のリスク因子の有無を確認する

- ●増悪因子：喫煙　など
- ●予後不良因子：RF・抗CCP抗体陽性（高値），高い疾患活動性，早期からの関節破壊　など
- ●関節リウマチ罹病期間
- ●関節リウマチ治療歴
- ●特殊記載項目：
  伝達性海綿状脳症（TSE）伝播の理論的リスクを完全に否定し得ないので，疾病の治療上の必要性を十分に検討のうえ投与［インフリキシマブ（レミケード）］
- ●警告：
  治療前に少なくとも1剤の抗リウマチ薬などの使用を十分勘案［tsDMARD，TNFα阻害薬，IL-6阻害薬］
  十分な知識とリウマチ治療の経験をもつ医師が使用，緊急時に十分な措置が可能な医療施設など［イグラチモド（ケアラム，コルベット），免疫抑制薬，bDMARD］
  患者への十分な説明，副作用への注意，理解したことを確認［免疫抑制薬，bDMARD］
  無顆粒球症などの重篤な血液障害［ペニシラミン（メタルカプターゼ）］
  投与中あるいは投与終了後2時間以内に発現するinfusion reaction・再投与の場合投与後3日以上経過後に遅発性過敏症が現れることがあるため，投与終了後も十分な観察［インフリキシマブ（レミケード）］
  脱髄疾患を疑う患者や家族歴を有する患者に投与する場合適宜画像診断などの検査を実施［TNFα阻害薬］
  ※詳細は添付文書参照
- ●禁忌：
  活動性結核［MTX，LEF，tsDMARD，TNFα阻害薬，IL-6阻害薬］
  腎障害［MTX，GST，BUC］
  慢性肝疾患［MTX，LEF］
  重篤な感染症［tsDMARD，TNFα阻害薬，IL-6阻害薬，T細胞選択的共刺激調節薬］
  骨髄抑制・胸水・腹水［MTX］

（次頁に続く）

血液障害[GST，BUC]

肝障害・心不全・潰瘍性大腸炎・放射線療法後間もない・金製剤による重篤な副作用既往[GST]

骨髄機能低下[BUC]

重篤な肝障害・消化性潰瘍[IGU]

重度の肝機能障害・好中球数が500/mm³未満・リンパ球数が500/mm³未満・ヘモグロビン値が8g/dL未満[tsDMARD]

脱髄疾患・うっ血性心不全[TNFα阻害薬]

敗血症またはそのリスク[エタネルセプト（エンブレル）]

新生児・低出生体重児[SASP]

妊婦[免疫抑制薬，GST，IGU]

授乳婦[GST，MTX，LEF]

●原則禁忌：手術直後・全身状態悪化[BUC]

tsDMARD：分子標的型抗リウマチ薬
bDMARD：生物学的製剤
MTX：メトトレキサート（リウマトレックス）
SASP：サラゾスルファピリジン（アザルフィジンEN）
BUC：ブシラミン（リマチル）
LEF：レフルノミド（アラバ）
TAC：タクロリムス水和物（プログラフ）
IGU：イグラチモド（ケアラム，コルベット）
GST：金チオリンゴ酸ナトリウム（シオゾール）

　MTXはRAの薬物治療の第一選択薬として考慮される。疾患活動性の制御と長期予後の改善を目的に，疾患活動性，予後不良因子の有無によって，薬剤が選択されるため，疼痛や腫脹のある関節の数，RFや抗CCP抗体，CRP値などの検査値も確認する。

　抗リウマチ薬は効果の個人差が大きく，またいったんコントロールされていても再び活動性が亢進する場合があるため，患者のこれまでのRA治療歴を確認しておく必要がある。

　MTXは催奇形性を疑う症例報告があるため，妊婦または妊娠している可能性のある女性には投与禁忌であり，妊娠の有無について確認し，内服中は避妊するよう指導する。また，妊娠する可能性のある婦人に投与する場合は，投与中および投与終了後少なくとも1月経周期は妊娠を避けるよう注意を与える。

Ⅰ 疾患別薬学的管理のポイント

☑Check❹ 服薬状況を確認する

●特定の日に服用する薬剤の服薬状況
●効果が実感できないことによる自己判断による中止
●服薬行為難渋に関連した服薬状況
●自己注射手技の習得

　MTXは，1週間のうち特定の日に服用する薬剤であり，患者に対して誤用，過量投与を防止するための十分な服薬指導を行う必要がある。

　従来の低分子抗リウマチ薬(csDMARD)の免疫調整薬のなかには，遅効性(多くは2～3カ月)の薬剤もある。そのため，薬を服用してもすぐに効果がみられないため最低3カ月は継続して服用すること，患者自身で勝手に薬の服用を中止しないよう指導する。しかし，3カ月間服用しても全く症状が改善しない場合や身体に異常を感じた場合はすぐに医療スタッフに連絡するよう指導する。また，RA患者は，罹患歴が長くなると関節の変形により服薬の動作に困ることもまれではない。定期的に残薬を受診時や来局時にもってくるように説明し，服薬行為に難渋していないか，服薬状況を確認するとともに，残薬の整理，患者が服薬・使用できるように解決策を提案するなど服薬支援を行う。

　bDMARDの中には自己注射が可能なものがあるため，手技は習得できているか，関節の変形などによって自己注射手技が行えなくなってはいないかを確認する。

☑Check❺ 薬物治療に関する理解度を確認する

●薬品名，薬効，用法・用量，使用上の注意，飲み忘れたときの対処法　など

　RAは一般に経過が長く，増悪，寛解を繰り返すため，長期的に治療を続けなければならないことが多い。そのため，RA治療薬の薬効や用法・用量だけではなく，使用上の注意点，副作用，治療のコストなどの情報を患者に適切に伝え，正しく理解しているかどうか確認する。また患者自身のRA治療に対する意向も確認する。

16

関節リウマチ

処方薬からの薬学的管理

☑Check ⑥ 副作用の発症状況を確認する

◆抗リウマチ薬の注意すべき副作用（対処方法）

低分子抗リウマチ薬 （csDMARD） 免疫調整薬：GST, BUC, SASP, IGU など 免疫抑制薬：MTX, LEF, TAC, トファ シチニブクエン酸 塩（ゼルヤンツ）*	食欲不振・悪心・嘔吐・下痢（減量もしくは中止。胃腸薬の投与を考慮），皮疹（減量もしくは中止），骨髄抑制・腎障害（4週間ごとに血液検査を実施し，異常が認められた場合には中止），間質性肺炎（中止。速やかに胸部X線などの検査を実施し，急速増悪する場合や重症例では副腎皮質ステロイド薬の投与）など
生物学的製剤 （bDMARD）	感染症・心不全の増悪・脱髄疾患（中止），結核（投与前に十分な問診，胸部X線検査，インターフェロンγ遊離試験，ツベルクリン反応検査の実施。投与開始後2カ月間は可能な限り1カ月に1回，以降は適宜必要に応じて胸部X線検査を実施し，異常が認められた場合には中止）　など インフリキシマブ（レミケード）：Infusion reaction（中止。アドレナリン，副腎皮質ステロイド薬，抗ヒスタミン薬またはアセトアミノフェンなどで緊急処置），遅発性過敏症（抗アレルギー薬などの対症療法，抗アレルギー薬の予防投与）　など エタネルセプト（エンブレル），アダリムマブ（ヒュミラ）：注射部位の発赤・瘙痒（注射部位を大腿部，腹部，上腕部などとし，前回の注射部位から少なくとも3cm離す）など ゴリムマブ（シンポニー）：注射部位の発赤（注射部位を上腕部，腹部，大腿部とし，同一箇所へ繰り返し注射することは避ける）　など

I 疾患別薬学的管理のポイント

生物学的製剤 （bDMARD）	セルトリズマブ ペゴル（シムジア）：注射部位の紅斑・発赤・疼痛・腫脹・瘙痒・出血（注射部位を上腕部，腹部，大腿部とし，同一箇所への２本の注射は避ける） など トシリズマブ（アクテムラ）：Infusion reaction（中止。抗ヒスタミン薬，解熱鎮痛薬などの投与） など アバタセプト（オレンシア）：重篤な過敏症（中止。抗ヒスタミン薬，アドレナリン，副腎皮質ステロイド薬などで緊急処置） など
NSAIDs	消化性潰瘍（食直後服用，牛乳・制酸薬などとともに服用。PPIの投与，症状が強ければ減量もしくは中止），喘息発作（中止し，気管支拡張薬や副腎皮質ステロイド薬の点滴など），急性腎不全（中止し，K・塩分・水分制限やアシドーシスの補正など） など
ステロイド薬	満月様顔貌（継続投与），糖尿病（食事制限，必要に応じインスリンの投与），誘発感染症（減量もしくは抗菌薬，γ-グロブリンの併用），消化管潰瘍（中止またはH$_2$受容体拮抗薬，PPIなどの投与），精神障害（減量もしくは向精神薬の投与），骨粗鬆症（ビスホスホネート製剤の投与） など

◆主な抗リウマチ薬の注意すべき副作用

低分子抗リウマチ薬	免疫調整薬	金チオリンゴ酸ナトリウム（シオゾール）	腎障害（タンパク尿，血尿），血液障害，間質性肺炎，皮膚炎，口内炎，肝障害
		ブシラミン（リマチル）	腎障害（タンパク尿），血液障害，間質性肺炎，皮膚炎，肝障害，味覚異常
		サラゾスルファピリジン（アザルフィジンEN）	肝障害，血液障害，重症の皮膚粘膜症状，発疹，頭痛，めまい，間質性肺炎
		イグラチモド（ケアラム，コルベット）	肝障害，血液障害，消化性潰瘍，間質性肺炎，感染症

（次頁に続く）

		メトトレキサート (リウマトレックス)	感染症, 血液障害, 腎障害, 肝障害, 間質性肺炎, 嘔気, 脱毛, 頭痛
低分子抗リウマチ薬	免疫抑制薬	レフルノミド (アラバ)	感染症, 下痢, 間質性肺炎, 皮疹, 脱毛, 肝障害, 腹痛, 嘔気, 高血圧
		タクロリムス水和物 (プログラフ)	感染症, 消化管症状, 腎障害, 高血圧, 糖尿病, 振戦, 頭痛, 高K血症
		トファシチニブクエン酸塩 (ゼルヤンツ)*	感染症(特に帯状疱疹), 好中球減少, 貧血, 脂質異常症, 肝障害, 悪性腫瘍
生物学的製剤	TNFα阻害薬	インフリキシマブ (レミケード)	感染症, 投与時反応(アナフィラキシー, 頭痛, 発熱など), SLE様症状, 脱髄疾患, 悪性リンパ腫, 心不全, 間質性肺炎, 小児の悪性腫瘍
		エタネルセプト (エンブレル)	感染症, 脱髄疾患, 心不全, SLE様症状, 悪性リンパ腫, 骨髄障害, 再生不良性貧血, 投与部位の発赤, 間質性肺炎, 小児の悪性腫瘍
		アダリムマブ (ヒュミラ)	感染症, 脱髄疾患, SLE様症状, 悪性リンパ腫, 再生不良性貧血, 間質性肺炎, 投与部位の発赤, 小児の悪性腫瘍
		ゴリムマブ (シンポニー)	
		セルトリズマブ ペゴル (シムジア)	
	IL-6阻害薬	トシリズマブ (アクテムラ)	感染症(CRPが抑制され発見が遅れる), 投与時反応(アナフィラキシー, 頭痛, 発熱 など), 腸管穿孔, 好中球減少, 心不全, 脂質異常症

I 疾患別薬学的管理のポイント

生物学的製剤	T細胞選択的共刺激調節薬	アバタセプト（オレンシア）	感染症，投与時反応（アナフィラキシー，頭痛 など），間質性肺炎，めまい，高血圧，発疹

＊トファシチニブクエン酸塩（ゼルヤンツ）：分子標的型抗リウマチ薬（tsDMARD）

◆MTX（リウマトレックス）の副作用予防と発現時の対処

葉酸併用が副作用の予防・治療に有効な副作用	肝機能障害，消化器症状（胃痛，嘔気，下痢），口内炎，骨髄抑制
投与法と投与量	葉酸，ロイコボリン ※MTX8mg/週以上，副作用リスクが高い高齢者，腎機能軽度低下症例では葉酸併用投与が強く勧められる ※通常，フォリアミを使用 ※重篤な副作用発現時には，活性型葉酸製剤ロイコボリンを使用（ロイコボリンレスキュー） ・投与法：MTX最終服用後24〜48時間後に投与 ・投与量：5mg/週以下 ・ロイコボリンレスキュー 　ロイコボリン錠10mg，6時間ごとに経口投与，あるいはロイコボリン注6〜12mg，6時間ごと筋注あるいは静注投与（ロイコボリンの1日投与量はMTX投与量の3倍程度を目安） 　MTXの排泄を促す目的で十分な輸液と尿のアルカリ化 　副作用が改善するまでロイコボリン投与

16

関節リウマチ

☑Check **7** 他の薬剤の影響や薬物相互作用の有無を確認する

●**併用禁忌:**
　タクロリムス水和物(プログラフ)→生ワクチン, シクロス
　ポリン(サンディミュン, ネオーラル), ボセンタン(ト
　ラクリア), カリウム保持性利尿薬[スピロノラクトン(ア
　ルダクトンA), カンレノ酸カリウム(ソルダクトン),
　トリアムテレン(トリテレン)]
　金チオリンゴ酸ナトリウム(シオゾール)→D-ペニシラミ
　ン(メタルカプターゼ)
　イグラチモド(ケアラム, コルベット)→ワルファリン(ワー
　ファリン)

　MTXとサリチル酸などのNSAIDsとの併用により, 骨髄抑制,
肝・腎・消化管障害などの副作用が増強されることがあるので注意
する。また, TACとトファシチニブクエン酸塩(ゼルヤンツ)は,
主にCYP3A4により代謝される。そのため, CYP3A4で代謝され
る薬剤またはCYP3A4の阻害作用を有する薬剤や飲食物との併用
には注意が必要である。SASPはSU薬およびワルファリンの作用
を増強させるため, 注意が必要である。
　その他, 抗リウマチ薬には抗てんかん薬との薬物相互作用も報告
されており, 併用薬について確認する。

Ⅰ 疾患別薬学的管理のポイント

☑Check❽ 服薬指導を実施する

🖉 関節リウマチ治療薬の服薬説明例：使用上の注意点

低分子抗リウマチ薬 （csDMARD） 免疫抑制薬：MTX, LEF, TAC, トファ シチニブクエン酸 塩(ゼルヤンツ)	免疫機能に働いて，免疫機能を抑えることにより，関節リウマチの骨の破壊や，関節の炎症や痛み・腫れをやわらげる薬です。[トファシチニブクエン酸塩(ゼルヤンツ)を除く] ヤヌスキナーゼと呼ばれる酵素を強力に阻害し，免疫機能を抑えることにより，関節リウマチの骨の破壊や，関節の炎症や痛み・腫れをやわらげる薬です。[トファシチニブクエン酸塩(ゼルヤンツ)] ・飲み忘れに気づいても服用しないでください。次の服用時に決められた用量を服用してください。
低分子抗リウマチ薬 （csDMARD） 免疫調整薬：GST, BUC, SASP, IGU など	免疫機能に働いて，免疫が亢進しているときは抑制し，低下しているときは増強して免疫機能の異常を調整し，関節リウマチの関節の炎症や腫れをやわらげる薬です。 ・ソフトコンタクトレンズを着色することがありますので，レンズの着用は避けてください。[サラゾスルファピリジン(アザルフィジンEN)] ・飲み忘れに気づいても服用しないでください。次の服用時に決められた用量を服用してください。
生物学的製剤 （bDMARD）	TNFα阻害薬：関節リウマチを進行させる主要な原因の一つと考えられるTNFという物質の働きを抑え，関節リウマチの骨の破壊や，関節の炎症や痛み・腫れをやわらげる薬です。 IL-6阻害薬：関節リウマチを進行させる主要な原因の一つと考えられるインターロイキン6(IL-6)という物質の働きを抑え，関節リウマチの骨の破壊や，関節の炎症や痛み・腫れをやわらげる薬です。

（次頁に続く）

生物学的製剤 （bDMARD）	T細胞選択的共刺激調節薬：関節リウマチを進行させる主要な原因の一つと考えられるT細胞の活性化およびサイトカイン産生を抑え，関節リウマチの骨の破壊や，関節の炎症や痛み・腫れをやわらげる薬です。 ・注射を忘れた場合，医師に相談してください。［自己注射可能薬剤］
NSAIDs	痛みや炎症の原因となる物質ができるのを抑えることにより，関節リウマチの痛みや腫れをやわらげる薬です。
ステロイド薬	炎症を抑えることにより，関節リウマチの腫れや痛みをやわらげる薬です。

Ⅰ 疾患別薬学的管理のポイント

患者の生活スタイルなどからの薬学的管理

☑Check 9 生活習慣を確認する

- ●適度な運動と安静
- ●気象の変化に注意
- ●自助具の活用

　RAは慢性的に関節炎症を繰り返し，進行性に多関節障害を来し，社会生活や日常生活に支障を来すようになる。治療は薬物療法が基本となるが，障害の予防，改善に占めるリハビリテーションの位置づけは高く，重要である。

適度な運動と安静

　リハビリテーションの最終目標は，社会復帰，家庭復帰であり，運動療法がその基盤となる。運動療法は疼痛を軽減し，関節や筋肉のこわばりをやわらげる効果があり，関節を温めてから行えばより効果的である。関節を伸ばすストレッチ運動などは1日2回起床時と入浴後に行うのが理想的であり，20 ～ 30分行った後1時間くらいで疲れがとれる程度とする。日常生活動作のなかで，できるだけ関節を保護するような動作を心がける。

　また，十分な睡眠時間をとり，炎症症状の活動性に応じて一定時間の昼寝などの必要な安静をとるようにする。

気象の変化に注意

　RAの関節痛は天候の影響を受けやすい。低温，高気圧，高湿度は痛みを悪化させるため，日頃から適度な室温調整や除湿を心がける。

自助具・補装具の活用

　関節の可動域が狭くなったり，筋力が低下し日常生活に支障を来す場合，それをサポートするためにいろいろな自助具が考案されている。自助具にはリーチャーやマジックハンド，ボタンエイド，ソックスエイドなどがある。また，補装具としてネックカラー，サポーター，杖なども活用する。

16

関節リウマチ

OTC医薬品や健康食品などの服用状況を確認する

- **OTC医薬品**：
    コンドロイチン含有…アクテージAN錠，キューピーコーワコンドロイザー　など
    外用消炎鎮痛薬
- **健康食品**：グルコサミン，コンドロイチン硫酸ナトリウム，EPA/DHA，鮫軟骨，生姜　など

　関節痛の症状を緩和する軟骨成分であるコンドロイチン硫酸ナトリウムが配合された内服薬や，インドメタシンやフェルビナクが配合された外用薬など関節痛をやわらげる多くのOTC医薬品が市販されている。また，変形性関節症やRAによる痛み，こわばりをやわらげるために健康食品に頼るRA患者も少なくない。消費者庁「食品の機能性評価モデル事業」の結果報告では，EPA/DHAは，抗炎症効果を示し，関節リウマチ症状緩和が期待できるとしている。

　MTXの副作用予防に葉酸製剤が併用されている場合があるため，健康食品の葉酸を摂取していないか確認する。

17

I 疾患別薬学的管理のポイント

アレルギー性鼻炎患者の薬学的管理

■ 患者からの情報による薬学的管理

☑Check **1** 患者の自覚症状を確認する

- くしゃみ発作（1日の平均発作回数）
- 鼻漏（鼻水）（1日に鼻をかんだ平均回数）
- 鼻閉（鼻づまり）
- その他：眼や鼻の痒み，頭痛，イライラ感，倦怠感　など
- 症状が現れ始めた時期

　アレルギー性鼻炎は，発作性反復性のくしゃみ，水様性鼻漏，鼻閉を3主徴とし，各症状の1日の回数や状況，日常生活の支障度によって病型と重症度が決定される。病型と重症度は治療法を選択するうえで重要であり，症状の確認が必要である。

　また，症状の好発期と抗原によって通年性アレルギー性鼻炎と，季節性アレルギー性鼻炎に分類され，治療ガイドラインが異なるため，患者に確認する。

◆アレルギー性鼻炎症状の種類と程度

種類＼程度	＋＋＋＋	＋＋＋	＋＋	＋	－
くしゃみ発作 (1日の平均発作回数)	21回以上	20～11回	10～6回	5～1回	＋未満
鼻汁 (1日の平均擤鼻回数)	21回以上	20～11回	10～6回	5～1回	＋未満
鼻閉	1日中完全につまっている	鼻閉が非常に強く，口呼吸が1日のうちかなりの時間あり	鼻閉が強く，口呼吸が1日のうち，ときどきあり	口呼吸は全くないが鼻閉あり	＋未満
日常生活の支障度*	全くできない	手につかないほど苦しい	（＋＋＋）と（＋）の中間	あまり差し支えない	＋未満

＊日常生活の支障度：仕事，勉学，家事，睡眠，外出などへの支障

（鼻アレルギー診療ガイドライン作成委員会 編：鼻アレルギー診療ガイドライン
　―通年性鼻炎と花粉症2016年版（改訂第8版），ライフ・サイエンス，P.27, 2016）

17

アレルギー性鼻炎

211

◆アレルギー性鼻炎症状の重症度と病型分類

程度および重症度		くしゃみ発作または鼻漏*				
		＋＋＋＋	＋＋＋	＋＋	＋	－
鼻閉	＋＋＋＋	最重症	最重症	最重症	最重症	最重症
	＋＋＋	最重症	重　症	重　症	重　症	重　症
	＋＋	最重症	重　症	中等症	中等症	中等症
	＋	最重症	重　症	中等症	軽　症	軽　症
	－	最重症	重　症	中等症	軽　症	無症状

＊くしゃみか鼻漏の強いほうをとる
　くしゃみ・鼻漏型 [　]　鼻閉型 [　]　充全型 [　]

(鼻アレルギー診療ガイドライン作成委員会 編：鼻アレルギー診療ガイドライン
　―通年性鼻炎と花粉症 2016年版(改訂第8版), ライフ・サイエンス, P.27, 2016)

☑Check❷ 患者の客観的データを確認する

● 鼻鏡検査
● 鼻汁好酸球検査
● 血清特異的IgE抗体価
● 皮膚テスト
● 鼻誘発テスト

　鼻汁好酸球検査はアレルギー反応が起こっているかの検査で，重要な検査であるが，アレルギー反応が弱い場合は陰性となるため注意が必要である。血清特異的IgE抗体価により，原因アレルゲンを確認する。採血が難しい幼児では指先からの少量の採血で行える感作抗原を検査できるものもある。皮膚テストは病因抗原を知り，治療方針決定のために必須の検査である。しかし，検査前少なくとも1週間は抗アレルギー薬の使用を中止しなければならない。

☑Check❸ 患者のリスク因子の有無を確認する

● アレルギー性鼻炎を引き起こす抗原：ハウスダスト，ダニ，ペット，花粉(スギ，ヒノキ，ブタクサ，カモガヤ) など
● 警告：
　緊急時十分対応できる医療機関に所属し，本剤に関する十

I 疾患別薬学的管理のポイント

分な知識と減感作療法の十分な知識・経験をもち，本剤のリスク等を十分に管理・説明できる医師のもとで処方・使用，薬剤師は調剤前に当該医師を確認したうえで調剤［免疫(減感作)療法薬(治療用ダニアレルゲンエキスを除く)］

緊急時十分対応できる医療機関で，減感作療法に関する十分な知識・経験をもつ医師のもとで使用［治療用ダニアレルゲンエキス］

●禁忌：

緑内障・前立腺肥大など下部尿路閉塞性疾患［メキタジン(ゼスラン，ニポラジン)，H_1 受容体拮抗薬(第一世代)］

重度腎障害(Ccr 10mL/min未満)［セチリジン塩酸塩(ジルテック)，レボセチリジン塩酸塩(ザイザル)］

てんかんまたはその既往［ケトチフェンフマル酸塩(ザジテン)］

重症高血圧・重症冠動脈疾患・狭隅角緑内障・尿閉・交感神経刺激薬による不眠・めまい・脱力・振戦・不整脈などの既往［フェキソフェナジン塩酸塩/塩酸プソイドエフェドリン配合(ディレグラ配合)］

重症の気管支喘息［免疫(減感作)療法薬］

有効な抗菌薬の存在しない感染症・全身の真菌症［副腎皮質ステロイド薬点鼻薬］

フェノチアジン系過敏症［メキタジン(ゼスラン，ニポラジン)］

エフェドリン塩酸塩またはメチルエフェドリン塩酸塩含有製剤過敏症［フェキソフェナジン塩酸塩/塩酸プソイドエフェドリン配合(ディレグラ配合)］

ピペラジン誘導体過敏症［セチリジン塩酸塩(ジルテック)，レボセチリジン塩酸塩(ザイザル)］

妊婦(特に約3カ月以内)［トラニラスト(リザベン)］

妊婦［ペミロラストカリウム(アレギサール，ペミラストン)，オキサトミド(セルテクト)］

2歳未満の乳幼児［血管収縮薬点鼻薬］

通年性アレルギー性鼻炎の原因抗原にはハウスダストやダニ，ペット(特にネコ)などがあり，花粉は季節性アレルギー性鼻炎の抗原である。抗原の除去と回避は患者のみにできることであり，完全

17 アレルギー性鼻炎

な除去，回避は不可能でも減量に努力させるよう指導する。

また，第一世代抗ヒスタミン薬は抗コリン作用が強いため，緑内障，前立腺肥大には禁忌である。このように患者の基礎疾患に対して投与禁忌の薬剤もあるため，既往歴を確認する。

抗ヒスタミン薬には眠気などの中枢抑制作用の副作用があり，眠気の自覚がなくても集中力，判断力，作業能率の低下があり，インペアード・パフォーマンスと呼ばれている。インペアード・パフォーマンスは脳内H_1受容体占拠率に比例し，占拠率50％以上を鎮静性，20～50％を軽度鎮静性，20％以下を非鎮静性としている。自動車運転などの危険を伴う作業の従事や，生活スタイルを確認することも重要である。

舌下免疫療法では，12歳未満の小児などに対する安全性は確立していないため，年齢を確認する。また，免疫療法薬を調剤する前に，処方元医師が，免疫療法薬処方可能医師であることを確認する。

服薬状況を確認する

- 効果発現するまでの自己判断による中止
- 症状が悪化したときのみの使用
- 治療が長期間にわたることによる中断
- 点鼻薬手技の習得

ケミカルメディエーター遊離促進薬や抗ヒスタミン薬などでは効果が認められるまでに1～2週間の連用が必要であり，連用により改善率が上昇する薬剤もある。

季節性アレルギー性鼻炎では，症状が発現する前からアレルギー性鼻炎治療薬の使用を開始し，花粉の飛散が終わる頃まで使用することが必要となる。そのため，患者に効果を実感できないからといって自己判断にて使用を中止しないように指導することが重要である。また，アレルギー性鼻炎治療薬の主な副作用として，中枢性の副作用，抗コリン作用による副作用があり，副作用出現や副作用出現に対する不安により，自己調節している場合もあるため，必要な情報を患者に説明するとともに，服薬状況や副作用発現の有無，日常生活上の支障についても確認する必要がある。幼児，小児の場合には，保護者に服薬状況を確認し，服薬の工夫を説明するなど服薬支援を行う。

アレルギー性鼻炎治療薬のなかには，内服薬だけでなく点鼻薬も

あるため，手技について説明，指導し，患者が確実に手技を習得し実施できるか，また用法・用量を理解しているかを確認する。

　免疫（減感作）療法の注射薬による皮下免疫療法では3〜5年，舌下免疫療法では2年以上継続する必要がある。舌下免疫療法で適切な時間，舌下にて保持できているか，その後5分間はうがい・飲食を控えているかなど適切に使用できているか確認する。また，増量スケジュールがやや複雑であり，スケジュール通り使用できているかを確認する。

☑Check❺ 薬物治療に関する理解度を確認する

●薬品名，薬効，用法・用量，使用上の注意，飲み忘れたときの対処法　など

　患者にアレルギー性鼻炎治療薬について十分に説明し，適正な薬物療法を実施できるように説明する必要がある。

処方薬からの薬学的管理

☑Check 6 副作用の発症状況を確認する

◆アレルギー性鼻炎治療薬の注意すべき副作用(対処方法)

ケミカルメディエーター 遊離抑制薬	肝機能障害(中止),消化器症状(程度により継続可能。胃腸薬の投与を考慮) など トラニラスト(リザベン):膀胱炎様症状(中止) など
抗ヒスタミン薬	眠気(支障を来す場合は夕刻以後に用いる)など 第一世代抗ヒスタミン薬:口渇(飴をなめたり,ガムを噛んだり,飲み物を飲む。程度により中止),全身倦怠・排尿障害(減量もしくは休薬) など 第二世代抗ヒスタミン薬:肝機能障害(中止),消化器症状(程度により継続可能。胃腸薬の投与を考慮) など
ロイコトリエン 受容体拮抗薬	白血球減少・血小板減少・肝機能障害(中止),下痢(休薬もしくは中止) など
プロスタグランジンD₂ ・トロンボキサンA₂ 受容体拮抗薬	出血傾向・肝機能障害(中止),腹痛(減量もしくは休薬) など
Th2サイトカイン 阻害薬	肝機能障害・ネフローゼ症候群(中止),胃部不快感(減量もしくは休薬) など
鼻噴霧用 ステロイド薬	鼻刺激感・乾燥・鼻出血(噴霧回数の減少もしくは中止) など
点鼻用 α交感神経刺激薬	習慣性・反跳現象・反応性低下(急性充血期に限って使用,または適切な休薬期間をおいて使用) など
免疫(減感作) 療法薬	皮下免疫療法薬:ショック・アナフィラキシー(中止),注射部位疼痛・瘙痒感(減量もしくは中止) など 舌下免疫療法薬:ショック・アナフィラキシー(中止。服用する前後2時間程度は激しい運動,アルコール摂取,入浴などを避ける),口内炎・舌下腫脹・口腔内腫脹(中止し,受診) など

I 疾患別薬学的管理のポイント

 他の薬剤の影響や薬物相互作用の有無を確認する

● 併用禁忌：血管収縮薬点鼻薬→MAO阻害薬

アレルギー性鼻炎以外の基礎疾患などで他の薬剤を使用している場合もあるため，患者が使用している薬剤の確認を行う。

プロスタグランジンD_2・トロンボキサンA_2受容体拮抗薬は血小板凝集能を抑制するため，抗血小板薬，抗凝固薬との併用に注意が必要であり，テオフィリンとも薬物相互作用がある。

免疫（減感作）療法薬使用時，非選択的β遮断薬服用中の患者では，免疫（減感作）療法薬による反応（アレルギー反応）が強く現れることがあるので，併用薬について確認する。また，全身性ステロイド薬の投与により，免疫系が抑制され免疫（減感作）療法薬の効果が得られない可能性があるため，患者に他の治療を行っていないか確認する。

 服薬指導を実施する

🔵 アレルギー性鼻炎治療薬の服薬説明例：使用上の注意点

ケミカルメディエーター遊離抑制薬	肥満細胞からアレルギー反応に関与する物質（ヒスタミン，ロイコトリエン，トロンボキサン，プロスタグランジンなど）の遊離を抑制して，くしゃみ，鼻水などの症状を抑える薬です。 ・服用を忘れた場合，思い出したときすぐに服用してください。ただし次の服用時間が近いときは忘れた分は服用しないでください。
抗ヒスタミン薬	アレルギー反応に関与するヒスタミンがヒスタミン受容体に結びつくのを抑制して，くしゃみ，鼻水などの症状を抑える薬です。 ・服用（使用）を忘れた場合，思い出したときすぐに服用（使用）してください。ただし次の服用時間［ケトチフェンフマル酸塩（ザジテン）：内服薬5時間以内，点鼻液3時間以内］が近いときは忘れた分は服用（使用）しないでください。［オキサトミド（セルテクト）以外］

（次頁に続く）

抗ヒスタミン薬	• 朝の分の服用を忘れた場合，思い出したとき(昼頃までであれば)すぐに服用してください。それ以降は次回より服用してください。[オキサトミド(セルテクト)]
ロイコトリエン受容体拮抗薬	アレルギー反応に関与するロイコトリエンがロイコトリエン受容体に結びつくのを抑制して，くしゃみ，鼻水などの症状を抑える薬です。 • 服用を忘れた場合，思い出したときすぐに服用してください。ただし次の服用時間が近いときは忘れた分は服用しないでください。
プロスタグランジンD_2・トロンボキサンA_2受容体拮抗薬	アレルギー反応に関与するプロスタグランジンとトロンボキサンA_2が各々の受容体に結びつくのを抑制して，くしゃみ，鼻水などの症状を抑える薬です。 • 服用を忘れた場合，思い出したときすぐに服用してください。ただし次の服用時間が近いときは忘れた分は服用しないでください。
Th2サイトカイン阻害薬	リンパ球に働いてサイトカインの産生を抑制し，アレルギー反応に関与するIgE抗体が作られるのを抑制して，くしゃみ，鼻水などの症状を抑える薬です。 • 服用を忘れた場合，思い出したときすぐに服用してください。ただし次の服用時間が近いときは忘れた分は服用しないでください。
鼻噴霧用ステロイド薬	鼻の炎症やアレルギーを抑えて，くしゃみ，鼻水，鼻づまりなどの症状を軽くする薬です。 • 使用を忘れた場合，思い出したときすぐに使用してください。ただし次の使用時間が近いときは忘れた分は使用しないでください。

(次頁に続く)

Ⅰ 疾患別薬学的管理のポイント

点鼻用 α交感神経刺激薬	鼻の粘膜下の血管を収縮させることにより，鼻粘膜の充血，うっ血を抑えて，鼻づまりの症状を軽くする薬です。 • 鼻噴霧用ステロイド薬の10～30分前に使用してください。 • 連続使用により効果が短くなり，かえって粘膜の腫れが増すため，1～2週間の使用を目安として，そのあとは休薬期間をおいて使用してください。 • 使用を忘れた場合，思い出したときすぐに使用してください。ただし次の使用まで3時間はあけてください。［ナファゾリン硝酸塩（プリビナ）］ • 使用を忘れた場合，思い出したときすぐに使用してください。ただし次の使用時間が近いときは忘れた分は使用しないでください。［塩酸テトラヒドロゾリン/プレドニゾロン配合（コールタイジン）］
免疫（減感作） 療法薬	スギ花粉やダニから抽出したエキスを原料とする減感作療法（アレルゲン免疫療法）の薬で，少しずつ体を慣らし，スギ花粉やダニが原因となるアレルギー性鼻炎の症状を徐々に和らげる薬です。 • 服用を忘れた場合，思い出したときすぐに服用してください。また，舌下で保持（1分間［コナヒョウヒダニ抽出エキス/ヤケヒョウヒダニ抽出エキス（ミティキュア）］，2分間［標準化スギ花粉エキス原液（シダトレン）］）できずに飲み込んでしまっても，その日は再度服用しないでください。翌日，改めて服用してください。服用したか不確かな場合は，その日は服用しないでください。［標準化スギ花粉エキス原液（シダトレン），コナヒョウヒダニ抽出エキス/ヤケヒョウヒダニ抽出エキス（ミティキュア）］

（次頁に続く）

17

アレルギー性鼻炎

219

免疫（減感作）療法薬	• 誤って多く服用した場合は，吐き出してうがいをし，翌日改めて服用してください。異常が認められた場合には，直ちに医療機関を受診してください。［標準化スギ花粉エキス原液（シダトレン），コナヒョウヒダニ抽出エキス／ヤケヒョウヒダニ抽出エキス（ミティキュア）］ • 服用を忘れた場合，その日のうちに気がついたときはすぐに服用してください。ただし，次に服用時間が近いときは，1回とばしてください。次の日に気がついたときは，1回分だけ服用してください。2日目に服用を忘れた場合は，翌日は2日目に服用する予定だった用量を服用してください。［ヤケヒョウヒダニエキス原末／コナヒョウヒダニエキス原末配合（アシテアダニ舌下錠）］ • 誤って多く服用した場合は，直ちに吐き出してうがいをし，翌日に改めて1回分を服用してください。2日目に誤って多く服用した場合は，翌日は2日目に服用する予定だった用量を服用してください。［ヤケヒョウヒダニエキス原末／コナヒョウヒダニエキス原末配合（アシテアダニ舌下錠）］

I 疾患別薬学的管理のポイント

■ 患者の生活スタイルなどからの薬学的管理

☑Check❾ 生活習慣を確認する

●アレルゲンの除去・回避
●禁煙

鼻に入る抗原の量を減らすことは，治療の第一歩であり，患者にしかできないことである。薬物治療とともに抗原を除去・回避することが重要であるため，生活習慣や原因抗原を確認する。

👤 アレルゲンの除去・回避

通年性アレルギー鼻炎ではハウスダスト，季節性アレルギー性鼻炎では花粉が主な抗原となる。まずは原因となる抗原を確認し，その抗原の除去・回避することが必要である。
- 室内のダニの除去：1回20秒/m^2の時間をかけて週2回以上，シーツや布団カバーは週に1回以上洗濯
- ペット抗原の減量：屋外で飼育するか，できれば飼わない，寝室に入れない
- 花粉の回避：花粉情報に注意，外出時はマスク・メガネを着用，帰宅時衣服を払い，洗顔，うがいをし，鼻をかむ

👤 禁煙

喫煙もアレルギー症状を悪化させる一つの要因であり，禁煙する。受動喫煙の影響も大きいため注意する。

☑Check❿ OTC医薬品や健康食品などの服用状況を確認する

●スイッチOTC医薬品：
　ケミカルメディエーター遊離抑制薬含有…アレギサール鼻炎 など
　抗ヒスタミン薬含有…アレグラFX，アレジオン20，コンタック鼻炎Z，ストナリニZ，エバステルAL，クラリチンEX など
　ステロイド薬含有点鼻薬…コンタック鼻炎スプレー＜季節性アレルギー専用＞，ナザールαAR＜季節性アレル

（次頁に続く）

17

アレルギー性鼻炎

ギー専用＞

抗ヒスタミン薬点鼻薬…ザジテンAL鼻炎スプレーα　など

抗ヒスタミン薬＋α交感神経刺激薬含有点鼻薬…パブロン
点鼻クイック　など

●OTC医薬品：

プソイドエフェドリン塩酸塩含有…カイゲン鼻炎カプセル
12，コルゲンコーワ鼻炎持続カプセル，パブロン鼻炎カ
プセルSα，ベンザ鼻炎薬α＜1日2回タイプ＞　など

点鼻薬…エージーノーズ，ベンザ鼻炎スプレー，ロートア
ルガードST鼻炎スプレー　など

●健康食品：舐茶，乳酸菌　など

　ここ数年，第二世代抗ヒスタミン薬のスイッチOTC医薬品が
続々と販売され，また，2017（平成29）年1月1日から2021（平
成33）年12月31日にスイッチOTC医薬品を購入した際に，そ
の購入費用について所得控除を受けることができるセルフメディ
ケーション税制（医療費控除の特例）が導入されたこともあり，
OTC医薬品を使用している患者は少なくない。そのため，医療機
関から処方された治療薬と重複していないか，使用状況を確認する。

　交感神経刺激薬ではα_1作用による血管収縮作用だけでなく，β_1
作用による心臓刺激作用も有するため，高血圧症，心臓病，糖尿病，
甲状腺機能異常症などに影響を及ぼすことがある。プソイドエフェ
ドリン塩酸塩含有薬はこれらの基礎疾患を有する場合には投与禁忌
であり，使用状況を確認する必要がある。また，鼻閉，鼻粘膜腫脹
の強い場合には，点鼻用α交感神経刺激薬が用いられ，使用により
鼻閉は一時的に改善される。しかし，連続使用により効果の持続は
短くなり，使用後反跳的に血管は拡張し，かえって腫脹は増し，さ
らに使用回数を増すという悪循環に陥りやすい。OTC医薬品とし
ても市販されており，患者はしばしば乱用していることもあるため，
使用状況を確認する。

18

Ⅰ 疾患別薬学的管理のポイント

アトピー性皮膚炎患者の薬学的管理

患者からの情報による薬学的管理

☑Check ❶ 患者の自覚症状を確認する

- 痒み
- 湿疹病変
- 部位
- 経過(慢性，反復性)

　アトピー性皮膚炎は，増悪・寛解を繰り返す，瘙痒のある湿疹を主病変とする疾患であるため，自覚症状として，痒みの状況と皮膚の状態，経過を確認する。

　湿疹病変は左右対側性であり，乳児期では，頭，顔に湿疹が出現し，しばしば体幹，四肢に下降する。幼小児期では，頸部，腋窩，肘窩，鼠径，手首，足首といった屈曲部に病変がみられることが特徴としてあげられる。思春期・成人期では，上半身(頭，頸，胸，背)に皮疹が強い傾向にあり，治療放棄に基づく慢性的な搔破により，赤ら顔や全身皮膚の潮紅，肥厚，浮腫を生じることがある。皮疹の重症度や部位によって，使用されるステロイド外用薬のランクが異なるため，皮疹の状況と部位を確認する。乳幼児では，原則として，皮疹の重症度が重症あるいは中等症では1ランク低いステロイド外用薬を使用する。

◆皮疹の重症度とステロイド外用薬の選択

皮疹の重症度	外用薬の選択
重症	高度の腫脹／浮腫／浸潤ないし苔癬化を伴う紅斑，丘疹の多発，高度の鱗屑，痂皮の付着，小水疱，びらん，多数の搔破痕，痒疹結節などを主体とする	必要かつ十分な効果を有するベリーストロングないしストロングクラスのステロイド外用薬を第一選択とする。痒疹結節でベリーストロングクラスでも十分な効果が得られない場合は，その部位に限定してストロンゲストクラスを選択して使用することもある

(次頁に続く)

18

アトピー性皮膚炎

中等症	中等度までの紅斑，鱗屑，少数の丘疹，掻破痕などを主体とする	ストロングないしミディアムクラスのステロイド外用薬を第一選択とする
軽症	乾燥および軽度の紅斑，鱗屑などを主体とする	ミディアムクラス以下のステロイド外用薬を第一選択とする
軽微	炎症症状に乏しく乾燥症状主体	ステロイドを含まない外用薬を選択する

(©日本皮膚科学会アトピー性皮膚炎診療ガイドライン作成委員会：
アトピー性皮膚炎診療ガイドライン2016年版, 日本皮膚科学会雑誌, P.127, 2016)

☑Check❷ 患者の客観的データを確認する

●**TARC値**：
　〔基準値〕6カ月以上12カ月未満…1,367pg/mL未満
　　　　　　1歳以上2歳未満…998pg/mL未満
　　　　　　2歳以上…743pg/mL未満
　　　　　　成人…450pg/mL未満
●**血清IgE値**：〔高値〕成人…200IU/mL以上
●**末梢血好酸球数**
●**LDL値**

　血液検査は診断の補助的な意味合いで行われる。アトピー性皮膚炎の重症度や病勢の参考となる検査には，血清総IgE値，末梢血好酸球数，LDH，TARC値などがあり，短期的な病勢のマーカーとしてはLDH，TARCなどがあげられる。なかでもTARCはアトピー性皮膚炎の皮疹の範囲や程度とよく相関し，血清IgE値やLDL値，末梢血好酸球数よりも，鋭敏であるとされているため，患者や診療録などから情報を得る。なお，TARC値の基準範囲は小児と成人で異なるため，注意する。また，RASTはアレルギーの原因物質を推定することができる検査であるため，確認する。
　シクロスポリンは，血中トラフ値を測定し，投与量を調節することが望ましいため，測定値を確認する。また，シクロスポリンの投与により，腎・肝・膵機能障害などの副作用が起こることがあるので，血球数算定，クレアチニン，BUN，ビリルビン，AST，ALT，アミラーゼ，尿検査などの検査結果も確認する。また，シクロスポ

I 疾患別薬学的管理のポイント

リンを肝炎ウイルスキャリアに投与する場合は，肝機能検査値や肝炎ウイルスマーカーのモニタリングを行う。

☑Check③ 患者のリスク因子の有無を確認する

●**アトピー性皮膚炎の原因・悪化因子**：食物，環境抗原(ダニ，ハウスダスト)，接触抗原(外用薬，化粧品，シャンプー)，汗，ストレス，細菌・真菌感染　など

●**警告**：

アトピー性皮膚炎(小児含む)の治療法に精通している医師のもとで使用，リンパ腫・皮膚がんの発現報告，患者または代諾者に説明し，理解したことを確認したうえで使用，潰瘍・明らかに局面を形成している糜爛に使用で血中濃度上昇，腎障害などの副作用発現の可能性，潰瘍・明らかに局面を形成している糜爛の改善を確認した後使用開始[タクロリムス水和物(プロトピック)]

アトピー性皮膚炎の治療に精通している医師のもとで，患者また家族に有効性および危険性をあらかじめ十分説明し，理解したことを確認したうえで投与開始[シクロスポリン(ネオーラル)]

●**禁忌**：

皮膚感染症・動物性皮膚疾患・鼓膜に穿孔のある湿疹性外耳道炎・潰瘍・第2度深在性以上の熱傷・凍傷[副腎皮質ステロイド薬外用薬]

潰瘍・明らかに局面を形成している糜爛への使用・高度の腎障害・高度の高K血症・魚鱗癬様紅皮症・PUVA療法などの紫外線療法[タクロリムス水和物(プロトピック)]

緑内障・前立腺肥大など下部尿路閉塞性疾患[メキタジン(ゼスラン，ニポラジン)，H₁受容体拮抗薬(第一世代)]

コルヒチン服用中の肝臓または腎臓障害者[シクロスポリン(ネオーラル)]

出血性血液疾患・僅少な出血でも重大な結果を来すことが予想される患者[ヘパリン類似物質(ヒルドイド)]

妊婦[タクロリムス水和物(プロトピック)，シクロスポリン(ネオーラル)]

授乳婦[シクロスポリン(ネオーラル)]

(次頁に続く)

18

ア
ト
ピ
ー
性
皮
膚
炎

低出生体重児・新生児・乳児・2歳未満の乳幼児［タクロ
リムス水和物0.03％（プロトピック）］
小児など［タクロリムス水和物0.1％（プロトピック）］
●原則禁忌：
皮膚感染症［タクロリムス水和物（プロトピック）］
神経ベーチェット病［シクロスポリン（ネオーラル）］

　社会生活・日常生活のなかで個々の患者に特有の悪化因子が存在
することも多く，年齢，患者，環境や生活スタイルによって異なる
ため，悪化因子について確認する。乳児では，食物アレルゲンの関
与が認められることがあり，乳児期以降ではダニやハウスダストな
どの環境因子の関与が疑われる。また，外用薬や化粧品，金属，シャ
ンプーやリンス，石鹸のすすぎ残しや，髪の毛や衣服との摩擦，汗
やよだれなども悪化因子となりうる。ストレスが原因や再燃，悪化
の因子となり，特に成人の重症例においては，人間関係，多忙，進
路葛藤，自立不安などのストレスから掻破行動が生じ，自ら皮疹の
悪化をもたらしている例もあるため，悪化因子とともに掻破行動に
ついても確認する。
　タクロリムス水和物（プロトピック）軟膏は，動物実験で催奇形作
用，胎児毒性が認められたため，妊婦または妊娠の可能性のある婦
人には投与禁忌であり，妊娠の有無を確認する。また，母乳中へ移
行する可能性があるため使用中の授乳は避ける必要があるため，確
認する。

☑Check❹ 服薬状況を確認する

●外用薬の使用状況
●症状軽減による自己判断による中止
●皮膚刺激感出現による自己判断による中止

　アトピー性皮膚炎の薬物治療の基本は外用療法であり，適正に使
用されているか確認する必要がある。
　ステロイド外用薬は急性増悪の場合には1日2回が原則であり，
朝と夕の入浴後に塗布する。その後ステロイド外用薬のランクを下
げる，あるいはステロイドを含まない外用薬に切り替える際には，
1日1回や隔日投与，週2回投与などの間欠投与（プロアクティブ
療法*を含む）が行われるため，医師の指示通りに使用しているか

I 疾患別薬学的管理のポイント

確認する。また，顔面は薬剤吸収率が高いので，原則としてミディアムクラス以下のステロイド外用薬が用いられるため，患者に処方薬の塗布部位を確認する。皮膚の赤みがとれても，皮膚の炎症が残っている場合があるので，自己判断でステロイド外用薬の使用を中止していないか確認する。

> ＊プロアクティブ療法：再燃をよく繰り返す皮疹に対して，急性期の治療によって寛解導入した後に，保湿外用薬によるスキンケアに加え，ステロイド外用薬やタクロリムス軟膏を定期的に（週2回など）塗布し，寛解状態を維持する治療法

外用薬の使用量は通常はチューブから5mmほど出して，その量で5cm^{2}の範囲を塗るのが適当であるとされている。日本皮膚科学会では，ステロイド外用薬は第2指の先端から第1関節部まで口径5mmのチューブから押し出した量（約0.5g）が，成人の手のひら2枚分に対する適量であるとしている。また，タクロリムス水和物（プロトピック）軟膏は，発売されている5gチューブから1cm押し出した量0.1gで10cm四方を目安とする。タクロリムス水和物（プロトピック）軟膏は，使用量に制限があるため，年齢と体重，塗布量を必ず確認する。

タクロリムス水和物（プロトピック）軟膏を塗りはじめてしばらくの間，かゆみやほてり感，ヒリヒリ感などの刺激感が高率で起こることが報告されている。刺激感は，皮疹の改善とともに発現しなくなることをあらかじめ患者に十分に説明し，患者に刺激感の状況や自己判断にて中止していないか使用状況を確認する。

アトピー性皮膚炎の場合，軽微な皮膚症状に対しても保湿薬でスキンケアを行う必要があり，これを怠ると炎症が容易に再燃するため，使用状況を確認する。

シクロスポリンは既存の治療に抵抗する成人例で，間欠的に使用を繰り返してもよいが，使用開始（再開）後3カ月以内に休薬することが使用指針により求められている。また，副作用を防ぐために血中濃度を測定し，投与量を調節することが望ましいため，医師の指示通り服用をしているか，症状により自己判断にて服用量の調節や中止していないかなど，服用状況を確認する。

18 アトピー性皮膚炎

☑Check 5 薬物治療に関する理解度を確認する

●薬品名，薬効，用法・用量，使用上の注意，塗り忘れたとき
　の対処法　など

　ステロイド外用薬の使用後に色素沈着がみられることがあるが，
ステロイド外用薬によるものではなく，皮膚炎の鎮静後の色素沈着
である。しかし，患者はステロイド外用薬によるものであると誤解
している場合も少なくはない。ステロイド外用薬は，塗る量が非常
に少ないと効果が十分でないため適量を塗ること，外用薬を厚く
塗っても衣服や体の他の部位についてしまって効果が上がらないこ
と，擦り込むと刺激になるため指あるいは手掌で薄く塗ることなど
も説明する。

　また，内服薬の抗アレルギー薬は，痒みを抑え，その苦痛の軽減
と痒みによる掻破のための悪化を予防する目的で，外用療法の補助
療法として投与されていること，薬物治療により症状が軽微となっ
ても，炎症の再燃を防ぐために継続した保湿薬によるスキンケアが
必要であることなど，患者の薬物治療に対する理解度を確認し，適
正な薬物療法を実施できるように説明する必要がある。

■ 疾患別薬学的管理のポイント

■ 処方薬からの薬学的管理

☑Check 6 副作用の発症状況を確認する

◆アトピー性皮膚炎治療薬の注意すべき副作用(対処方法)

ステロイド外用薬	皮膚感染症(適切な抗真菌薬, 抗菌薬, 抗ウイルス薬などを併用し, 症状が速やかに改善しない場合には中止), ステロイドざ瘡・口囲皮膚炎・皮膚萎縮・毛細血管拡張・紫斑・多毛・色素脱失(徐々にその使用を差し控え, ステロイドを含有しない薬剤に切り替え) など 眼瞼皮膚への使用:眼圧亢進・緑内障・白内障(中止)
タクロリムス水和物(プロトピック)軟膏	一過性の皮膚刺激感(通常, 塗布後一過性に発現し, 皮疹の改善とともに発現しなくなるが, ときに使用期間中持続することがある。高度の刺激感が持続する場合は, 休薬もしくは中止), 皮膚感染症(適切な抗真菌薬, 抗菌薬, 抗ウイルス薬などを併用し, 症状が速やかに改善しない場合には, 中止), ざ瘡(中止) など
抗ヒスタミン薬	眠気(支障を来す場合は夕刻以後に用いる) など 第一世代抗ヒスタミン薬:口渇(飴をなめたり, ガムを噛んだり, 飲み物を飲む。程度により中止), 全身倦怠・排尿障害(減量もしくは休薬) など 第二世代抗ヒスタミン薬:肝機能障害(中止), 消化器症状(程度により継続可能。胃腸薬の投与を考慮) など
シクロスポリン	血圧上昇(降圧薬の投与), リンパ節腫脹(経過観察。アトピー性皮膚炎が改善された後にリンパ節腫脹が持続している場合は, 悪性リンパ腫の除外診断のため生検を実施), 腎障害(減量もしくは休薬), 肝障害(減量), 感染症・急性膵炎(減量もしくは中止), 中枢神経系障害(減量もしくは中止。血圧のコントロール, 抗痙攣薬の投与を考慮) など

(次頁に続く)

保湿外用薬 皮膚保護剤 ヘパリン類似物質 含有製剤	接触皮膚炎(中止)　など

 他の薬剤の影響や薬物相互作用の有無を確認する

●**外用薬混合による薬物透過性の変化：**
　ステロイド外用薬＋ヘパリン類似物質含有製剤→経皮吸収量約2倍増加の報告あり
●**併用禁忌：**
　シクロスポリン(ネオーラル)→生ワクチン，タクロリムス(外用剤を除く)(プログラフ)，ピタバスタチン(リバロ)，ロスバスタチン(クレストール)，ボセンタン(トラクリア)，アリスキレン(ラジレス)，アスナプレビル(スンベプラ)，バニプレビル(バニヘップ)，グラゾプレビル(グラジナ)

　アトピー性皮膚炎では，ステロイド外用薬と白色ワセリンなどの保湿外用薬を混合する処方が多くみられる。外用薬の混合は，確実な使用や保湿外用薬との混合による相加・相乗効果などを期待して行われるが，不適切な組み合わせの場合，分離や変質がみられたり，薬物透過性を変化させる場合があるので，注意が必要である。

　シクロスポリンは，CYP3A4 で代謝され，また，CYP3A4 およびＰ糖蛋白の阻害作用を有するため，多くの薬剤との相互作用が報告されている。そのため，必ず併用薬と，グレープフルーツジュース，セイヨウオトギリソウ含有食品の摂取症状について確認する。

Ⅰ 疾患別薬学的管理のポイント

☑Check 8 服薬指導を実施する

🖊アトピー性皮膚炎治療薬の服薬説明例：使用上の注意点

ステロイド外用薬	アトピー性皮膚炎の炎症を抑え，皮膚の痒みやカサカサを改善するステロイド入りの塗り薬です。ステロイドの塗り薬の強さは5つのランクに分類されています。症状が良くなれば，使用される軟膏も弱いものに変わります。 • 瞼に使用するときには，大量に塗ったり，使用後の手で眼をこすらないようにしてください。 • 塗り忘れた場合，思い出したときすぐに使用してください。ただし次の使用時間が近いときは忘れた分は使用しないでください。
タクロリムス水和物（プロトピック）軟膏	皮膚における炎症を抑えてアトピー性皮膚炎による皮膚の赤み，盛り上がった感じの発疹，痒みなどの症状を改善する塗り薬です。 • 1日2回塗る場合は，およそ12時間間隔で塗ってください。 • この薬を2週間使用しても症状が改善しない場合や，皮疹が悪化する場合はご相談ください。 • この薬を塗った後しばらくの間は痒み，ほてり感，ヒリヒリ感などの刺激感がよく起こります。また，刺激感は入浴時に増強することがあります。皮膚の状態が良くなるにつれて普通は1週間くらいで治まりますが，刺激感がひどい，または治まらない，塗った部分が腫れてきた場合にはご相談ください。 • 塗り忘れた場合，思い出したときすぐに使用してください。ただし次の使用する時間は12時間以上間隔をあけてください。

（次頁に続く）

18

アトピー性皮膚炎

231

抗ヒスタミン薬	アレルギー反応に関与するヒスタミンがヒスタミン受容体に結びつくのを抑制して，アトピー性皮膚炎で生じている痒みを抑える薬です。 ・服用を忘れた場合，思い出したときすぐに服用してください。ただし次の服用時間［ケトチフェンフマル酸塩（ザジテン）：5時間以内］が近いときは忘れた分は服用（使用）しないでください。［オキサトミド（セルテクト）以外］ ・朝の分の服用を忘れた場合，思い出したとき（昼頃までであれば）すぐに服用してください。それ以降は次回より服用してください。［オキサトミド（セルテクト）］
シクロスポリン	免疫にかかわるTリンパ球に作用し，異常な免疫反応を抑えて，全身に広がった湿疹や痒みを抑える薬です。 ・服用を忘れた場合，思い出したときすぐに服用してください。ただし次の服用する時間は5時間以上間隔をあけてください。
保湿外用薬 皮膚保護剤 ヘパリン類似物質 含有製剤	皮膚に潤いを与え，乾燥を防ぐ塗り薬です。 ・眼や傷口（潰瘍，びらん面）に入らないように注意してください。 ・塗り忘れた場合，思い出したときすぐに使用してください。

Ⅰ 疾患別薬学的管理のポイント

患者の生活スタイルなどからの薬学的管理

☑Check❾ 生活習慣を確認する

●スキンケア
●アレルゲンの除去

アトピー性皮膚炎では，外用薬を中心とした治療とともに，アトピー性皮膚炎の悪化因子を取り除くことが重要である。また，アトピー性皮膚炎以外にもストレスや逆にホッとしたときについ引っ掻いてしまい，それがなかば習慣化し，症状が改善せず，悪化してしまうこともあるため，ストレスをうまく解消し，暴飲・暴食は避け，規則正しい生活を送ることも必要である。

👤 スキンケア

スキンケアは皮膚を清潔にし，保湿外用薬を塗布することにより，破壊されたバリアの修復を目的とするもので，重要である。また，刺激の少ない衣服*を着用し，爪を短く切り，掻破などによる皮膚障害を避けるようにする。

*刺激の少ない衣服：肌に密着するもの，ゴワゴワしたものなどによる機械的な刺激とならないもの。羊毛や合成繊維が刺激になる場合もある。

👤 アレルゲンの除去

ダニやハウスダストは乳児期以降ではアトピー性皮膚炎の誘発・悪化要因として関与が大きいため，室内を清潔に，風通しを良くして，高温多湿にならないようにする。

18
ア
ト
ピ
ー
性
皮
膚
炎

OTC医薬品や健康食品などの服用状況を確認する

●OTC医薬品：
　ステロイド薬含有外用薬…オイラックスPZリペア軟膏，ロコイダン軟膏　など
　保湿外用薬…サンホワイト，ウレパールプラスクリーム，フェルゼア ヘパキュアクリーム，メンソレータムAD，ユースキンI　など

　OTC医薬品には保湿外用薬だけでなく，ステロイド含有の外用薬もあるため使用状況を確認する。患者のなかにはOTC医薬品の保湿外用薬のほうが医療機関から処方された保湿外用薬より使用感が良いと好んで使用している場合があるため，使用状況を確認する。

19 Ⅰ 疾患別薬学的管理のポイント
白内障・緑内障患者の薬学的管理

■ 患者からの情報による薬学的管理

☑Check ① 患者の自覚症状を確認する

- ●白内障：霧視，羞明　など
- ●緑内障：眼痛，頭痛，霧視，視野欠損　など

　白内障の初期では水晶体の混濁部位によって症状は異なり，自覚症状としては，霧視(目のかすみ)，羞明(光をまぶしく感じる)，近視化(一時的に近くが見えやすくなる)などがある。その他，複視(二重・三重に見える)といった症状や，加齢による水晶体の着色に加えて，核の混濁が進行すると暗所では視力低下を自覚し，同時に明所でのまぶしさを訴えることがある。また，霧視とともに，鈍痛，頭痛，充血が起こることがある。

　緑内障の初期では，視野検査で視野異常が検出された場合であっても，視野異常が自覚されないことが多い。患者が視野異常を自覚した場合には，視神経障害あるいは視野障害がすでに相当進行している可能性が高いため，視野欠損を自覚しているか確認する。急性緑内障発作では，激しい眼痛を突然に自覚することが多い。また，急性緑内障発作では，急激な眼圧上昇に伴い，吐気，嘔吐を伴った頭痛がみられ，視力低下，羞明などを伴うため，自覚症状について確認する。その他，続発性緑内障などでは，霧視や充血などが現れることがあるため確認する。

☑Check ② 患者の客観的データを確認する

<白内障>
- ●細隙灯顕微鏡検査
- ●眼底検査
- ●眼圧検査

(次頁に続く)

<緑内障>
●眼圧検査：〔コントロール目標〕初期…19mmHg 以下
中期…16mmHg 以下
後期…14mmHg 以下

●細隙灯顕微鏡検査
●隅角鏡検査
●眼底検査
●視野検査

　保険薬局では細隙灯顕微鏡検査や眼底検査，眼圧検査，隅角鏡検査などの結果を診療録などから確認できないので，患者から情報を得る。原発開放隅角緑内障や正常眼圧緑内障の治療を行っている場合には，抗コリン薬の投与により急性緑内障発作が惹起される可能性は低い。また，薬剤によっては，緑内障のなかでも「閉塞隅角緑内障に禁忌」となっているものもあるため，緑内障の分類について確認する。

　緑内障の目標眼圧は，緑内障病期に応じて設定することが提唱されているほかに，無治療時眼圧から 20％，30％の眼圧下降のように，無治療時眼圧からの眼圧下降率を目標として設定されていることもあるので，診療録や患者から目標眼圧を確認する。

☑Check ③ 患者のリスク因子の有無を確認する

●既往歴：
　　白内障…アトピー性皮膚炎，糖尿病，外傷　など
　　緑内障…ぶどう膜炎，硝子体手術後，白内障手術後　など
●禁忌：
　　気管支喘息・気管支痙攣・重篤な慢性閉塞性肺疾患・洞性徐脈・房室ブロック（Ⅱ，Ⅱ度）・心原性ショック［緑内障治療薬（β遮断薬）（ベタキソロール塩酸塩（ベトプティック）を除く），緑内障治療薬（αβ遮断薬）］
　　コントロール不十分な心不全［緑内障治療薬（β遮断薬），緑内障治療薬（αβ遮断薬）］
　　重篤な腎障害［緑内障治療薬（炭酸脱水酵素阻害薬）］
　　眼圧上昇の素因［緑内障治療薬（交感神経刺激薬）］
　　虹彩炎［緑内障治療薬（副交感神経刺激薬）］

236

前駆期緑内障［緑内障治療薬(抗コリンエステラーゼ薬)］
急性頭蓋内血腫［緑内障治療薬(高張浸透圧薬)］
スルホンアミド系過敏症・肝硬変などの進行した肝疾患・高度の肝機能障害・無尿・急性腎不全・高Cl血症性アシドーシス・体液中のNa・Kが明らかに減少・副腎機能不全・アジソン病・(長期投与禁忌)慢性閉塞隅角緑内障［緑内障治療薬(炭酸脱水酵素阻害薬内服薬)］
低出生体重児・新生児・乳児・歳未満の幼児［緑内障治療薬(α_2作動薬)］
妊婦［ベタキソロール塩酸塩(ベトプティック)］

　白内障は原因により先天性白内障と後天性白内障とに分けられる。学童期以前の白内障は，遺伝性のものや胎生期ウイルス感染，ダウン症に合併するもの，外傷によるものが多く，10代以降はアトピー性皮膚炎に伴うものが多い。白内障で最も多いのは，後天性の加齢性白内障である。また，糖尿病，筋緊張性ジストロフィー，副甲状腺機能低下症などに伴って発症する白内障もあるため，現病歴や既往歴を確認する。

　続発性緑内障の治療は，可能な限り原因疾患の治療を第一とする。また，続発性緑内障は原因疾患によって眼圧が上昇する機序が異なり，その機序に応じた治療法が選択されるため，緑内障を引き起こした原因疾患を確認する必要がある。原因疾患には，糖尿病やぶどう膜，ベーチェット病などの炎症性疾患，甲状腺眼症などの眼球突出などがある。

　点眼薬は全身的に吸収される可能性があり，特に緑内障治療薬であるβ遮断薬の点眼薬ではβ遮断薬全身投与時と同様の副作用が現れることがあるので，投与禁忌となる心疾患や気管支喘息などの既往歴がないか確認する。

 服薬状況を確認する

- 自覚症状がないことによる自己判断による中止
- 点眼薬の使用状況
- 点眼薬の手技の習得

　白内障手術後の眼内炎などの予防に，抗菌薬点眼薬，ステロイド薬点眼薬，NSAIDs点眼薬が用いられ，確実に医師の指示通りに

点眼する必要があるので，点眼状況を確認する。

　緑内障は長期にわたる点眼薬などによる治療が必要であるが，自覚症状が乏しいため，アドヒアランス不良となる場合がある。また，緑内障による視力障害のために点眼薬や服薬が困難となってしまう場合がある。アドヒアランス不良は緑内障が進行する重要な要因の一つであるため，点眼薬の使用状況を確認する。アドヒアランスが不良の場合には，単剤併用から配合点眼薬への変更や，ライフスタイルを確認し，ライフスタイルに合わせた治療を提案し，アドヒアランスの向上を図る。

　点眼薬は，決められた用法より点眼の回数や量を増やしても効果は増加せず，副作用のリスクが増す。そのため，点眼薬の手技説明だけではなく，正しく使用できているかも確認する必要がある。また，緑内障治療薬点眼薬では，単剤での効果が不十分である場合には併用療法が行われるため，患者に点眼の順序を確認する。点眼薬を併用する場合は，後の点眼薬を入れることにより前の点眼薬が流されて効果が得られないことがあるため，最初の点眼薬を投与後，5分以上*あけて次の点眼薬を使用しているか確認する。

*チモプトールXE点眼液，ミケランLA点眼液，エイゾプト懸濁性点眼液，ミケルナ配合点眼液，アゾルガ配合懸濁性点眼液は，10分以上の間隔をあけ，最後に点眼する。

　一般的な点眼薬は，1滴30～50μLであり，1滴50μLとすると5mLの点眼薬1本で100滴となる。例えば，1日2回両眼の処方であれば，1本約25日分であるため，前回の処方本数から受診間隔や残本数を確認し，患者に点眼薬の使用状況を確認する。

☑Check⑤ 薬物治療に関する理解度を確認する

●薬品名，薬効，用法・用量，使用上の注意，点眼し忘れたときの対処法　など

　白内障治療薬について，科学的根拠（evidence）に基づく白内障診療ガイドラインの策定に関する研究2002では，グレードC（行うか行わないか勧められるだけの根拠が明確でない）と評価され，初期老人性白内障に対しては，十分なインフォームドコンセントを得たうえで使用することが望ましい。

　緑内障の治療は長期にわたるため，正しい点眼方法や薬効につい

I 疾患別薬学的管理のポイント

て説明し，理解しているか確認する。緑内障治療薬点眼の回数や，複数処方されている場合の点眼順序，使用上の注意点，副作用などについては，十分に理解するまで説明する必要がある。単剤併用から配合点眼薬への変更時は，2種類の薬剤が配合されている旨を必ず患者に説明する。

19
白内障・緑内障

処方薬からの薬学的管理

☑Check 6 副作用の発症状況を確認する

◆白内障・緑内障治療薬の注意すべき副作用(対処方法)

白内障治療薬点眼薬	結膜充血・刺激感・瘙痒感(中止) など
プロスタグランジン関連薬	結膜充血・眼刺激感・虹彩色素沈着・眼瞼色素沈着*・睫毛の異常(中止),角膜上皮障害(中止。コンドロイチン硫酸点眼薬の併用) など
β遮断薬 αβ遮断薬	眼刺激感・喘息発作・徐脈・不整脈・低血圧(中止),角膜上皮障害(中止。コンドロイチン硫酸点眼薬の併用) など
炭酸脱水酵素阻害薬	点眼薬:眼刺激感(中止),点眼直後の眼のかすみ(眼周囲に付着した残液を拭き取る,機械類の操作や車の運転には注意) など 内服薬・注射薬:四肢のしびれ感・胃腸障害(程度により適切な処置),低K血症(減量もしくは休薬),再生不良性貧血・無顆粒球症(中止) など
α1受容体選択性遮断薬	結膜充血(中止),動悸・頻脈(中止) など
副交感神経刺激薬	暗黒感・視力低下・下痢・悪心・嘔吐・発汗・流涎(中止) など
非選択性交感神経刺激薬	結膜充血・眼痛・心悸亢進・頭痛(中止) など
α2受容体刺激薬	結膜炎・眼瞼炎・霧視・眠気・めまい・徐脈・低血圧(中止) など
ROCK阻害薬	結膜充血・結膜炎・眼瞼炎(中止) など
高張浸透圧薬	注射薬:頭痛・めまい・悪心(脳圧変動によるもの),電解質異常・口渇・下痢(中止) など 内服薬:嘔気・嘔吐・下痢(減量もしくは休薬) など

* 虹彩・眼瞼色素沈着
症状：虹彩や眼瞼への色素沈着（メラニンの増加）による色調変化，眼周囲の多毛化。眼瞼色調変化および眼周囲の多毛化については，投与中止後徐々に消失，あるいは軽減する可能性があるが，虹彩色調変化については投与中止後も消失しないことが報告されている。特に片眼投与の場合，左右眼で虹彩の色調に差が生じる可能性がある。
説明・指導：これらの症状について患者に十分説明し，予防あるいは軽減のために，薬液が眼瞼などについた場合には，よく拭き取るか，洗顔するよう指導する。

 他の薬剤の影響や薬物相互作用の有無を確認する

- **緑内障を引き起こす薬剤**：副腎皮質ステロイド薬　など
- **緑内障を悪化させる薬剤**：抗コリン作用を有する薬剤（抗ヒスタミン薬，抗不整脈薬，抗パーキンソン病薬，三環系・四環系抗うつ薬，過活動膀胱治療薬，感冒薬，鎮咳薬　など），亜硝酸薬，片頭痛治療薬　など
- **併用禁忌**：
  ジスチグミン臭化物（ウブレチド）→スキサメトニウム塩化物水和物（スキサメトニウム注，レラキシン注）

　緑内障を禁忌とする薬剤の多くは，抗ヒスタミン薬などの抗コリン作用をもつものであり，副交感神経末端のムスカリン受容体を遮断し，瞳孔括約筋を弛緩させ散瞳を引き起こし，眼内圧を高め，症状を悪化させることがある。そのため緑内障以外の基礎疾患などで患者が使用している薬剤がないか確認する。また，患者には眼科以外の診療科に受診する場合には，緑内障であることを申し出るよう指導する必要がある。

 服薬指導を実施する

🖊 白内障・緑内障治療薬の服薬説明例：使用上の注意点

白内障治療薬 点眼薬	水晶体が濁るのを抑え，白内障の進行を遅らせる薬です。 ・点眼を忘れた場合，思い出したときすぐに点眼してください。ただし次の点眼時間が近いときは忘れた分は点眼しないでください。

（次頁に続く）

プロスタグランジン関連薬	ぶどう膜強膜からの房水流出量を増やして，眼圧を下げる薬です。 • 車の運転，危険を伴う機械の操作は薬の影響が回復するまで行わないでください。[イソプロピル ウノプロストン（レスキュラ）を除く] • 点眼を忘れた場合，思い出したときすぐに点眼してください。ただし次の点眼時間が近いときは忘れた分は点眼しないでください。
β遮断薬	房水の産生を抑えて，眼圧を下げる薬です。 • 点眼を忘れた場合，思い出したときすぐに点眼してください。ただし次の点眼時間が近いときは忘れた分は点眼しないでください。
αβ遮断薬	房水の産生を抑えて，また，ぶどう膜強膜からの房水流出量を増やして，眼圧を下げる薬です。 • 点眼を忘れた場合，思い出したときすぐに点眼してください。ただし次の点眼時間が近いときは忘れた分は点眼しないでください。
炭酸脱水酵素阻害薬	房水の産生を抑えて，眼圧を下げる薬です。 • 薬の影響が回復するまで車の運転，危険を伴う機械の操作は行わないでください。[ブリンゾラミド（エイゾプト）] • 点眼を忘れた場合，思い出したときすぐに点眼してください。ただし次の点眼時間が近いときは忘れた分は点眼しないでください。
α_1受容体選択性遮断薬	ぶどう膜強膜からの房水流出量を増やして，眼圧を下げる薬です。 • 点眼を忘れた場合，思い出したときすぐに点眼してください。ただし次の点眼時間が近いときは忘れた分は点眼しないでください。
副交感神経刺激薬	毛様体筋を収縮させて，シュレム管からの房水流出量を増やして眼圧を下げる薬です。 • 薬の影響が回復するまで車の運転，危険を伴う機械の操作は行わないでください。 • 点眼を忘れた場合，思い出したときすぐに点眼してください。ただし次の点眼時間が近いときは忘れた分は点眼しないでください。

I 疾患別薬学的管理のポイント

非選択性交感神経刺激薬	シュレム管からの房水流出量を増やし，また，房水の産生を抑えて，眼圧を下げる薬です。 • 薬の影響が回復するまで車の運転，危険を伴う機械の操作は行わないでください。 • 点眼を忘れた場合，思い出したときすぐに点眼してください。ただし次の点眼時間が近いときは忘れた分は点眼しないでください。
α_2受容体刺激薬	交感神経のα_2受容体を刺激して，房水の産生を抑えたり，また，ぶどう膜強膜からの房水流出量を増やし，眼圧を下げる薬です。 • 薬の影響が回復するまで車の運転，危険を伴う機械の操作は行わないでください。 • 点眼を忘れた場合，思い出したときすぐに点眼してください。ただし次の点眼時間が近いときは忘れた分は点眼しないでください。
ROCK阻害薬	主流出路からの房水流出量を増やし，眼圧を下げる薬です。 • ソフトコンタクトレンズ装着時の点眼は避けてください。 • 点眼を忘れた場合，思い出したときすぐに点眼してください。ただし次の点眼時間が近いときは忘れた分は点眼しないでください。
高張浸透圧薬	眼圧を下げる薬です。

🖉 プロスタグランジン関連薬とβ遮断薬の配合薬の服薬指導例

• プロスタグランジン関連薬，β遮断薬の服薬指導例参照

🖉 β遮断薬と炭酸脱水酵素阻害薬の配合薬の服薬指導例

• β遮断薬，炭酸脱水酵素阻害薬の服薬指導例参照

19

白内障・緑内障

患者の生活スタイルなどからの薬学的管理

☑Check❾ 生活習慣を確認する

●禁煙
●眼の保護
●適度な飲水
●適切な服装

白内障発症の最大のリスク因子は加齢であるが，喫煙などによる白内障発症リスクを低下させる。

緑内障の悪化を防ぐために日常生活で特に気をつけることはないが，眼圧を上げるような行動だけは避けるようにする。緑内障によって失われた視機能は回復することはないため，規則的で無理のない生活を心がけ，定期的な受診を欠かさないことが重要である。

🧍 禁煙

喫煙により核混濁や後嚢化混濁が生じるため，禁煙する。

🧍 眼の保護

紫外線は白内障を起こす原因の一つであり，紫外線を浴びないようにサングラスや帽子を着用する。

🧍 白内障手術のタイミング

白内障の進行による視力低下などにより，日常生活に不便を感じている場合には手術適応となる。日常生活で不便を感じるようになったら医師に相談するよう指導する。

🧍 適度な飲水

緑内障の患者が一度に多量の水を飲むと眼圧が上がることがあるので，少しずつ分けて飲むように指導する。

🧍 適切な服装

緑内障患者では，首周りがしめつけられるとよくないため，首の周りが楽な服装とする。また，長時間うつむいて仕事をしないようにする。

Ⅰ 疾患別薬学的管理のポイント

☑Check❿ OTC医薬品や健康食品などの服用状況を確認する

●**OTC医薬品**：Vロートアクティブプレミアム，アイリス
50，サンテピュア，スマイル40プレミアム　など
●**健康食品**：ルテイン，ブルーベリーエキス　など

　眼のかすみや充血などの症状の場合には，医療機関を受診するまでにOTC医薬品を点眼している場合もあるため，OTC医薬品の使用状況を確認する。また，OTC医薬品のなかには抗コリン作用をもつ成分を含有した感冒薬，鎮咳薬，胃腸鎮痛鎮痙薬などがあるため，緑内障に悪影響を与える可能性のあるOTC医薬品を使用していないか確認する。

　ルテインやブルーベリーエキスは，網膜保護などの作用を有し，目の健康維持のために摂取している場合があるので確認する。現時点では医薬品との相互作用による有害事象は報告されていない。

19

白内障・緑内障

245

MEMO

Ⅰ 疾患別薬学的管理のポイント

20 がん疼痛患者の薬学的管理

■ 患者からの情報による薬学的管理

☑Check ❶ 患者の自覚症状を確認する

●痛みの部位や範囲，程度，種類，痛みの起こる時間やタイミング，持続時間　など
●夜間の睡眠状況
●痛みがあることによる支障
●今行っている治療の有効性

　がんと診断された時点で痛みを経験する患者は30％といわれるが，がんの進行に伴って痛みの発生頻度は高くなり，末期がんにおいては75％の患者が痛みを訴えると報告されている。また，50％の患者では中等から高度の痛み，30％の患者では高度から耐えがたい痛みであると報告されている。がん患者の痛みについては，痛みの部位と痛みの種類，強さだけではなく，痛みの始まる時間や頻度，間欠的か持続的であるかを聴取する。がん疼痛には1日の大半を占める持続痛[*1]と，突出痛[*2]と呼ばれる一過性の痛みの増強がある。突出痛は，痛みの発生からピークに達するまでの時間は3分程度と短く，平均持続時間は15〜30分で，90％は1時間以内に終息する。突出痛の約8割が持続痛と同じ場所で発生する。

[*1]　持続痛：24時間のうち12時間以上経験される平均的な痛みとして患者によって表現される痛み
[*2]　突出痛：持続痛の有無の程度や，鎮痛薬治療の有無にかかわらず発生する一過性の痛みの増強

　がん患者から痛みの状況を聴取する場合には，がん患者の痛みの訴えを信じることが重要である。しかし，痛みを控えめに伝える患者や，入院しなければならなくなることを避けるために痛みを認めたがらない患者もいるため，がん患者と痛みについて話し合うことや家族から情報を得ることも重要である。がん疼痛治療にはオピオイド鎮痛薬を主体として用いるが，10〜20％以上の頻度でオピオ

イド鎮痛薬が効きにくい神経障害性の痛みが発現する。がん患者の痛みの性状について，例えば，「やけるような痛み」や「ちりちりするような痛み」と表現した場合には，神経障害性の痛みが考えられ，患者の表現は痛みの性状や原因の推測，治療薬の選択に役立つ。

また，がん患者の痛みについては，今までの痛みを緩和するために行った治療とその効果などを聴取する。オピオイド鎮痛薬の定時投与によって十分な鎮痛を得ることができない場合には，レスキュー薬(臨時追加投与薬)を使用する。レスキュー薬を使用した時間や回数，効果を確認し，必要としたレスキュー薬の総量を基本処方薬の用量に追加して，翌日の定時基本投与量とするなど，聴取した情報は今後のがん疼痛治療・ケアを行う際に参考になる。

がん患者の25％にうつ状態が生じており，痛みを訴える患者はうつ状態以外に不安や恐怖，絶望感などを抱いていることもある。そのため，患者の身体面の問題の把握だけでは不十分であり，患者の心理状態を把握することも重要である。

◆がん疼痛治療の目標

第一目標	痛みに妨げられない夜間の睡眠
第二目標	安静時の痛みの消失
第三目標	体動時の痛みの消失

(日本緩和医療学会 緩和医療ガイドライン作成委員会 編：
　がん疼痛の薬物療法に関するガイドライン2014年版, 金原出版, P.37, 2014)

◆痛みの神経学的分類

分類	侵害受容性疼痛		神経障害性疼痛
	体性痛	内臓痛	
障害部位	皮膚，骨，関節，筋肉，結合組織などの体性組織	食道，胃，小腸，大腸などの管腔臓器 肝臓，腎臓などの被膜をもつ固形臓器	末梢神経，脊髄神経，視床，大脳などの痛みの伝達路

I 疾患別薬学的管理のポイント

痛みを起こす刺激	切る，刺す，叩くなどの機械的刺激	管腔臓器の内圧上昇 臓器被膜の急激な伸展 臓器局所および周囲組織の炎症	神経の圧迫，断裂
例	骨転移局所の痛み 術後早期の創部痛 筋膜や骨格筋の炎症に伴う痛み	消化管閉塞に伴う腹痛 肝臓腫瘍内出血に伴う上腹部，側腹部痛 膵臓がんに伴う上腹部，背部痛	がんの腕神経叢浸潤に伴う上肢のしびれ感を伴う痛み 脊椎転移の硬膜外浸潤，脊髄圧迫症候群に伴う背部痛 化学療法後の手・足の痛み
痛みの特徴	局在が明瞭な持続痛が体動に伴って増悪する	深く絞られるような，押されるような痛み 局在が不明瞭	障害神経支配領域のしびれ感を伴う痛み 電気が走るような痛み
随伴症状	頭蓋骨，脊椎転移では病巣から離れた場所に特徴的な関連痛を認める	悪心・嘔吐，発汗などを伴うことがある 病巣から離れた場所に関連痛を認める	知覚低下，知覚異常，運動障害を伴う
治療における特徴	突出痛に対するレスキュー薬の使用が重要	オピオイドが有効なことが多い	難治性で鎮痛補助薬が必要となることが多い

（日本緩和医療学会 緩和医療ガイドライン作成委員会 編：
がん疼痛の薬物療法に関するガイドライン2014年版, 金原出版, P.18, 2014)

☑Check❷ 患者の客観的データを確認する

●**NRS（Numeric Rating Scale）**：数値評価スケール（0～10の数値で痛みの程度を評価）
●**VAS（Visual Analog Scale）**：視覚的評価スケール（100mmの線の左端を「痛みなし」，右端を「最悪の痛み」として痛みの程度を評価）
●**FPS（Face Pain Scale）**：表情評価スケール

　がん患者の痛みの強さを把握することは，治療法の選択や治療効果を確認するために重要である。痛みは患者の主観であり，痛みの強さや性質，痛みにより睡眠が妨げられている程度などについて聴取するとともに，痛みを客観的に評価できるNRSなどのアセスメントツールから情報を得る。アセスメントツールを用いることにより，痛みを客観的に評価することができるため，痛みの評価のバイアスが少なくなり，複雑な痛みも，系統的に，詳細に理解することができる。

　がんの痛みの原因について疑問が残る場合や，がん病変の治療を続けるか否かを決める場合などには検査の実施が必要となる。骨シンチグラムは，骨転移の診断に重要な検査である。

　オピオイド鎮痛薬はまず肝で代謝されるので，肝硬変などの肝機能障害のある患者の場合では代謝が遅延するため，少量投与で強い効果が現れることがある。また，モルヒネは主としてグルクロン酸抱合を受け，モルヒネ-3-グルクロニドおよび薬理活性をもつモルヒネ-6-グルクロニドに代謝される。腎機能障害時などでは，モルヒネ-6-グルクロニドの蓄積による傾眠や遷延性の意識障害，呼吸抑制などの副作用が現れるおそれがあるため，クレアチニン，BUN，ビリルビン，AST，ALTなどの検査結果も確認する。

☑Check❸ 患者のリスク因子の有無を確認する

●**痛みの原因**：
　がんによる痛み
　がん治療による痛み…術後痛症候群，化学療法誘発末梢神経障害性疼痛，放射線照射後疼痛症候群
　がん・がん治療と直接関連のない痛み…もともと患者が有

Ⅰ 疾患別薬学的管理のポイント

していた疾患による痛み（脊柱管狭窄症など），新しく合併した疾患による痛み（帯状疱疹など），がんにより二次的に生じた痛み（廃用症候群による筋肉痛など）

●警告：

硬膜外・くも膜下投与は，投与法に習熟した医師のみにより，適切と判断される患者にのみ実施［モルヒネ塩酸塩注射液］

貼付部位の温度上昇により吸収量が増加し，死に至るおそれ，外部熱源への接触，熱い温度での入浴等を避け，発熱時は副作用の発現に注意［フェンタニル経皮吸収型製剤］

必ず小児の手の届かないところに保管するよう指導［フェンタニル口腔粘膜吸収製剤・舌下錠］

がん性疼痛治療に精通し，リスクなどについて十分な知識をもつ医師のもと適切と判断される症例についてのみ，QT延長・心室頻拍・呼吸抑制などが現れ，致命的な経過をたどることがあり，治療上の有益性が危険性を上回ると判断される場合にのみ投与，投与開始時および増量時，特に患者の状態を十分に観察し，副作用の発現に注意，薬物動態は個人差が大きく，さらに呼吸抑制は鎮痛効果よりも遅れて発現のおそれ，他のオピオイド鎮痛薬耐性患者では，交差耐性が不完全であるため，過量投与となるおそれ［メサドン塩酸塩（メサペイン）］

●禁忌：

重篤な呼吸抑制［フェンタニル・トラマドール塩酸塩製剤を除くオピオイド］

気管支喘息発作中・急性アルコール中毒［モルヒネ製剤，オキシコドン製剤，メサドン塩酸塩（メサペイン），タペンタドール塩酸塩（タペンタ），ヒドロモルフォン塩酸塩（ナルラピド，ナルサス）］

慢性肺疾患に続発する心不全・痙攣状態・アヘンアルカロイド過敏症［モルヒネ製剤，オキシコドン製剤，タペンタドール塩酸塩（タペンタ），ヒドロモルフォン塩酸塩（ナルラピド，ナルサス）］

重篤な慢性閉塞性肺疾患［オキシコドン製剤，メサドン塩酸塩（メサペイン），タペンタドール塩酸塩（タペンタ）］

重篤な肝障害［モルヒネ塩酸塩，ブプレノルフィン塩酸塩

20

がん疼痛

(レペタン)]

高度な腎障害・高度な肝障害[トラマドール塩酸塩徐放(ワ
　　　ントラム)]

麻痺性イレウス[オキシコドン製剤，メサドン塩酸塩(メサ
　　　ペイン)，タペンタドール塩酸塩(タペンタ)]

出血性大腸炎[モルヒネ製剤(坐剤を除く)，オキシコドン
　　　製剤，タペンタドール塩酸塩(タペンタ)，ヒドロモルフォ
　　　ン塩酸塩(ナルラピド，ナルサス)]

注射部位・その周辺に炎症・敗血症[モルヒネ製剤(硬膜外・
　　　くも膜下投与)]

中枢神経系疾患・脊髄・脊椎に結核・脊椎炎および転移性
　　　腫瘍等の活動性疾患[モルヒネ製剤(くも膜下投与)]

アルコール・睡眠薬・中枢性鎮痛薬・向精神薬による急性
　　　中毒[タペンタドール塩酸塩(タペンタ)]

アルコール・睡眠薬・鎮痛薬・オピオイド鎮痛薬・向精神
　　　薬による急性中毒患者[トラマドール塩酸塩製剤]

頭部傷害・頭蓋内圧上昇[塩酸ペンタゾシン(ソセゴン)，
　　　ブプレノルフィン塩酸塩(レペタン)]

脳に病変のある場合で意識混濁が危惧[ブプレノルフィン
　　　塩酸塩(レペタン)]

直腸炎・直腸出血・著明な痔疾[ブプレノルフィン塩酸塩(レ
　　　ペタン坐剤)]

治療により十分な管理がされていないてんかん[トラマ
　　　ドール塩酸塩製剤]

ナロキソン過敏症[塩酸ペンタゾシン(ソセゴン)]

妊婦[ブプレノルフィン塩酸塩(レペタン)]

●原則禁忌：

細菌性下痢[モルヒネ製剤(坐剤を除く)，オキシコドン製
　　　剤，メサドン塩酸塩(メサペイン)，ヒドロモルフォン塩
　　　酸塩(ナルラピド，ナルサス)]

感染性下痢[タペンタドール塩酸塩(タペンタ)]

　がん患者の痛みのすべてががん病変に起因するわけではない。痛
みの70％はがん自体が原因となった痛みであり，がんの軟部組織，
内臓，骨への浸潤・転移，神経圧迫や損傷，頭蓋内圧亢進などによ
ることが多い。進行がんの患者においては，複数の痛みが出現し，
それぞれの痛みはその原因が異なることが多い。また，痛みを増悪

I 疾患別薬学的管理のポイント

させる因子や軽減する因子について患者に尋ねたり，今までの鎮痛薬使用歴や効果を確認する。

服薬状況を確認する

- 投与経路の選択（経口投与が可能であるか，剤形の変更）
- 定時薬の服用（使用）状況
- レスキュー薬の使用状況

オピオイド鎮痛薬の基本的な投与経路は経口投与であるが，がんの進行に伴い，内服が困難となる場合がある。また，簡便であることから貼付薬が適している場合もある。そのため，服薬状況を確認し，患者個々に応じた投与経路の選択を行う必要がある。

また，鎮痛薬は鎮痛効果を維持するために，決められた時間に使用する必要がある。内服薬は食事に関係なく，定時服用の指示であっても食後に服用している可能性がある。場合によっては食後服用の指示となっていることがあるため，指示内容を十分に確認する必要がある。また，貼付薬では決まった時間に貼り替えることを忘れたり，また生活習慣や生活リズム，患者の家族などの状況により決められた時刻に鎮痛薬を使用できないことがある。そのため，服薬状況や定時に使用できない理由を確認し，定時使用の必要性を説明する。また，患者個々の状態に応じた鎮痛薬の選択とともに，必要に応じて使用時間の変更を提案する必要がある。

レスキュー薬の投与間隔は，経口の場合には1時間毎，経静脈投与・皮下投与の場合は15〜30分毎とすることが推奨されている。しかし，フェンタニル口腔粘膜吸収製剤・舌下錠では，用量調節期では投与から30分後以降に1回のみ追加投与，至適量決定後では1回の突出痛に対して1回のみの使用とし，次の使用までイーフェンバッカル錠では4時間以上，アブストラル舌下錠では2時間以上の投与間隔をあける必要がある。また，フェンタニル口腔粘膜吸収製剤・舌下錠では1日あたり4回以下の使用とされており，痛みの状況とともに使用状況（投与間隔，投与回数）を確認する。

☑Check 5 薬物治療に関する理解度を確認する

●薬品名，薬効，用法・用量，使用上の注意，使用を忘れたと
　きの対処法　など

　オピオイド鎮痛薬に対して不安を感じているがん疼痛患者は少な
くないため，薬剤師は患者および家族に薬効や使用方法だけでなく，
鎮痛治療の重要性や副作用対策に関する情報を提供することが必要
である。そして，患者自身に痛みに対する治療に参加してもらうこ
とも重要である。

　また，オピオイド鎮痛薬の管理や取り扱いについても説明する必
要がある。医療用麻薬は，医療機関から処方または薬局から調剤さ
れた患者本人のみが使用できるものであること，患者が家族または
他人に渡してはいけないこと，病状の変化やオピオイドスイッチン
グなどにより医療用麻薬が不要となった場合には，交付を受けた医
療機関に持参することを指導する。

Ⅰ 疾患別薬学的管理のポイント

処方薬からの薬学的管理

☑Check ⑥ 副作用の発症状況を確認する

◆オピオイド鎮痛薬の注意すべき副作用(対処方法)

嘔気・嘔吐	投与初期や増量時に起こることが多く,耐性を生じやすく,通常1～2週間程度で消失することが多い(プロクロルペラジン・メトクロプラミド・ドンペリドン・オランザピン・リスペリドンなどの投与,オピオイドスイッチング* など)
便秘	最も頻度の高い副作用であり,便秘の程度は投与量と相関する。ほとんど耐性を生じない(緩下薬(酸化マグネシウム,ラクツロース,ピコスルファート,センノシド,ルビプロストン(アミティーザ),ナルデメジントシル酸塩(スインプロイク))の投与,オピオイドスイッチング など)
眠気	投与初期や増量時に出現することが多いが,3～5日で耐性を生じる(痛みがなく強い眠気の場合には減量,オピオイドスイッチングの検討 など)
せん妄・幻覚	発生頻度は1～3%程度と低い(減量,オピオイドスイッチングの検討,ハロペリドール・クエチアピン・オランザピンの投与 など)
呼吸抑制	鎮痛に必要な量を大きく上回る過量投与を行った場合に起こりうる(ナロキソンの投与 など)
口内乾燥	進行がん患者では30～97%と発生頻度は高い(減量,頻回に水分や氷を摂取,部屋の加湿,人口唾液や口腔内保湿薬の投与,キシリトールガムを噛む など)

(次頁に続く)

20

がん疼痛

瘙痒感	発生頻度は数％程度であるが，硬膜外投与に限ると15〜80％と高率に認められる（抗ヒスタミン薬・オンダンセトロンの投与，亜鉛華軟膏・サリチル酸軟膏・0.25〜2％メントール混合製剤の塗布，オピオイドスイッチングの検討　など）
排尿障害	尿管平滑筋の収縮力が増強されるとともに，排尿反射が抑制されるために起こる（コリン作動薬・α_1受容体遮断薬の投与　など）
ミオクローヌス	頻度は低い（クロナゼパム・ミダゾラムの投与，オピオイドスイッチングの検討　など）

＊オピオイドスイッチング：オピオイドの副作用により鎮痛効果を得るだけのオピオイドを投与できない場合や，鎮痛効果が不十分なときに，他のオピオイドに変更すること

 他の薬剤の影響や薬物相互作用の有無を確認する

●併用禁忌：

タペンタドール塩酸塩（タペンタ），トラマドール塩酸塩製剤（トラマール，ワントラム）→MAO阻害薬投与中・投与中止後14日以内

　タペンタドール塩酸塩（タペンタ），トラマドール塩酸塩製剤（トラマール，ワントラム）とモノアミン酸化酵素阻害薬（MAO阻害薬）であるセレギリン（エフピー）の併用は，相加的に作用が増強され，タペンタドール塩酸塩では，心血管系副作用が増強されるおそれがある。トラマドール塩酸塩製剤とMAO阻害薬との併用では，中枢神経のセロトニンが蓄積すると考えられ，外国において，セロトニン症候群＊を含む中枢神経系（攻撃的行動，固縮，痙攣，昏睡，頭痛），呼吸器系（呼吸抑制）および心血管系（低血圧，高血圧）の重篤な副作用が報告されている。MAO阻害薬を投与中の患者および投与中止後14日以内の患者にはタペンタドール塩酸塩（タペンタ），トラマドール塩酸塩製剤（トラマール，ワントラム）を投与しないよう併用薬や服用歴を確認する。

　＊セロトニン症候群：錯乱，激越，発熱，発汗，運動失調，反射異常亢進，
　　　ミオクローヌス，下痢　など

I 疾患別薬学的管理のポイント

メサドン塩酸塩(メサペイン)は種々の薬剤との相互作用が報告されているため，併用薬に十分注意し，患者には併用を注意すべき薬剤があること，他の薬剤を使用している場合や，新たに使用する場合は，必ず医師または薬剤師に申し出ること，不整脈，呼吸抑制などの症状が認められた場合には，速やかに主治医に連絡するよう指導する。

☑Check **8** 服薬指導を実施する

🖋 がん疼痛治療薬の服薬説明例：使用上の注意点

オピオイド鎮痛薬	脳内の痛みに関与する部位(オピオイド受容体)に結びつくことにより痛みの伝導を抑制して，がんの強い痛みを抑える薬です。 ・この薬は指示された通りに，規則正しく使用し勝手に回数を増やしたり，使用を中止しないでください。[レスキュー薬を除く] ・基本となる薬を使用していても痛みが出てきたら，レスキュー薬を使用してください。レスキュー薬を使用した場合には申し出てください。[レスキュー薬] ・この薬は服用してから1時間は，食事を控えてください。[モルヒネ硫酸塩水和物徐放性製剤(ピーガード)] ・胸部，腹部，上腕部，大腿部など体毛のない部位に貼ってください。また，かぶれないよう毎回貼る部位は変えてください。[フェンタニル経皮吸収型製剤] ・この薬は割ったり噛んだり，なめたりせず，上の奥歯の歯ぐきと頬の間に入れて溶かしてください。30分たっても一部が口内に残っている場合は，水などで飲み込んでも問題ありません。連続して使用する場合は，なるべく左右の頬に交互に置いてください。口内が乾燥している場合は，少量の水で口内を湿らせた後に使用してもかまいません。[フェンタニル口腔粘膜吸収製剤(イーフェンバッカル)]

(次頁に続く)

20

が ん 疼 痛

オピオイド鎮痛薬	• この薬はそのまま飲み込んだり，なめたり，噛んだりせず，舌下の奥の方に入れて自然に溶解させてください。誤って飲み込んだ場合も1回の服用として数え，追加して服用しないでください。［フェンタニル舌下錠（アブストラル）］ • 服用（使用）を忘れた場合，思い出したときすぐに服用（使用）してください。ただし次の服用（使用）は指示された使用間隔をあけてください。［モルヒネ硫酸塩水和物徐放性製剤（ピーガード）を除く］ • 服用を忘れた場合，思い出したときが食間（前の食事から2時間以上で次の食事まで1時間以上）なら，すぐに服用してください。［モルヒネ硫酸塩水和物徐放性製剤（ピーガード）］
NSAIDs	痛みの原因となる物質（プロスタグランジン）ができるのを抑えることにより，痛みを抑える薬です。
神経障害性疼痛治療薬 抗てんかん薬 三環系抗うつ薬	痺れや痛みを改善する薬です。
副腎皮質 ステロイド薬	痛みや痺れ，頭痛を改善する薬です。

Ⅰ 疾患別薬学的管理のポイント

■ 患者の生活スタイルなどからの薬学的管理

☑Check❾ 生活習慣を確認する

●栄養のバランスのとれた食事（症状に合わせた食事の摂り方）
●姿勢の工夫
●リラックス

　がん患者は漠然とした不安や心配，気持ちの落ち込み，不眠，治療による副作用などの症状が現れ，日常生活に支障が生じることもある。患者の訴えや問題に耳を傾け，サポートしていくことが必要である。

👤 栄養バランスのとれた食事

　不安や治療による副作用などさまざまな原因で食欲が低下してしまうことがある。医師から食事について特別な指示がある場合以外は，無理をせず体調に応じた食事とする。1回の食事量が少ない場合には，クッキーやプリンなどの間食を摂るようにする。

👤 姿勢の工夫

　痛みのある部位に負担がかからないような姿勢をとるようにする。また，痛みが起こる動作を避け，コルセットや低反発のマットレスを使用すると痛みが和らぐこともある。

👤 リラックス

　ストレスは，患者の生活の質を低下させるだけではなく，がん治療への取り組みにも影響を与えたり，患者家族のストレスを高めたりすることもある。
　アルコールは，適量であればストレスが緩和されるため飲酒してもよいとされるが，オピオイド鎮痛薬を使用していると，酔いが早くなり，顕著な鎮静が起こることがあるので，アルコールは時間をかけて少しずつ飲み，アルコールの量も控える。
　また，日常生活のなかでリラックスするために，心地よい部屋で過ごす，音楽を聴く，深呼吸，アロマセラピー，マッサージ，無理のない範囲で外出を行うなど工夫をする。

20

がん疼痛

259

OTC医薬品や健康食品などの服用状況を確認する

- **OTC医薬品**：便秘薬, 滋養強壮薬　など
- **健康食品**：アガリスク, メシマコブ, フコイダン, カテキン, 朝鮮人参, EPA, DHA, ビタミンC　など

オピオイド鎮痛薬の最も頻度の高い副作用は便秘であり，ほとんど耐性を生じないため，継続使用によりほぼ全例が便秘になる。そのため，便秘の副作用対策は，オピオイド鎮痛薬投与期間中，継続して行われてはいるが，医療機関で処方された便秘治療薬に加え，OTC医薬品の便秘改善薬を併用している場合もあり，患者に排便状況とともに便秘改善薬の使用状況を確認する必要がある。

2001～2002年に実施された全国アンケート調査[1]ではがん患者の約45％が補完代替医療を利用し，その96％が健康食品・サプリメントであり，ホスピス・緩和ケア病棟での健康食品利用者はさらに多く60％を超えていたと報告している。

アガリスクは，抗がん効果(抗腫瘍活性および免疫賦活作用)が報告されている。一方，アガリクスが原因と考えられる肝炎，肺炎，皮膚炎といった副作用が報告されているため，アガリクスを使用していないか確認する。

医薬品との相互作用で注意すべき健康食品として，ニンニク，緑茶，鉄，セイヨウオトギリソウ(セント・ジョーンズ・ワート)含有食品，セイヨウヤドリギ，ショウガ，朝鮮人参などがある。使用の可否について質問を受けた場合には，何らかの望ましくない副作用を引き起こす場合があることを説明することが推奨され，使用については医師に相談するよう指導する。

1) Hyodo I, Amano N, Eguchi K, et al. Nationwide survey on complementary and alternative medicine in cancer patients in Japan. J Clin Oncol. 2005；23：2645-54.

Ⅱ

かかりつけ薬剤師として
求められる薬学的管理

1

Ⅱ かかりつけ薬剤師として求められる薬学的管理

検査値の活用

⌗ ① 腎機能

略号	検査項目	基準値
Cr	血清クレアチニン （creatinine）	男性＝0.61〜1.04mg/dL 女性＝0.47〜0.79mg/dL
Cys-C	血清シスタチンC （cystatin C）	男性＝0.61〜1.00mg/dL 女性＝0.51〜0.82mg/dL
BUN	尿素窒素 （blood urea nitrogen）	8.0〜20.0mg/dL
eGFR	推算糸球体濾過量 （eGFR：estimated Glomerular filtration rate）	90〜110mL/分/1.73m^2

Point

- 腎機能低下患者に禁忌の薬剤が処方されていれば疑義照会する。
- 腎機能に応じた投与量になっていなければ，減量などを提案する。
- 薬剤性腎障害の可能性がある原因薬剤が投与されていないかどうか確認し，該当する薬剤があれば処方提案などを打診する。

➡ **腎機能の評価はCrまたはCys-Cから推算したeGFRやCCr（クレアチニンクリアランス）で評価する。推算式は下記の通りだが早見表や計算ができるホームページなどを参照する。**

- Crを用いたeGFR推算式
  eGFR（mL/分/1.73m^2）
   ＝194×血清Cr値$^{-1.094}$×年齢$^{-0.287}$（女性は×0.739）
- Cys-Cを用いたeGFR推算式
  eGFR（mL/分/1.73m^2）
   ＝104×血清Cys-C値$^{-1.019}$×0.996^{年齢}（女性は×0.929）−8

- Gockcroft & Gaultの式によるCcr
  Ccr＝（140－年齢）×体重/72×血清Cr値（女性は×0.85）

◆CKDの重症度分類

原疾患	蛋白尿区分		A1	A2	A3
糖尿病	尿アルブミン定量（mg/日）		正常	微量アルブミン尿	顕性アルブミン尿
	尿アルブミン/Cr比（mg/gCr）		30未満	30〜299	300以上
高血圧 腎炎 多発性嚢胞腎 移植腎 不明 その他	尿蛋白定量（g/日）		正常	軽度蛋白尿	高度蛋白尿
	尿蛋白/Cr比（g/gCr）		0.15未満	0.15〜0.49	0.50以上
GFR区分 (mL/分/ 1.73m²)	G1	正常または高値	≧90		
	G2	正常または軽度低下	60〜89		
	G3a	軽度〜中等度低下	45〜59		
	G3b	中等度〜高度低下	30〜44		
	G4	高度低下	15〜29		
	G5	末期腎不全（ESKD）	<15		

重症度は原疾患・GFR区分・蛋白尿区分を合わせたステージにより評価する。
CKDの重症度は死亡，末期腎不全，心血管死亡発症のリスクを■■のステージを基準に，■■，■■，■■の順にステージが上昇するほどリスクは上昇する。

（日本腎臓病学会 編：CKD診療ガイド2012，東京医学社，P.3，2012）

➡Crに影響を与える疾患など

高値：急性腎炎，慢性腎臓病，腎不全，尿毒症，腎盂腎炎，糸球体腎炎，うっ血性心不全，脱水症，火傷，末端肥大症，巨人症　など

低値：筋ジストロフィー，尿崩症，甲状腺疾患，肝障害，長期臥床，妊娠　など

Ⅱ かかりつけ薬剤師として求められる薬学的管理

➡BUNに影響を与える疾患など

値が21mg/dL以上であれば腎臓疾患を，7mg/dL以下であれば
肝臓疾患を疑う。

BUNが高値の場合にはBUN/Cr比を計算することにより，腎外
性因子の影響の程度を推定できる。

BUN／Cr比　10以上：脱水などの腎外性因子
　　　　　　10以下：低タンパク食など

高値：慢性腎炎，腎不全，消化管出血，尿毒症，筋肉の挫滅，発
　　　熱，消耗，タンパク質の過剰摂取，感染　副腎皮質ステロ
　　　イド・利尿薬・NSAIDs・免疫抑制剤，抗がん剤，造影剤
　　　の投与　など

低値：肝硬変，肝機能不全，尿崩症，低タンパク食，妊娠，重症
　　　の飢餓，成長ホルモン・マンニトールの投与　など

➡腎機能低下患者に中止する必要がある薬剤
（繁用されている主な内服薬）

※重度腎機能障害(Ccr 30mL/分未満)や透析患者などで禁忌と
　なる薬剤

🖋痛み止めなど
　　　NSAIDs全般，クリアミン，アマージ，マクサルト，
　　　オーラノフィン，リマチル，メタルカプターゼ，
　　　リウマトレックス　など

🖋精神神経用剤
　　　クロザリル，インヴェガ，サインバルタ，リーマス，
　　　セファドール，テグレトール，オスポロット，シンメトレル，
　　　ミラペックスLA，ミオカーム　など

🖋循環器官用剤
　　　ACE阻害薬全般，セララ，アルダクトンA，トリテレン，
　　　フルイトラン，ヒドロクロロチアジド，ナトリックス，
　　　ノルモナール，バイカロン，ダイアート，ルプラック，
　　　ラシックス，ルネトロン，ダイアモックス，サムスカ，
　　　アドシルカ，アデムパス，リスモダンR，シベノール，
　　　ソタコール，スタチン系薬剤全般，リポクリン，トライコア，
　　　リピディル，ベザトールSRザイロリック，パラミジン，
　　　ベネシッド，ユリノーム，コルヒチン，ドプス　など

1

検査値の活用

265

消化器官用剤

ランサップ，ランピオン，コランチル，アルミゲル，
マーロックス，アルサルミン，ツクシAM散，S・M散，
マグコロールP，ビジクリア，アドソルビン，コロネル，
アサコール，ペンタサ　など

糖尿病治療薬

ジメリン，グリミクロン，デアメリンS，オイグルコン，
ダオニール，アマリール，アクトス，スターシス，ファスティック，
ジベトス，グリコラン，メトグルコ，ザファテック，バイエッタ，
ビデュリオン，スーグラ，ジャディアンス，カナグル，
フォシーガ，アプルウェイ，デベルザ，ルセフィ，メタクト，
ソニアス，リオベル　など

抗アレルギー剤

ジルテック，ザイザル　など

抗凝固薬

プラザキサ，エリキュース，リクシアナ，イグザレルト，
ワーファリン　など

その他

ダイドロネル，アクトネル，ベネット，ボンゾール，ヤーズ，
チガソン，スローK，アスパラカリウム，グルコンサンK，
アスパラCA，乳酸カルシウム，カルタン，エクジェイド，
シンメトレル，ソバルディ，ハーボニー，レベトール，ゼローダ，
ティーエスワン，フルダラ，ベサノイド，ザルティア，
ミニリンメルト，レビトラ，サノレックス，レグナイト，
レグテクト，マラロン　など

点眼薬

エイゾプト，アゾルガ　など

➡ 薬剤性腎障害を起こす可能性のある薬剤

NSAIDs，カルシニューリン阻害薬
バンコマイシン，アミノグリコシド系抗菌薬，コリスチン，
アムホテリシンB，ST合剤
抗ウイルス薬，白金製剤，マイトマイシンC
ヨード造影剤
金製剤，dペニシラミン，ブシラミン，リチウム製剤
インフリキシマブ，RAS阻害薬　など

Ⅱ かかりつけ薬剤師として求められる薬学的管理

🏥 ② 肝機能

略号	検査項目	基準値
AST	アスパラギン酸アミノトランスフェラーゼ (aspartate aminotransferase)	13〜30U/L
ALT	アラニンアミノトランスフェラーゼ (alanine aminotransferase)	男性＝10〜42U/L 女性＝7〜23U/L
T-Bil	総ビリルビン (total bilirubin)	0.4〜1.5mg/dL
ALP	アルカリホスファターゼ (alkaline phosphatase)	106〜322U/L
γ-GTP	γグルタミルトランスペプチダーゼ (γ-glutamyltranspeptidase)	男性＝13〜64U/L 女性＝9〜32U/L

1
検査値の活用

Point

- 肝機能低下患者に禁忌の薬剤が処方されていれば疑義照会する。
- 肝機能に応じた投与量になっていなければ，減量などを提案する。
- 薬剤性肝障害の可能性がある原因薬剤が投与されていないかどうか確認し，該当する薬剤があれば処方変更などを打診する。

➡ **肝機能の評価にはASTとALTを用いる。肝細胞の破壊に伴い値が上昇し，劇症肝炎，ウイルス性肝炎，慢性肝炎，肝硬変，肝がん，胆汁うっ滞，閉塞性黄疸，アルコール性肝炎，薬剤性肝障害などで上昇する。**

一般には急性肝炎，慢性肝炎でALTがASTを上回り，肝硬変，肝がんではASTがALTを上回る。

➡ **肝機能低下患者に中止する必要がある薬剤**
（繁用されている主な内服薬）

※重度肝機能障害などで禁忌となる薬剤

🔖 精神神経用剤

イフェクサー，クロザリル，シクレスト，フィコンパ，

ロゼレム，サインバルタ，マイスリー，デパケン，ベタナミン，
サノレックス　など

○循環器官用剤
アデムパス，アルドメッド，サムスカ，セララ，
ジャクスタピッド，ゼチーア，アトーゼット，リスモダンR，
ダイアモックス，レバチオ，ヴォリブリス，トラクリア，
アドシルカ，アグリリン，パナルジン，ニューロタン，
プレミネント，ミカルディス，ミコンビ，ミカムロ，リポバス，
リパンチル，ローコール，ワーファリン，イグザレルト　など

○糖尿病治療薬
アクトス，イニシンク，エクア，エクメット，オイグルコン，
ダオニール，グリコラン，シベトス，ソニアス，メトグルコ，
メタクト，リオベル

○鎮痛薬など
バファリン，ロキソニン，ボルタレン，ブルフェン，ポンタール，
ニフラン，モービック，アセトアミノフェン，トラムセット，
ソランタール，PL配合顆粒，MSコンチン，オプソ　など

○片頭痛治療薬
アマージ，イミグラン，マクサルト，レルパックス　など

○その他
小柴胡湯，アミユー配合顆粒
イムブルビカ，インビラーゼ，カレトラ，スタリビルド，
プリジスタ，プレジコビックス，ビラミューン，
オーグメンチン，クラモバックス，グラジナ，コペガス，
ジメンシー，ンンベブラ，マヴィレット，ヴィキラックス，
レベトール，バニヘップ，ケアラム，コルベット，ゼルヤンツ，
ザイティガ，ザガーロ，バイアグラ，レビトラ，シアリス，
パーセリン，ムルプレタ，アボルブ，ベシケア，ベタニス
など

II かかりつけ薬剤師として求められる薬学的管理

⊞ ③ 凝固能

略号	検査項目	基準値
PT-INR	プロトロンビン時間-国際標準比 (international normalized ratio of prothrombin time)	0.85〜1.15
PT	プロトロンビン時間 (prothrombin time)	10.5〜13.5秒 PT活性：70〜130%
APTT	活性化部分 トロンボプラスチン時間 (activated partial thromboplastin time)	24.3〜36.0秒

Point

- ワルファリンカリウム投与時，目標PT-INRの範囲外であれば，増量，減量などを提案する。
- ワルファリンカリウム投与時，PT-INRの変動があれば，服薬状況，新たに開始となった薬剤，中止となった薬剤がないかを確認し，患者への説明や，ワルファリンカリウムの投与量の提案，併用薬の処方変更や投与量の提案などを行う。
- 出血する可能性のある患者に禁忌の薬剤が処方されていれば疑義照会する。
- 血液凝固障害を来す可能性がある薬剤が投与されていないかどうか確認し，該当する薬剤があれば処方変更などを打診する。

➡ ワルファリンカリウムによる治療の指標にはPT-INRを用いる。

◆ ワルファリンカリウムの用量設定と管理

	INRコントロール目標値
70歳未満，非弁膜症性心房細動	2.0〜3.0
70歳以上，非弁膜症性心房細動	1.6〜2.6
僧帽弁狭窄症や人工弁（機械弁，生体弁）	2.0〜3.0
リウマチ性心臓病，拡張型心筋症などの器質的疾患を有する症例	2.0〜3.0

➡PTとAPTTは，凝固活性を総合的に評価する指標である。PT，
APTTが延長していれば凝固能が低下しており，出血リスクが
高くなる。肝機能障害，抗凝固薬投与，DIC，ビタミンK欠乏症，
多発性骨髄腫などで延長する。

➡**出血する可能性のある患者に中止する必要がある薬剤**
（繁用されている主な内服薬）
※出血傾向，重篤な血液凝固障害，止血が完成していないと考え
られるなどで禁忌となる薬剤
🖋循環器官用剤
サアミオン，セロクラール　など
🖋抗凝固薬
イグザレルト，エリキュース，プラザキサ，リクシアナ，
ワーファリン　など
🖋抗血小板薬
アンプラーグ，エパデール，エフィエント，コンプラビン，
バイアスピリン，パナルジン，プラビックス，プレタール
など

➡**血液凝固障害を来す可能性のある薬剤**
抗精神病薬，抗痙攣薬，抗菌薬長期投与，アロマターゼ阻害薬，
女性ホルモン製剤，メルカゾール，サムスカ，NSAIDs，抗凝固薬，
抗血小板薬，抗悪性腫瘍薬（パクリタキセル，ドセタキセル）　など

Ⅱ かかりつけ薬剤師として求められる薬学的管理

⊞ 4 血算

略号	検査項目	基準値
WBC	白血球数 (White blood cell count)	男性＝3.9〜9.8×10^3/μL 女性＝3.5〜9.1×10^3/μL
Neut	好中球 (neutrophil)	40.0〜70.0%
Hb	ヘモグロビン (hemoglobin)	男性＝13.7〜16.8g/dL 女性＝11.6〜14.8g/dL
PLT	血小板数 (platelet count)	男性＝13.1〜36.2×10^4/μL 女性＝13.0〜36.9×10^4/μL

検査値の活用

Point

- 抗悪性腫瘍薬投与患者で，好中球が減少している場合には，発熱の有無や抗菌薬の処方を確認し，抗菌薬の処方を打診したり，発熱性好中球減少症が疑われることを主治医に報告する。
- 抗悪性腫瘍薬投与患者では，用量規制因子で血算を確認し，必要に応じて医師に減量や休薬を打診する。
- 汎血球減少症，無顆粒球症，血小板減少症を来す可能性がある，薬剤性貧血の可能性がある原因薬剤が投与されていないかどうか確認し，該当する薬剤があれば処方変更などを打診する。

➡白血球数は，細菌感染症などの炎症性疾患，血液系悪性腫瘍で増加し，喫煙者では高めとなる。また，乳幼児では，成人より高値をとる。

➡好中球は白血球に好中球の割合を乗じて算出する。

➡無顆粒球症は，ほかに原因がなく，疑わしい薬剤が投与され，その薬剤の中止により顆粒球の回復がみられるものを指し，一般的に好中球が500/μL未満とされる。

➡Hbは，貧血，多血症診断における基本的な検査であるが，評価はヘマトクリット（Ht），赤血球数（RBC）などとともに総合的に行う。また，Hbは，個人差が大きい点に注意する。

➡血小板の主な機能は止血であり，血小板数が減少すると出血傾向を示す。血小板数が増加，減少している場合には，他の白血球系，赤血球系の異常がないかも確認する。

➡白血球数に影響を与える疾患など

高値：急性細菌性感染症，化膿性疾患，ストレス（ショック，急性心筋梗塞，熱傷など），悪性腫瘍，悪性リンパ腫，白血病，ステロイド薬の全身投与　など

低値：再生不良性貧血，急性白血病，骨髄線維症，ウイルス感染症，膠原病，放射線治療，脾機能亢進症，抗悪性腫瘍薬，抗菌薬，抗甲状腺薬，抗精神病薬　など

➡Hbに影響を与える疾患など

高値：脱水，真性多血症，二次性多血症　など

低値：老人性貧血の一部

小球性低色素性貧血…鉄欠乏性貧血，鉄芽球性貧血，妊婦貧血，慢性出血性貧血　など

正球性正色素性貧血…急性出血性貧血，溶血性貧血，再生不良性貧血，二次性貧血（腎，内分泌，自己免疫性，肝，悪性などの各疾患に伴う貧血）　など

大球性高色素性貧血…ビタミンB_{12}欠乏性貧血（悪性貧血，胃切除後貧血），葉酸欠乏性巨赤芽球性貧血　など

➡血小板数に影響を与える疾患など

高値：本態性血小板症，慢性骨髄性白血病，真性多血症，出血など

低値：再生不良性貧血，白血病，肝硬変，特発性血小板減少性紫斑病（ITP），血栓性血小板減少性紫斑病（TTP），全身性エリテマトーデス（SLE），急性感染症，播種性血管内凝固症（DIC）　など

II かかりつけ薬剤師として求められる薬学的管理

➡ **汎血球減少，無顆粒球症等の重篤な血液障害のある患者に中止する必要がある薬剤（繁用されている主な内服薬）**

✐ テグレトール，クロザリル，アスピリン，ブレディニン，リウマトレックス，ラミシール　など

➡ **血小板減少のある患者に中止する必要がある薬剤（繁用されている主な内服薬など）**

✐ アルケラン，小柴胡湯，ラミシール，ゼスタック，ヒルドイド　など

➡ **汎血球減少（白血球，赤血球，血小板すべての減少）を起こす可能性のある薬剤抗菌薬，H_2 受容体拮抗薬（繁用されている主な内服薬）**

✐ テグレトール，アレビアチン，デパケン，リウマトレックス，アザルフィジンEN，ボルタレン，ブルフェン，セレコックス，パナルジン，プラビックス，ラシックス，フルイトラン，ザイロリック　など

➡ **無顆粒球症を起こす可能性のある薬剤（繁用されている主な内服薬）**

✐ 抗甲状腺薬，パナルジン，H_2 受容体拮抗薬，抗菌薬，NSAIDs，レニベース，カプトリル，アダラート　など

➡ **薬剤性貧血を起こす可能性のある薬剤（繁用されている主な内服薬）**

✐ 抗悪性腫瘍薬，アレビアチン，テグレトール，デパケン，アルドメット，H_2 受容体拮抗薬，PPI，アザルフィジンEN，アザニン，ペニシリン系抗菌薬，テトラサイクリン系抗菌薬，バクタ，イスコチン，リファジン，レベトール　など

➡ **血小板減少を起こす可能性のある薬剤（繁用されている主な内服薬など）**

✐ 抗悪性腫瘍薬，生物学的製剤，リウマトレックス，シオゾール，デパケン，テグレトール，アレビアチン，ペニシリン系抗菌薬，バクタ　など

1
検査値の活用

273

🔩 ⑤ 電解質

略号	検査項目	基準値
K	カリウム	3.6〜4.8mEq/L
Na	ナトリウム	137〜147mEq/L
Ca	カルシウム	8.4〜10.4mg/dL
P	無機リン	2.5〜4.5mg/dL
Mg	マグネシウム	1.9〜2.5mg/dL

Point

- 電解質異常患者に禁忌の薬剤が処方されていれば疑義照会する。
- P吸着薬や活性型ビタミンD_3製剤投与時，P値，Ca値が管理目標値の範囲外であれば，増量，減量，他剤への変更，追加などを提案する。
- 酸化マグネシウムが長期にわたって継続投与されている場合や高齢者に投与されている場合に，Mgが測定されていなければ，医師に血清Mg濃度を測定依頼する。
- 電解質に変動があれば，服薬状況だけでなく，食事内容や摂取状況，健康食品の使用などについても確認する。
- 電解質異常を来す可能性がある薬剤が投与されていないかどうか確認し，該当する薬剤があれば処方変更などを打診する。

➡血清K値は，腎からの排泄と細胞内外の分布を調節することにより維持されている。K値濃度の異常は，神経や心筋などに重篤な機能障害を引き起こす。

➡低Na血症は，欠乏性低Na血症と，希釈性低Na血症に大別される。

➡Caは，副甲状腺ホルモン（PTH），カルシトニン，ビタミンDの作用により，腸からの吸収，腎からの排泄，骨吸収，骨形成の間で無機リンと拮抗的にそのバランスが調節されている。
低アルブミン血症（4.0g/dL未満）の場合には，Payne の補正式を用いて補正する。

補正Ca値(mg/dL)
　　＝実測Ca値(mg/dL)＋〔4－血清アルブミン値(g/dL)〕

➡**透析患者の慢性腎臓病に伴う骨・ミネラル代謝異常では，原則として，血清P濃度，血清補正Ca濃度，血清PTH濃度の順に優先して，管理目標値内に維持することが推奨されている。**

➡**血清Mg値が4.8mg/dL以上になると徐脈が起こるといわれ，低Mg血症では，頻脈，不整脈，痙攣を招く。**

➡**Kに影響を与える疾患など**

　　高値：K過剰摂取，腎不全，乏尿，アジソン病，慢性副腎皮質機能低下症，代謝性アシドーシス，インスリン欠乏時，検査時の溶血　など

　　低値：嘔吐，下痢，原発性アルドステロン症，アルカローシス，K摂取不足　など

➡**Naに影響を与える疾患など**

　　高値：嘔吐，下痢，本態性高Na血症，尿崩症，原発性アルドステロン症，クッシング症候群　など

　　低値：Na喪失性腎症，アジソン病，抗利尿ホルモン分泌異常症(SIADH)，Na喪失性腎症，甲状腺機能低下症　など

➡**Caに影響を与える疾患など**

　　高値：原発性副甲状腺機能亢進症，ビタミンD過剰，甲状腺機能亢進症，悪性腫瘍　など

　　低値：原発性副甲状腺機能低下症，慢性腎不全，くる病，低Mg血症　など

➡**Pに影響を与える疾患など**

　　高値：原発性副甲状腺機能低下症，腎不全，甲状腺機能亢進症，ビタミンD中毒，横紋筋融解症　など

　　低値：原発性副甲状腺機能亢進症，ビタミンD欠乏症，Fanconi症候群，呼吸性アルカローシス，栄養障害(摂取不足)　など

➡**Mgに影響を与える疾患など**

　　高値：腎不全，甲状腺機能低下症，アジソン病，ミルク・アルカ

リ症候群　など

低値：吸収不良症候群，小腸切除，下痢，嘔吐，慢性アルコール
　　　中毒　など

➡高K血症患者に中止する必要がある薬剤
（繁用されている主な内服薬など）

※高K血症や血清K値が5.0mEq/Lを超えている患者で禁忌と
なる薬剤

🖊K保持性利尿薬全般，プロトピック，その他輸液にも注意

➡低K血症ある患者に中止する必要がある薬剤
（繁用されている主な内服薬）

🖊オーラップ，サイアザイド系利尿薬全般，
　サイアザイド類似(非サイアザイド系)系利尿薬全般，
　ループ利尿薬全般，ARB・利尿薬配合剤全般，センナ，
　アローゼン顆粒，セチロ，プルゼニド，グリチロン，
　フェアストン，甘草含有漢方製剤全般　など

➡高Na血症患者に中止する必要がある薬剤
（繁用されている主な内服薬など）

🖊サムスカ，健胃薬全般，炭酸水素ナトリウム，
　その他輸液にも注意

➡低Na血症ある患者に中止する必要がある薬剤
（繁用されている主な内服薬）

🖊サイアザイド系利尿薬全般，
　サイアザイド類似(非サイアザイド系)系利尿薬全般，
　ループ利尿薬全般，ARB・利尿薬配合剤全般，デスモプレシン，
　ミニリンメルト　など

➡高Ca血症患者に中止する必要がある薬剤
（繁用されている主な内服薬など）

🖊健胃薬全般，コロネル，沈降炭酸カルシウム，テリボン，
　フォルテオ，ヒスロンH，ロカルトロール，アスパラ-CA，
　カルチコール，デノタスチュアブル，リン酸水素カルシウム，
　乳酸カルシウム，アルミノニッパスカルシウム，
　ニッパスカルシウム，その他輸液にも注意

Ⅱ かかりつけ薬剤師として求められる薬学的管理

➡**低Ca血症ある患者に中止する必要がある薬剤**
（繁用されている主な内服薬など）

🖊アクトネル，ベネット，フォサマック，ボナロン，リカルボン，
ボノテオ，ボンビバ，プラリア，その他輸液にも注意

➡**低Mg血症ある患者に中止する必要がある薬剤**
（繁用されている主な内服薬）

🖊オーラップ，インビラーゼ　など

➡**高K血症を起こす可能性のある薬剤**
（繁用されている主な内服薬）

🖊ACE阻害薬，ARB，K保持性利尿薬，β遮断薬，NSAIDs，
抗菌薬・抗真菌薬：ST合剤，ジフルカン，プロジフ　など

➡**低K血症を起こす可能性のある薬剤**
（繁用されている主な内服薬）

🖊ループ利尿薬，サイアザイド系利尿薬，
ARB・利尿薬配合剤全般，甘草，インスリン，ステロイド薬，
β2刺激薬，イソメニール，ウテメリン，ザイティガ　など

➡**高Na血症を起こす可能性のある薬剤**
（繁用されている主な内服薬）

🖊サムスカ，ソルダクトン　など

➡**低Na血症を起こす可能性のある薬剤**
（繁用されている主な内服薬）

🖊利尿薬全般，ARB・利尿薬配合剤全般，オメプラール，
パリエット，ネキシウム，ニフレック，モビプレップ，
ビジクリア，ザイボックス，ST合剤，オーラップ，
ネクサバール　など

➡**高Ca血症を起こす可能性のある薬剤**
（繁用されている主な内服薬）

🖊活性型ビタミンD_3製剤(外用薬含む)，ノルバデックス　など

1

検査値の活用

➡低Ca血症を起こす可能性のある薬剤
（繁用されている主な内服薬）

　ランマーク，プラリア，フォサマック，ボナロン，ビジクリア，
　ネクサバール　など

➡高P血症を起こす可能性のある薬剤
（繁用されている主な内服薬）

　フルダラ　など

➡低P血症を起こす可能性のある薬剤
（繁用されている主な内服薬）

　Mg・Ca・Al含有薬，アルミノニッパスカルシウム，
　ヘプセラ　など

➡高Mg血症を起こす可能性のある薬剤
（繁用されている主な内服薬）

　マグコロールP　　など

➡低Mg血症を起こす可能性のある薬剤
（繁用されている主な内服薬）

　ループ利尿薬，Ca・Al含有薬，サンディミュン，ネオーラル
　など

Ⅱ かかりつけ薬剤師として求められる薬学的管理

⌗ 6 筋障害

略号	検査項目	基準値
CK	クレアチンキナーゼ （creatine kinase）	男性＝60〜270U/L 女性＝40〜150U/L
	ミオグロビン	ラテックス凝集法 　60.0 ng/mL以下 CLIA法 　男性＝154.9ng/mL以下 　女性＝106.0ng/mL以下
	尿中ミオグロビン	10 ng/mL以下

Point

- 急性心筋梗塞患者に禁忌の薬剤が処方されていれば疑義照会する。
- 横紋筋融解症，ミオパチー患者に禁忌の薬剤が処方されていれば疑義照会する。
- 横紋筋融解症の可能性がある原因薬剤が投与されていないかどうか確認し，該当する薬剤があれば処方変更などを打診する。
- 薬物相互作用により横紋筋融解症の可能性がある原因薬剤が投与されていないかどうか確認し，該当する薬剤があれば処方変更などを打診する。

➡ **CKは臓器特異性があり，主に骨格筋由来のCK-MM型，脳，平滑筋由来のCK-BB型，心筋由来のCK-MB型がある。**

CKは，激しい運動や採血時の号泣，筋肉注射などで高値となるため注意する。

乳幼児期では，CKは比較的高値を示す。

心筋梗塞では発症後3〜4時間でCK高値を示す。CK-MBが10％を超えると心筋障害といえる。

◆CKアイソザイム

	基準値
CK-MB定量	5.2ng/mL以下
CK-MM	93〜99%
CK-MB	0〜6%
CK-BB	0〜2%

➡ **ミオグロビンは，筋細胞の崩壊時には細胞外へ逸脱して血中に流入し，閾値を超えると尿中に排泄されるため，心筋障害や骨格筋障害の判定やその重症度の判定に有用である。組織特異性は低い。** 心筋梗塞ではCKよりミオグロビンの方が早期（発症1〜3時間）に高値を示す。

➡ **CKに影響を与える疾患など**

高値：心疾患（心筋梗塞，狭心症，心筋炎），筋疾患（筋ジストロフィー，多発性筋炎，横紋筋融解症，皮膚筋炎），甲状腺機能低下症，糖尿病，頭部外傷の急性期，てんかん大発作時，アルコール中毒，激しい運動後　など

低値：甲状腺機能亢進症，全身性エリテマトーデス，シェーグレン症候群，関節リウマチ，高ビリルビン血症，長期臥床など

➡ **ミオグロビン，尿中ミオグロビンに影響を与える疾患など**

高値：急性心筋梗塞，筋ジストロフィー，多発性筋炎，横紋筋融解症，皮膚筋炎，腎不全　など

➡ **尿中ミオグロビンに影響を与える疾患など**

高値：横紋筋融解症，筋ジストロフィー，多発性筋炎，心筋梗塞など

➡ **急性心筋梗塞の可能性のある患者に中止する必要がある薬剤（繁用されている主な内服薬）**

✍アダラート，ワソラン　など

Ⅱ かかりつけ薬剤師として求められる薬学的管理

➡**横紋筋融解症の可能性のある患者に中止する必要がある薬剤**
（繁用されている主な内服薬）

🖉コムタン，スタレボ　など

➡**ミオパチーの可能性のある患者に中止する必要がある薬剤**
（繁用されている主な内服薬）

🖉漢方製剤
　　甘草含有漢方製剤全般　など

➡**横紋筋融解症（CK 上昇，血中および尿中ミオグロビン上昇）を来
す可能性のある薬剤（繁用されている主な内服薬）**

🖉脂質異常症治療薬
　　スタチン全般，フィブラート系薬，コレバイン，ゼチーア，
　　プロブコール，カデュエット　など

🖉抗菌薬
　　ニューキノロン系，クラリシッド，ジスロマック，ファロム，
　　フロモックス，ST 合剤，ファンギゾン，ブイフェンド，
　　ラミシール　など

🖉抗精神病薬
　　アナフラニール，インヴェガ，インフェクサーSR，
　　インプロメン，ウインタミン，エビリファイ，コントミン，
　　シクレスト，ジプレキサ，ゼプリオン，セレネース，
　　セロクエル，パキシル，ヒルナミン，リスパダール，
　　ルジオミール，ルーラン，ロナセン，サイレース，ロヒプノール，
　　デパス　など

🖉抗パーキンソン病薬
　　コムタン，スタレボ，トレリーフ，ビ・シフロール，
　　ミラペックスLA，シンメトレル　など

🖉降圧薬
　　アムロジン，ノルバスク，アバプロ，イルベタン，オドリック，
　　オルメテック，ディオバン，ニューロタン，プレラン，
　　ミカルディス，ARB・利尿薬配合剤全般，
　　ARB・Ca 拮抗薬配合剤全般，ARB・Ca 拮抗薬・利尿薬配合剤，
　　カデュエット　など

🖉消化器官用薬
　　オメプラール，パリエット，ネキシウム，アルタット，
　　ガスター，ザンタック　など

1

検査値の活用

解熱鎮痛消炎薬
ボルタレン，ロキソニン，PL，ペレックス，リリカ　など

糖尿病薬
アクトス，イニシンク，エクア，エクメット，グラクティブ，グリコラン，ソニアス，ネシーナ，メトグルコ，リオベル など

その他
アレビアチン，イーケプラ，エクセグラン，デパケン，オノン，テオドール，シクロスポリン，タクロリムス，コルヒチン，メルカゾール，バップフォー，プラビックス，レベトール，グリベック，ザイティガ，スーテント，ティーエスワン，ネクサバール，アリセプト，レミニール など

2

Ⅱ かかりつけ薬剤師として求められる薬学的管理

薬剤師ができる栄養指導

　生活習慣病の予防やフレイル*の予防のための食事療法に関する支援を薬剤師も行うことで，薬学的な問題点の解決につながったり，患者のセルフケアの向上につながる。

*フレイル：厚生労働省研究班の報告書では「加齢とともに心身の活力(運動機能や認知機能等)が低下し，複数の慢性疾患の併存などの影響もあり，生活機能が障害され，心身の脆弱性が出現した状態であるが，一方で適切な介入・支援により，生活機能の維持向上が可能な状態像」とされており，健康な状態と日常生活でサポートが必要な介護状態の中間を意味する。

⌘ ① 薬剤による問題がないか確認する

問　題	引き起こす薬剤
消化器障害	消化管障害：NSAIDs，低用量アスピリン，ビスホスホネート製剤，抗悪性腫瘍薬　など 悪心・嘔吐・食欲不振：オピオイド，抗悪性腫瘍薬，SSRI，ジギタリス製剤，鉄剤　など 便秘：オピオイド，抗コリン薬，三環系・四環系抗うつ薬，鎮咳薬，パーキンソン病治療薬，鉄剤，Ca拮抗薬　など 下痢：下剤，抗菌薬，PG製剤，経腸栄養薬，抗悪性腫瘍薬　など
口腔内苦味感，味覚障害	多品目あり，催眠鎮静薬，精神神経用薬，循環器官用薬が多い 味覚障害：亜鉛キレート作用をもつ薬剤(降圧薬，脳循環改善薬，抗腫瘍薬，抗うつ薬など)の長期連用・併用
食欲亢進，体重増加	ステロイド薬，非定型抗精神病薬，SU薬，消化管運動機能改善薬，抗てんかん薬(ガバペンチン，バルプロ酸，カルバマゼピン)　など

(次頁に続く)

283

摂食・嚥下機能に影響	抗精神病薬，抗不安薬，睡眠薬，抗けいれん薬，抗うつ薬，認知症治療薬，抗コリン薬　など
間接的な原因 手の振戦，皮膚障害（手足症候群，ざ瘡様皮疹など）　など	ドパミン受容体遮断薬，リチウム，抗悪性腫瘍薬，分子標的薬治療　など

Ⅱ かかりつけ薬剤師として求められる薬学的管理

🔲 ② 栄養評価法

　実際の栄養アセスメントは，問診，身体所見，各種検査に基づいて行われる。最も簡易で基本的な身体所見は身長・体重測定である。体重は標準体重に対する割合や，体重の変化で評価する。また，BMIも評価に用いられる。

◇問診項目
　年齢，性別，身長，体重，体重変化，食物摂取状況の変化，消化器症状，ADL（日常生活動強度），疾患と栄養必要量との関係など

◇主観的包括的アセスメント（SGA）[subjective global assessment]
　SGAは外来診察で入手可能な簡単な情報のみで，栄養障害はもちろん，創傷の治癒遅延や感染症などのリスクのある患者を正確に予測できるという評価を得ている。

問診・病歴（患者の記録）	理学的所見
①年齢，性別 ②身長，体重，体重変化 ③食物摂取状況の変化 ④消化器症状 ⑤ADL（日常生活動強度） ⑥疾患と栄養必要量との関係 　　　　　　　　　　　　など	①皮下脂肪の損失状態（上腕三頭筋部皮下脂肪厚） ②筋肉の損失状態（上腕筋肉周囲） ③腫（くるぶし，仙骨部） ④腹水 ⑤毛髪の状態　　　　　　など

◇目標とするBMI（18歳以上）[*1, *2]
　BMI（body mass index）は，エネルギーの摂取量および消費量のバランスの維持を示す指標である。
　BMI＝体重（kg）／身長（m）／身長（m）

年齢（歳）	目標とするBMI（kg/m^2）
18〜49	18.5〜24.9
50〜69	20.0〜24.9
70以上	21.5〜24.9[*3]

＊1　男女共通。あくまでも参考として使用すべきである。

＊2　観察疫学研究において報告された総死亡率が最も低かったBMIを基に，疾患別の発症率とBMIとの関連，死因とBMIとの関連，日本人のBMIの実態に配慮し，総合的に判断し目標とする範囲を設定。

＊3　70歳以上では，総死亡率が最も低かったBMIと実態との乖離がみられるため，虚弱の予防および生活習慣病の予防の両者に配慮する必要があることも踏まえ，当面目標とするBMIの範囲を21.5～24.9とした。

(日本人の食事摂取基準(2015年版))

◇体重減少率(％LBW：loss of body weight)

栄養障害の予後判定に最も有用なデータである。現在標準体重以上であったとしても著しい体重減少があれば栄養摂取不足が疑われ，反対に現在低体重であったとしても増加傾向であれば適正カロリーである可能性が示唆される。10％以上の体重変化は期間にかかわらず有意の体重変化と判断する。

期　　間	有意な体重減少
1週間	1～2％
1カ月	5％
3カ月	7.5％
6カ月	10％

Ⅱ かかりつけ薬剤師として求められる薬学的管理

🔲 ③ 摂取エネルギー量の求め方

◇推定エネルギー必要量(kcal/日)

エネルギー必要量を推定するには，体重が一定の条件下で，その摂取量を推定する方法とその消費量を推定する方法に大別される。推定エネルギー必要量は，当該年齢，性別，身長，体重および健康な状態を損なわない身体活動量を有する人において，エネルギー摂取量－エネルギー消費量が0(ゼロ)となる確率がもっとも高くなると推定された値である。

- 基礎代謝量(kcal)＝基礎代謝基準値(kcal)×体重(kg)

  性・年齢階層別基礎代謝基準値(1日体重1kg当たりの基礎代謝量の目安)は日本人の食事摂取基準(2015年版)参照

- 1日のエネルギー必要量

  ＝1日の基礎代謝量(kcal)×身体活動レベル

性別	男性			女性		
身体活動レベル*1	Ⅰ	Ⅱ	Ⅲ	Ⅰ	Ⅱ	Ⅲ
0～5(月)	－	550	－	－	500	－
6～8(月)	－	650	－	－	600	－
9～11(月)	－	700	－	－	650	－
1～2(歳)	－	950	－	－	900	－
3～5(歳)	－	1,300	－	－	1,250	－
6～7(歳)	1,350	1,550	1,750	1,250	1,450	1,650
8～9(歳)	1,600	1,850	2,100	1,500	1,700	1,900
10～11(歳)	1,950	2,250	2,500	1,850	2,100	2,350
12～14(歳)	2,300	2,600	2,900	2,150	2,400	2,700
15～17(歳)	2,500	2,850	3,150	2,050	2,300	2,550
18～29(歳)	2,300	2,650	3,050	1,650	1,950	2,200
30～49(歳)	2,300	2,650	3,050	1,750	2,000	2,300
50～69(歳)	2,100	2,450	2,800	1,650	1,900	2,200
70以上(歳)*2	1,850	2,220	2,500	1,500	1,750	2,000

(次頁に続く)

妊婦（付加量）*3			
初期	+50	+50	+20
中期	+250	+250	+250
後期	+450	+450	+450
授乳婦（付加量）	+350	+350	+350

＊1　成人では，推定エネルギー必要量＝基礎代謝量（kcal/日）×身体活動
　　　レベルとして算定した。18〜69歳では，身体活動レベルはそれぞれ
　　　Ⅰ＝1.50，Ⅱ＝1.75，Ⅲ＝2.00としたが，70歳以上では，それぞれⅠ＝
　　　1.45，Ⅱ＝1.70，Ⅲ＝1.95とした。

＊2　主として70〜75歳ならびに自由な生活を営んでいる対象者に基づく
　　　報告から算定した。

＊3　妊婦個々の体格や妊娠中の体重増加量，胎児の発育状況の評価を行う
　　　ことが必要である。

注1）　活用にあたっては，食事摂取状況のアセスメント，体重およびBMI
　　　の把握を行い，エネルギーの過不足は，体重の変化またはBMIを用い
　　　て評価すること。

注2）　身体活動レベルⅠの場合，少ないエネルギー消費量に見合った少ない
　　　エネルギー摂取量を維持することになるため，健康の保持・増進の観点
　　　からは，身体活動量を増加させる必要があること。

◇**身体活動レベル別にみた活動内容と活動時間の代表例（15〜69歳）**

身体活動 レベル	低い（Ⅰ）	ふつう（Ⅱ）	高い（Ⅲ）
	1.50	1.75	2.00
日常生活の 内容	生活の大部分が座位で，静的な活動が中心の場合	座位中心の仕事だが，職場内での移動や立位の作業・接客等，あるいは通勤・買物・家事，軽いスポーツ等のいずれかを含む場合	移動や立位の多い仕事への従事者。あるいは，スポーツなど余暇における活発な運動習慣をもっている場合

（日本人の食事摂取基準（2015年版））

II かかりつけ薬剤師として求められる薬学的管理

◇エネルギー消費量

Harris-Benedictの式は，基礎エネルギー消費量(BEE：basal energy expenditure)を推定することができる。基礎エネルギー消費量(BEE)に活動係数(AF：active factor)と傷害係数(SF：stress factor)をかけたものが全エネルギー消費量(TEE：total energy expenditure)となる。

男性 $\text{BEE} = 66.4730 + 13.7516W + 5.0033H - 6.7550A$

女性 $\text{BEE} = 655.0955 + 9.5643W + 1.8496H - 4.6756A$

[単位：kcal/day，W：体重(kg)，H：身長(cm)，A：年齢(year)]

活動係数(AF)	
寝たきり(意識低下状態)	1.0
寝たきり(覚醒状態)	1.1
ベッド上安静	1.2
ベッド外活動あり	1.3〜1.4
一般職業従事者	1.5〜1.7

傷害係数(SF)	
飢餓状態	0.6〜0.9
術後(合併症なし)	1.0
小手術	1.2
中等度手術	1.2〜1.4
大手術	1.3〜1.5
長管骨骨折	1.1〜1.3
多発外傷	1.4
腹膜炎・敗血症	1.2〜1.4
重症感染症	1.5〜1.6
熱傷	1.2〜2.0
60%熱傷	2.0
発熱(1℃ごと)	＋0.1

◇エネルギー消費量：簡易

エネルギー消費量(kcal)

　　＝標準体重(kg)×身体活動量(kcal/kg標準体重)

※標準体重(kg)＝身長(m)×身長(m)×22

※身体活動量の目安

　軽労作(デスクワークが多い職業など)：

　　25～30kcal/kg標準体重

　普通の労作(立ち仕事が多い職業など)：

　　30～35kcal/kg標準体重

　重い労作(力仕事が多い職業など)：

　　35kcal/kg～標準体重

Ⅱ かかりつけ薬剤師として求められる薬学的管理

⚙ 4 食生活指針2016

- 食事を楽しみましょう。
- 1日の食事のリズムから，健やかな生活リズムを。
- 適度な運動とバランスのよい食事で，適正体重の維持を。
- 主食，主菜，副菜を基本に，食事のバランスを。
- ごはんなどの穀類をしっかりと。
- 野菜・果物，牛乳・乳製品，豆類，魚なども組み合わせて。
- 食塩は控えめに，脂肪は質と量を考えて。
- 日本の食文化や地域の産物を活かし，郷土の味の継承を。
- 食料資源を大切に，無駄や廃棄の少ない食生活を。
- 「食」に関する理解を深め，食生活を見直してみましょう。

⌘ ⑤ 疾患別食事療法のポイント

　バランスのとれた食事の基本は，主食，主菜，副菜がそろった献立で，必要に応じて，汁物，果物，飲み物などをもう1品追加する。

◇肥満予防食
エネルギー摂取と消費のバランス改善
- 1日に必要なエネルギーの把握
- 腹八分目
- 1日3回規則正しく
　　食事の時間や欠食をしないように食事のリズムを見直す。
- 一口ずつゆっくりよく噛んで食べる
- 外食を減らす
　　メニューや惣菜の栄養成分量を確認して，上手に利用する。
- 間食やお酒などの量に留意
- 目につくところや手の届くところに食べ物を置かない
- ながら食いをやめる

主食：ごはん・パン・うどんといった主食は毎食量を決めて
　　　　ごはん茶碗軽く1.5杯，食パン6枚切り1枚
　　　　味付けが濃いと，ついついごはんを食べ過ぎてしまうので，
　　　　薄味に
主菜：低脂肪の魚や肉を，焼く，煮る，蒸すなどの油を使わない調
　　　　理法で。野菜でボリュームアップ
副菜：野菜類は毎食積極的に摂り，海藻，きのこ，こんにゃくを上
　　　　手に利用

◇糖尿病予防食
健康食の基本
　個々に適したエネルギー量，バランスよく，1日3回規則正しく
- 腹八分目
　　炭水化物の摂取比率を50〜60％エネルギーとし，タンパク質
　は20％エネルギー以下，残り脂質で，脂質はできるだけ25％エ
　ネルギー以下とする。
　　1日1,600kcalの場合，1食分の主食は240kcalが目安量で，
　ごはん約150g，食パン6枚切り1.5枚に相当する。

II かかりつけ薬剤師として求められる薬学的管理

- 脂質は控えめに
    揚げ物や油を多く使う炒め物は控える。
    マーガリンやジャムはエネルギーが高いので，主食のパンにはできるだけつけないようにする。
- 食物繊維を多く含む食品を十分に
    食物繊維は，野菜だけでなく，豆類，海藻，乾物，いも類などにも多く含まれる。
- ゆっくりよく噛んで食べる
- 砂糖入り飲料，アルコール，菓子類は避ける

主食：玄米ごはんや雑穀入りごはん，全粒粉パンを
主菜：脂肪の多い魚や肉は避け，焼く，煮る，蒸すなどの油を使わない調理法で。野菜でボリュームアップ
副菜：野菜類，海藻，きのこを十分に

◇脂質異常症予防食
暴飲暴食をしない

- 摂取エネルギーを摂りすぎない
    特に菓子類，砂糖入り飲料，アルコールは控える。
- 飽和脂肪酸が多い食品を摂りすぎない
    肉類や乳製品の脂肪に飽和脂肪酸が多く含まれているので控え，一価不飽和脂肪酸のオレイン酸やn-3系多価不飽和脂肪酸であるα-リノレン酸，DHA，EPAを多く含む食品を摂るようにする。マーガリンは植物油が原料であるが，飽和脂肪酸が多いので控える。

脂肪酸	多く含む食品
飽和脂肪酸	バター，豚脂(ラード)，牛脂　など
オレイン酸	オリーブ油，菜種油(キャノーラ油)　など
α-リノレン酸	しそ油，えごま油，亜麻仁油　など
DHA	マグロ，マダイ，ブリ，サバ，ハマチ，ウナギ，サンマ，サワラ　など
EPA	ハマチ，マイワシ，マグロ，サバ，マダイ，ブリ，ウナギ，サンマ　など

- コレステロールの多い食品を摂りすぎない
    コレステロールは，レバーや卵，肉，魚介などの動物性タンパ

ク質が多く含まれている食品に含まれているため，制限しすぎる
とタンパク質不足の低栄養となる可能性がある。そのため，コレ
ステロールの多い食品を摂りすぎないように，また，全体の摂取
エネルギーが過剰にならないようにする。

• 食物繊維を多く含む食品をたっぷりと
　　食物繊維は，野菜だけでなく，豆類，海藻，乾物，いも類など
にも多く含まれる。野菜は火を通して，かさを減らす。

主食：適量にする
主菜：魚や大豆製品の摂取回数を増やし，肉は脂肪の少ない部位を。
　　　　コレステロールを多く含む食品を控える
副菜：野菜類，海藻，きのこを十分に

◇高血圧予防食
塩分を控えめに

• 食塩摂取量は，男性で1日8g未満，女性で7g未満
　　高血圧症の場合には，さらに1日6g未満の減塩が推奨されて
いる。
　　加工品や塩蔵品を避けて，生の食品を選ぶ。ナトリウムを排泄
する作用のあるカリウムや，食物繊維の多い野菜350gと果物
200gを摂る。みそ汁は，具だくさんにし，汁物はできるだけ飲
まないようにする。また，酸味や香辛料，香味野菜をうまく利用
して，塩分を控えるようにする。

主食：できるだけ白いご飯にし，おにぎりやふりかけ，漬物，つく
　　　　だ煮は避ける
主菜：魚や大豆製品，肉は脂肪の少ない部位を薄味で
副菜：カリウムの多い野菜類を十分に

◇高尿酸血症予防食
食べ過ぎない，プリン体を摂りすぎない

• プリン体の多い食品を摂りすぎない
　　プリン体の摂取量は，1日400mgを超えないようにする。

Ⅱ かかりつけ薬剤師として求められる薬学的管理

◆食品100g当たりのプリン体含有量（総プリン体表示）

極めて多い （300mg以上）	鶏レバー，マイワシ干物，イサキ白子，アンコウ肝酒蒸し
多い （200〜300mg）	豚レバー，牛レバー，カツオ，マイワシ，大正エビ，マアジ干物，サンマ干物
少ない （50〜100mg）	ウナギ，ワカサギ，豚ロース，豚バラ，牛肩ロース，牛タン，マトン，ボンレスハム，プレスハム，ベーコン，つみれ，ほうれん草，カリフラワー
極めて少ない （〜50mg）	コンビーフ，魚肉ソーセージ，かまぼこ，焼きちくわ，さつま揚げ，かずのこ，すじこ，ウインナーソーセージ，豆腐，牛乳，チーズ，バター，鶏卵，とうもろこし，じゃがいも，さつまいも，米飯，パン，うどん，そば，果物，キャベツ，トマト，にんじん，大根，白菜，海藻類

（日本痛風・核酸代謝学会ガイドライン改訂委員会　編：高尿酸血症・痛風の治療ガイドライン第2版，メディカルレビュー社，P.111，2010）

- 標準体重を維持
  ごはん，パン，うどんなどを食べ過ぎないようにする。野菜やきのこ，海藻を十分に摂り，バランスのとれた食事とする。
- アルコールは控える
  日本酒1合，ビール500mL，またはウイスキー60mLまでとし，おつまみを摂りすぎないようにする。
- 水分を十分に
  炭酸飲料やジュースなどの糖分の多い飲み物ではなく，水，お茶，ウーロン茶などで摂る。

主食：適量にする
主菜：プリン体の多い食品を避け，野菜でボリュームアップ
副菜：野菜類，海藻，きのこを十分に

◇胃潰瘍・十二指腸潰瘍予防食
胃にやさしい食事，刺激の少ない食品を

- 刺激の少ない食品を選ぶ

  香辛料や塩辛いもの，酸味の強いものは控え，冷たすぎたり熱すぎたりするものは避けるようにする。

- よく噛んで食べる

  ゴボウやセロリなどのかたいものや繊維の多いものは控え，よく噛んでゆっくり食べる。細かく切る，やわらかく煮るなどの調理法とする。

- ビタミンA・C・E・Uの多い食品を摂る

  胃粘膜修復作用のあるビタミン類を積極的に摂る。

種類	多く含む食品
ビタミンA	レバー，ウナギのかば焼き，銀ダラ，モロヘイヤ，ニンジン　など
ビタミンC	菜の花，赤ピーマン，芽キャベツ，ブロッコリー，柿，ネーブルオレンジ　など
ビタミンE	かぼちゃ，キングサーモン，ウナギのかば焼き，マグロ油漬け缶詰　など
ビタミンU	キャベツ，レタス，青のり　など

- 牛乳・乳製品を摂る

主食：卵粥や煮込みうどん
主菜：白身魚の煮魚や湯豆腐，卵，肉は脂肪の少ない部位を
副菜：ビタミンA・C・E・Uの多い野菜や繊維の少ない野菜を煮浸しややわらかい煮物で
プラス1品：ポタージュスープ，プリン，温めた牛乳

◇鉄欠乏性貧血予防食
減食・欠食・偏食をしない

- 鉄を含む食品をしっかり摂る

  動物性食品に多く含まれているヘム鉄と，野菜など植物性食品に多く含まれている非ヘム鉄がある。非ヘム鉄の吸収率を高めるために肉や魚と一緒に調理したり，ビタミンCを多く含む新鮮な野菜や果物と一緒に食べる。タンパク質は造血機能に欠かせないため良質のタンパク質を摂るようにする。

Ⅱ かかりつけ薬剤師として求められる薬学的管理

鉄を多く含む食品
レバー，牛ヒレ肉，カツオ，アサリ，がんもどき，納豆，菜の花，小松菜，ほうれん草　など

- 1日3食食べる
  朝食を抜いていないか，無理なダイエットをしていないかなど，食生活全般を見直す。また，インスタント食品を多用していないか，偏食にも注意し，栄養素をバランスよく摂る。

主食：適量を摂る
主菜：良質なタンパク質を多く含む魚，肉，卵，大豆製品などを毎食
副菜：ビタミン・ミネラルを多く含む野菜類や海藻類を十分に
プラス1品：乳製品，果物

◇肝機能低下予防食
良質のタンパク質を，暴飲暴食をしない
- アルコールはできるだけ控える
  アルコールはできるだけ控え，症状が出たら，禁酒とする。
  男性：エタノール換算20～30mL(日本酒1合，ビール中瓶1本，焼酎半合弱，ウイスキー・ブランデーダブル1杯，ワイン2杯弱)/日以下
  女性：エタノール換算10～20mL/日以下
- 質のよいタンパク質を摂る
  魚介，肉，大豆製品，卵などの質のよいタンパク質を毎日摂る。
  成人男性：1日60g，成人女性：1日50g
- ビタミンをしっかり摂る
  肝臓での代謝にはビタミンが必要であるため，ビタミン，ミネラル，食物繊維の多い野菜を十分に摂る。
- 食べ過ぎない
  肝臓に負担をかけないように，1日3回規則正しく摂り，できるだけ均等な量とする。夜遅い食事やドカ食いはしない。

主食：3食摂る
主菜：魚，肉，卵，乳製品，大豆製品などの質の良いタンパク質を
副菜：ビタミン，ミネラル，食物繊維の多い野菜を十分に

2
薬剤師ができる栄養指導

◇腎機能低下予防食
塩分を控えめに，タンパク質は適量を

- 食塩摂取量の目標値は，1日6g未満
  　加工品や塩蔵品を避けて，生の食品を選ぶ。みそ汁は，具だくさんにし，汁物はできるだけ飲まないようにする。また，酸味や香辛料，香味野菜をうまく利用して塩分を控えるようにする。
- タンパク質は適量を
  　肉・魚・卵・大豆製品・乳製品には，タンパク質が多く含まれ，過不足なく，決められた量を摂る。タンパク質の制限が必要な場合には，低タンパク質食品（特別用途食品）を利用する。
- エネルギー不足に注意
  　エネルギー摂取量が不足にならないよう油，砂糖，デンプン製品を利用する。焼き魚をバター焼きにしたり，調理法を工夫する。
- カリウムの制限が必要な場合
  　肉・魚・卵・大豆製品・乳製品などのタンパク質が多く含まれる食品はカリウムが多いので，摂り過ぎないようにする。野菜や芋は小さく切って水にさらしたり，茹でこぼしてから調理する。また，生の果物やジュースは避ける。

主食：エネルギー不足にならないように適量を摂る
主菜：魚，肉，卵，乳製品，大豆製品などの質の良いタンパク質を
　　　　調理法を工夫して
副菜：野菜類，海藻，きのこを十分に

3

Ⅱ かかりつけ薬剤師として求められる薬学的管理

ポリファーマシー対策の視点 10箇条

其の1　漫然と継続投与されている薬剤の処方目的を考える！
其の2　効能・効果が類似した薬剤の必要性に目を向ける！
其の3　症状に合った薬剤が処方されているか確認する！
其の4　症状が改善しているのに飲み続けている薬剤はないか
　　　　確認する！
其の5　副作用対策として服用している薬剤の継続を確認する！
其の6　複数の病院から投与されている場合，それぞれの医師
　　　　はすべての服用薬を把握しているか確認する！
其の7　アドヒアランスを確認し，飲めていない薬剤の必要性
　　　　を考える！
其の8　副作用の発生リスクと薬物治療の必要性のバランスを
　　　　考える！
其の9　検査値を確認することで効果と安全性の観点から薬剤
　　　　投与の必要性を考える！
其の10　減薬を提案して薬剤師が経過観察を行う！

⌗ 其の1　漫然と継続投与されている薬剤の　処方目的を考える！

P o i n t

- 患者がそれぞれの処方薬の処方目的を理解しているかを確認する。
- 処方目的が不明な薬剤は処方医に確認してみることも必要である。確認することによって不用な薬剤であることがわかれば投与を中止できる。
- Do処方の継続の場合，特に長期服用に注意しなければならない薬剤がないか確認する。

○患者に確認する項目
- 実物(実薬)を見せながら，処方目的を確認
- 服用のきっかけや投与開始時期を確認
- 既往歴，現病歴を確認
- 効果の実感を確認
    すでに治癒している，効果がない，効果が乏しい，効いているか効いていないのかわからない　など
○医師に確認する項目
- 処方目的，処方意図，治療目標
○薬剤師の評価・検討項目
- 予防薬か，治療薬であるかを確認する。
    治療薬の場合は，効果を評価し継続の必要性を検討する。予防薬の場合は，メリットとデメリットを評価し継続の必要性を検討する。
- 過量投与，過少投与になっていないか確認し，不適切な場合には，減量や中止を医師に提案する。

●**事例**
- NSAIDsを漫然と長期に服用している
- PPIが推奨期間を超えて継続投与されている
  ただし，逆流性食道炎の場合には，症状がコントロールされる最小量で継続
- NSAIDs投与時における胃潰瘍または十二指腸潰瘍の再発抑制にPPIが併用投与され，NSAIDsが投与中止になったのにPPIのみが継続投与されている
- 診断がないにもかかわらず抗血小板薬がいつのまにか投与開始され，ずっと服用している
- 心不全がないのに下肢の浮腫にループ利尿薬が継続投与されている
- 処方目的や処方開始時期が不明であるのに継続投与されている
- 他の医師が処方開始した薬を中止しにくいことからそのまま継続投与されている
- 適応症のない薬剤が投与されている　　　　　　　　　　　など

Ⅱ かかりつけ薬剤師として求められる薬学的管理

其の2　効能・効果が類似した薬剤の必要性に目を向ける！

Point

- 効能・効果が類似した薬剤の併用がないかを確認する。確認することによって不用な薬剤であることがわかれば投与を中止できる。

○薬剤師の評価・検討項目
- 併用の必要性があるか確認する。
- 単剤投与が原則になっていないか確認する。
- 併用による効き過ぎや副作用リスクの増大がないか確認する。

●事例
- 血圧は目標値で安定しているのに降圧薬を複数併用している
- H_2受容体拮抗薬とPPIを併用していないか
- 複数の睡眠薬を併用していないか
- 薬剤溶出ステント留置12カ月間経過後も抗血小板薬の併用を継続。ただし，出血リスクが高くない患者やステント血栓症の高リスク患者に対しては併用療法を継続　　　　　　　　　　など

其の3　症状に合った薬剤が処方されているか確認する！

Point

- 患者の自覚症状や，検査値などから患者の症状の改善度などを評価する。
- 症状が改善されていなければ，中止または他剤への変更を検討する。
  薬剤師が聞き取った患者の症状が改善していない状態を医師に知らせることが重要である。

3
ポリファーマシー対策の視点　10箇条

○患者に確認する項目
• 自覚症状の確認
○薬剤師の評価・検討項目
• 症状が改善していない場合は，投与中止や他剤への変更などを医師に提案する。
• 症状に合っているかどうかは投与日数なども考慮して評価する。
継続服用することで効果が現れてくるような薬剤に注意する。

●事例
• 不眠のタイプと睡眠薬の特徴が合っているか
• がん疼痛の性状や原因，持続時間などと鎮痛薬，鎮痛補助薬の特徴が合っているか
• 下記の症状や疾患に対して抗菌薬が投与されていないか
感冒*，成人の軽症急性鼻副鼻腔炎，遷延性または重症ではない学童期以降の小児の急性鼻副鼻腔炎，A群β溶血性連鎖球菌(GAS)が検出されていない急性咽頭炎，慢性呼吸器疾患等の基礎疾患や合併症のない成人の急性気管支炎(百日咳を除く)，急性下痢症
*感冒：発熱の有無は問わず，鼻症状(鼻汁，鼻閉)，咽頭症状(咽頭痛)，下気道症状(咳，痰)の3系統の症状が「同時に」，「同程度」存在する病態
など

⊡ 其の4　症状が改善しているのに飲み続けている薬はないか確認する！

Point

• 効果が十分に認められているようなら，減量・減薬して，経過観察することも考慮する。

○患者に確認する項目
• 症状が改善しているのに漫然と飲み続けている薬剤がないか確認

Ⅱ かかりつけ薬剤師として求められる薬学的管理

○薬剤師の評価・検討項目
- 効果が十分に認められているようなら，減量・減薬を医師に提案する。

●事例
- 鎮痛薬，下剤，睡眠薬，鎮咳薬，去痰薬，抗めまい薬などの服用の必要性
- 季節性アレルギー性鼻炎（花粉症）治療薬を継続使用していないか
- RA初期治療に用いられた少量のステロイド薬が継続投与されている　　　　　　　　　　　　　　　　　　　　　　　　　　　など

其の5　副作用対策として服用している薬剤の継続を確認する！

Point

- 副作用対策として服用している薬剤があれば，副作用の発現状況などを注意深く観察し，その薬剤を継続投与すべきかどうかを検討する。

○患者に確認する項目
- 副作用が発現していないか確認
- 副作用が疑われる症状がいつ頃から発現したか確認

○薬剤師の評価・検討項目
- 副作用症状がある場合は，副作用が軽減できる他剤への変更を考慮する。
  また，副作用対策に処方された薬の中止・変更を検討する。
- 副作用症状がない場合は，副作用対策のために処方された薬剤の必要性を検討する。

●事例
- ACE阻害薬の副作用である「空咳」に鎮咳薬（咳止め）を処方
- Ca拮抗薬の副作用である「頭痛」にNSAIDsを処方
- Ca拮抗薬の副作用である「浮腫」にループ利尿薬を処方→ループ利尿薬による「頻尿」が出現し前立腺肥大とされα_1遮断薬を追

3

ポリファーマシー対策の視点　10箇条

303

加→「めまい」が出現→抗めまい薬追加
- プレガバリンの副作用である「めまい」に抗めまい薬を処方
- 食欲不振に対してスルピリドが処方され，スルピリドの副作用である「ふらつき」「振戦」「震え」→パーキンソン病治療薬を処方→パーキンソン病治療薬による「認知機能の低下」「せん妄」が出現→抗認知症薬を追加→さらに食欲不振
- SSRI，オピオイド，L-ドパ製剤，ドパミンアゴニスト，ドネペジルなどの投与初期の「悪心・嘔気予防」に消化管機能調整薬を処方
- ジギタリス製剤の副作用である「悪心」「嘔気」に消化管機能調整薬を処方
- サイアザイド系利尿薬の副作用である「高尿酸血症」に高尿酸血症治療薬を処方
- 抗認知症薬の副作用である「幻覚」「激越」「せん妄」「錯乱」に抗精神病薬を処方 など

其の6　複数の病院から投与されている場合，それぞれの医師はすべての服用薬を把握しているか確認する！

Point

- 医師が他院から処方されている薬剤を知らない可能性がある。
- OTC医薬品，健康食品も含めて確認，評価を行う。

○患者に確認する項目
- 受診しているあるいは処方される医療機関を確認
- お薬手帳を複数持っていないか，受診時や来局時にお薬手帳を持参しておらず記録が抜けていないかを確認
- 受診時や来局時にお薬手帳を持参し，医師や薬剤師に見せているか確認
- OTC医薬品，健康食品を使用していないか確認

○薬剤師の評価項目
- お薬手帳などを有効に活用しそれぞれの主治医に伝えるよう患者に説明する。
- 同系統の薬剤や，併用が好ましくない処方を見つけた場合，

II かかりつけ薬剤師として求められる薬学的管理

それぞれの主治医に薬剤の変更・中止などを提案する。
- 医師間の橋渡しを行う。

●事例
- 高齢者は消炎鎮痛薬，睡眠薬，抗不安薬，いわゆる胃薬といった薬剤の重複
- お薬手帳を複数持っている，受診時や来局時にお薬手帳を持参しておらず記録が抜けている可能性
- 降圧薬，脂質異常症治療薬，糖尿病治療薬など配合剤が多数発売されているため，同成分が重複
- 活性型ビタミンD_3製剤と健康食品のビタミンDが重複
- 消化性潰瘍治療薬とH_2受容体拮抗薬などを含有しているスイッチOTC医薬品が重複　　　　　　　　　　　　　　　　　など

其の7　アドヒアランスを確認し，飲めていない薬剤の必要性を考える！

Point

- 飲み忘れの多い薬剤の理由を確認し，それに応じた対策を検討する。
- 飲めていない薬は不必要である可能性が高い。

〇患者に確認する項目
- 服薬状況を確認
- 服薬のキーパーソンを確認
- 視力，聴力，手指の機能，認知機能を確認
- 服用(使用)していない(できていない)理由を確認

〇薬剤師の評価・検討項目
- 飲み忘れの多い薬剤があればその必要性について検討する。
- ほとんど飲めていない薬があれば，医師にその旨を伝えて中止することも考慮する。
- 服薬のキーパーソンがいる場合は，キーパーソンが服薬さ

305

せやすい投与法，投与経路になっているかどうか確認する。
- 何らかの理由で薬を飲めていない場合は，その問題が解決できる薬剤への変更を検討する。
- 剤数が増えるとアドヒアランスが低下し，効果が出ていないと感じた医師が増量や別の薬を追加してさらに剤数が増えている可能性もある。

●事例
- 患者家族が1日1回しか服薬させられない → 1日1回投与薬に変更，デイケアスタッフや他の介護者に支援を依頼
- 薬の整理がつかない→複数診療科から処方された薬剤をまとめて一包化，お薬ケースやポケット式の1週間ごとの服薬カレンダーへの薬剤のセット
- 剤数が多い，服用法が複雑→配合剤，OD錠，貼付剤への変更
- 錠剤，カプセル，散薬が飲めない→嚥下ゼリーやオブラート，簡易懸濁法などの導入も検討
- 何の薬か理解していない，副作用が怖いため，特に体調が悪くないために飲まない→薬物治療継続の必要性や，使用上の注意点など説明

其の8　副作用の発生リスクと薬物治療の必要性のバランスを考える！

Point

- 予後なども考慮し，継続や減量，中止などを検討する。
- 副作用の発生リスクの高い患者には，薬物治療の必要性を再検討する。

○患者に確認する項目
  - 副作用歴
  - 副作用の発現状況
○薬剤師の評価・検討項目
  - 副作用発生の危険度を推測する。

Ⅱ かかりつけ薬剤師として求められる薬学的管理

- 予防薬か，治療薬であるかを確認する。
- 加齢に伴う腎機能や肝機能の低下を考慮した処方設計になっているかを確認し，必要があれば他剤への変更，投与量減量，投与中止などを提案する。

●事例
- ジギタリス製剤や向精神薬，血糖降下薬といったハイリスク薬
- 転倒のリスクのある薬剤：ベンゾジアゼピン系睡眠薬，抗うつ薬，抗精神病薬，降圧薬など
- 75歳以上一次予防高齢者に対するスタチンの投与
- 高齢者など出血リスクの高い患者への抗凝固薬の投与　　　など

其の9　検査値を確認することで効果と安全性の観点から薬剤投与の必要性を考える！

Point

- 薬歴と検査データなどを確認して，投与設計が適正であるかを確認する。適正でなければ，医師に処方提案する。

○患者に確認する項目
- 患者から検査データの情報を得る

○薬剤師の評価・検討項目
- 加齢に伴う腎機能や肝機能の低下を考慮した処方設計になっているかを確認し，必要があれば他剤への変更，投与量減量，投与中止などを提案する。
- 検査値が目標値以上になっていれば，継続するか一時中止するかを検討してみる。

●事例
- 腎機能低下患者に対する腎排泄性薬剤の減量や投与間隔の延長
- 過度の降圧　　　　　　　　　　　　　　　　　　　　　　など

307

其の10 減薬を提案して薬剤師が経過観察を行う！

Point

- 臓器別・疾患別に対応するのではなく，患者全体を診て，非薬物療法も含めて処方薬を見直す。
- 減薬や中止を提案して受け入れられた場合、その後の患者の状態を注意深く観察する必要がある。

〇患者に確認する項目
- 患者や患者家族の希望，要望を聴く
- 減薬・中止をしたことで症状が悪化していないかどうかを確認

〇薬剤師の評価・検討項目
- 処方整理の優先順位を考える。
  最も害がある，最も利益が小さい，中断が容易である，中止による離脱症状や再燃の可能性が低い，適応がない，禁忌に該当する。
- 薬剤師が不必要な処方の可能性があると判断した場合は，トレーシングレポートなどを利用して処方医に打診してみる。
- 処方医が薬剤師の提案に賛同し該当薬剤を一時中止した場合，薬剤師はその後の経過を十分に観察する必要がある。
- 入院中に減薬した理由や経緯を，退院後を引き継ぐ医師に伝えるために，退院や転院時に医師が記載する診療情報提供書やお薬手帳に減薬の理由や経緯を記載する。

●事例

- 高齢者への糖尿病治療薬→食事量減少，腎機能低下，低血糖のリスク
- 寝たきり患者への抗認知症薬，ビスホスホネート製剤　　　など

II かかりつけ薬剤師として求められる薬学的管理

◆特に慎重な投与を要する薬物のリスト（抜粋）

分類	薬物（クラスまたは一般名）	代表的な一般名（すべて該当の場合は無記載）	対象となる患者群（すべて対象となる場合は無記載）	主な副作用・理由	推奨される使用法
抗精神病薬	抗精神病薬全般	定型抗精神病薬（ハロペリドール，クロルプロマジン，レボメプロマジンなど）非定型抗精神病薬（リスペリドン，オランザピン，アリピプラゾール，クエチアピン，ペロスピロンなど）	認知症患者全般	錐体外路症状，過鎮静，認知機能低下，脳血管障害と死亡率の上昇。非定型抗精神病薬には血糖値上昇のリスク	定型抗精神病薬の使用はできるだけ控える。非定型抗精神病薬は必要最小限の使用にとどめる。ブチロフェノン系（ハロペリドールなど）はパーキンソン病に禁忌。オランザピン，クエチアピンは糖尿病に禁忌
睡眠薬	ベンゾジアゼピン系睡眠薬・抗不安薬	フルラゼパム，ハロキサゾラム，ジアゼパム，トリアゾラム，エチゾラムなどすべてのベンゾジアゼピン系睡眠薬・抗不安薬		過鎮静，認知機能低下，せん妄，転倒・骨折，運動機能低下	長時間作用型は使用するべきでない。トリアゾラムは健忘のリスクがあり使用するべきでない。ほかのベンゾジアゼピン系も可能な限り使用を控える。使用する場合最低必要量をできるだけ短期間使用に限る
	非ベンゾジアゼピン系睡眠薬	ゾピクロン，ゾルピデム，エスゾピクロン		転倒・骨折。その他ベンゾジアゼピン系と類似の有害作用の可能性あり	漫然と長期投与せず，減量，中止を検討する。少量の使用にとどめる

3
ポリファーマシー対策の視点 10箇条

309

分類	薬物（クラスまたは一般名）	代表的な一般名（すべて該当の場合は無記載）	対象となる患者群（すべて対象となる場合は無記載）	主な副作用・理由	推奨される使用法
スルピリド	スルピリド	スルピリド		錐体外路症状	可能な限り使用を控える。使用する場合には50mg/日以下に。褐色細胞腫にスルピリドは使用禁忌
抗血栓薬（抗血小板薬，抗凝固薬）	抗血小板薬	アスピリン，クロピドグレル，シロスタゾール	心房細動患者	抗凝固薬のほうが有効性が高い。出血リスクは同等	原則として使用せず，抗凝固薬の投与を考慮するべき
	アスピリン	アスピリン	上部消化管出血の既往のある患者	潰瘍，上部消化管出血の危険性を高める	可能な限り使用を控える。代替薬として他の抗血小板薬（クロピドグレルなど）使用する場合は，プロトンポンプ阻害薬やミソプロストールなどの胃保護薬を併用（適応症に注意）
	複数の抗血栓薬（抗血小板薬，抗凝固薬）の併用療法			出血リスクが高まる	長期間（12カ月以上）の使用は原則として行わず，単独投与とする

Ⅱ かかりつけ薬剤師として求められる薬学的管理

分類	薬物（クラスまたは一般名）	代表的な一般名（すべて該当の場合は無記載）	対象となる患者群（すべて対象となる場合は無記載）	主な副作用・理由	推奨される使用法
利尿薬	ループ利尿薬	フロセミドなど		腎機能低下, 起立性低血圧, 転倒, 電解質異常	必要最小限の使用にとどめ, 循環血漿量の減少が疑われる場合, 中止または減量を考慮する。適宜電解質・腎機能のモニタリングを行う
	アルドステロン拮抗薬	スピロノラクトン, エプレレノン		高K血症	適宜電解質・腎機能のモニタリングを行う。特にK高値, 腎機能低下の症例では少量の使用にとどめる
糖尿病薬	スルホニル尿素(SU)薬	クロルプロパミド, アセトヘキサミド, グリベンクラミド, グリメピリド		低血糖とそれが遷延するリスク	可能であれば使用を控える。代替薬としてDPP-4阻害薬を考慮
	ビグアナイド薬	ブホルミン, メトホルミン		低血糖, 乳酸アシドーシス, 下痢	可能であれば使用を控える。高齢者に対して, メトホルミン以外は禁忌
	チアゾリジン薬	ピオグリタゾン		骨粗鬆症・骨折（女性）, 心不全	心不全患者, 心不全既往者には使用しない。高齢者では, 少量から開始し, 慎重に投与する
	α-グルコシダーゼ阻害薬	アカルボース, ボグリボース, ミグリトール		下痢, 便秘, 放屁, 腹満感	腸閉塞などの重篤な副作用に注意する

分類	薬物（クラスまたは一般名）	代表的な一般名（すべて該当の場合は無記載）	対象となる患者群（すべて対象となる場合は無記載）	主な副作用・理由	推奨される使用法
糖尿病薬	SGLT2阻害薬	すべてのSGLT2阻害薬		重症低血糖，脱水，尿路・性器感染症のリスク	可能な限り使用せず，使用する場合は慎重に投与する
非ステロイド性抗炎症薬（NSAIDs）	NSAIDs	すべてのNSAIDs		腎機能低下，上部消化管出血のリスク	1. 使用をなるべく短期間にとどめる 2. 中止困難例では消化管の有害事象の予防にプロトンポンプ阻害薬やミソプロストールの併用を考慮 3. 中止困難例では，消化管の有害事象の予防に選択的COX-2阻害薬の使用を検討（セレコキシブなど） a. その場合も可能な限り低用量を使用 b. 消化管の有害事象の予防にプロトンポンプ阻害薬の併用を考慮

（日本老年医学会，日本医療研究開発機構研究費・高齢者の薬物治療の安全性に関する研究研究班　編：高齢者の安全な薬物療法ガイドライン2015，メジカルビュー社，P.26-31, 2015)

Ⅱ かかりつけ薬剤師として求められる薬学的管理

◆特に慎重な投与を要する薬物のリスト（抜粋）

薬　物（クラスまたは一般名）	代表的な一般名（すべて該当の場合は無記載）	対象となる患者群（すべて対象となる場合は無記載）	主な副作用・理由	推奨される使用法
三環系抗うつ薬	アミトリプチリン，クロミプラミン，イミプラミンなど，すべての三環系抗うつ薬		認知機能低下，せん妄，便秘，口腔乾燥，起立性低血圧，排尿症状悪化，尿閉	可能な限り使用を控える
パーキンソン病治療薬（抗コリン薬）	トリヘキシフェニジル，ピペリデン		認知機能低下，せん妄，過鎮静，口腔乾燥，便秘，排尿症状悪化，尿閉	可能な限り使用を控える代替薬：L-ドパ
オキシブチニン（経口）	オキシブチニン		尿閉，認知機能低下，せん妄のリスクあり。口腔乾燥，便秘の頻度高い	可能な限り使用しない。代替薬として他のムスカリン受容体拮抗薬
ヒスタミンH₁受容体拮抗薬（第一世代）	すべてのH₁受容体拮抗薬（第一世代）		認知機能低下，せん妄のリスク，口腔乾燥，便秘	可能な限り使用を控える
ヒスタミンH₂受容体拮抗薬	すべてのH₂受容体拮抗薬		認知機能低下，せん妄のリスク	可能な限り使用を控える。特に入院患者や腎機能低下患者では，必要最小限の使用にとどめる

3
ポリファーマシー対策の視点　10箇条

薬物 (クラスまた は一般名)	代表的な一般名 (すべて該当の 場合は無記載)	対象となる 患者群 (すべて対象 となる場合は 無記載)	主な 副作用・理由	推奨される 使用法
ベンゾジア ゼピン系睡 眠薬・抗不 安薬	フルラゼパム，ハロキサゾラム，ジアゼパム，トリアゾラム，エチゾラムなどすべてのベンゾジアゼピン系睡眠薬・抗不安薬		過鎮静，認知機能低下，せん妄，転倒・骨折，運動機能低下	長時間作用型は使用するべきでない。トリアゾラムは健忘のリスクがあり使用するべきでない。ほかのベンゾジアゼピン系も可能な限り使用を控える。使用する場合，最低必要量をできるだけ短期間使用に限る

※対象は75歳以上の高齢者および75歳未満でもフレイル～要介護状態の高齢者

(日本老年医学会，日本医療研究開発機構研究費・高齢者の薬物治療の安全性に関する研究研究班 編：高齢者の安全な薬物療法ガイドライン2015, メジカルビュー社, P.53, 2015)

◆「特に慎重な投与を要する薬物のリスト」の使用フローチャート

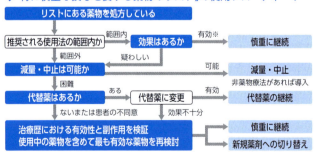

※予防目的の場合，期待される効果の強さと重要性から判断する

(日本老年医学会，日本医療研究開発機構研究費・高齢者の薬物治療の安全性に関する研究研究班 編：高齢者の安全な薬物療法ガイドライン2015, メジカルビュー社, P.23, 2015)

かかりつけ薬剤師のための

疾患別薬学管理マニュアル

定価　本体3,000円（税別）

2018年 3 月31日　　発　　行
2018年 9 月10日　　第 2 刷発行
2020年12月 1 日　　第 3 刷発行

著　者　　木村 健

発行人　　武田 正一郎

発行所　　株式会社　じ ほ う

　　　　　101-8421　東京都千代田区神田猿楽町1-5-15（猿楽町SSビル）
　　　　　電話　編集　03-3233-6361　販売　03-3233-6333
　　　　　振替　00190-0-900481
　　　　　＜大阪支局＞
　　　　　541-0044　大阪市中央区伏見町2-1-1（三井住友銀行高麗橋ビル）
　　　　　電話　06-6231-7061

©2018　　　　　　　　　　　組版　(株)ケーエスアイ　　印刷　三美印刷(株)
Printed in Japan

本書の複写にかかる複製，上映，譲渡，公衆送信（送信可能化を含む）の各権利は
株式会社じほうが管理の委託を受けています。

JCOPY ＜出版者著作権管理機構　委託出版物＞
本書の無断複製は著作権法上での例外を除き禁じられています。
複製される場合は，そのつど事前に，出版者著作権管理機構（電話 03-5244-5088，FAX
03-5244-5089，e-mail：info@jcopy.or.jp）の許諾を得てください。

万一落丁，乱丁の場合は，お取替えいたします。

ISBN 978-4-8407-5075-2